心肌细胞钙信号调控

韩 雪 宋琼涛 楚 立 ◎主编

世界图书出版公司
广州·上海·西安·北京

图书在版编目（CIP）数据

心肌细胞钙信号调控 / 韩雪, 宋琼涛, 楚立主编 . —
广州 : 世界图书出版广东有限公司, 2020.7
ISBN 978-7-5192-7565-5

Ⅰ. ①心… Ⅱ. ①韩… ②宋… ③楚… Ⅲ. ①心肌—
细胞—钙离子—电生理学 Ⅳ. ①R331.3

中国版本图书馆CIP数据核字(2020)第107289号

书　　名	心肌细胞钙信号调控	
	XINJI XIBAO GAI XINHAO TIAOKONG	
主　　编	韩　雪　宋琼涛　楚　立	
责任编辑	曹桔方	
装帧设计	王　斌	
责任技编	刘上锦	
出版发行	世界图书出版广东有限公司	
地　　址	广州市新港西路大江冲25号	
邮　　编	510300	
电　　话	020-84460408	
网　　址	http://www.gdst.com.cn	
邮　　箱	wpc-gdst@163.com	
经　　销	各地新华书店	
印　　刷	涿州军迪印刷有限公司	
开　　本	787mm×1092mm　　1/16	
印　　张	21.25	
字　　数	366千字	
版　　次	2020年7月第1版　　2020年7月第1次印刷	
国际书号	ISBN 978-7-5192-7565-5	
定　　价	118.00元	

版权所有　侵权必究
咨询、投稿：020-84460408 gdstcjf@126.com

主　编　韩　雪　　宋琼涛　　楚　立

副主编　王红芳　　梁英然　　薛玉润

编　委　张　璇　　薛玉聪　　郑　斌　　张高华

　　　　　　李梦颖　　赵志峰　　靳伟跃　　刘盼盼

　　　　　　刘苗苗　　魏子恒　　李敬涵　　赵志君

前　言

随着人们生活方式的改变，心血管疾病的发病率逐年增高，而很多心血管疾病均与心肌细胞钙信号活动密切相关。钙离子作为功能最广泛的细胞信使，参与了细胞的各种病理生理过程，调控着细胞内许多重要的功能。短期效应，如细胞电兴奋、收缩和分泌功能；长期效应，如细胞转录、增殖、分化和死亡等。心肌钙离子浓度变化的时间及空间效应形成了心肌细胞内的钙信号。近年来，利用膜片钳、激光共聚焦显微镜、细胞收缩与离子浓度同步测量系统，研究药物对细胞膜钙通道及胞内钙离子浓度变化，阐释钙信号与物质、结构变化的内在关系，均取得了重要的进展，为动脉粥样硬化、冠心病、心绞痛、高血压、心肌病等心血管疾病的发病机制研究和治疗药物研发提供了理论依据。

本书详细介绍了心脏电生理相关概念、心肌细胞钙信号传递及调节，并结合实验室心肌钙离子通道相关电生理实验对心肌细胞钙通道测定的核心技术和操作经验进行总结和介绍。同时，本书还阐述了与钙信号相关的心血管疾病，并以毒素、钙拮抗剂、促进钙离子内流药物、钙增敏剂、中药及其有效成分等为切入点综述了药物对钙信号的调控作用及作用靶点。

本书由药理学、生理学、中药学等多个学科专业人员及实验室一线科研工作者共同编写，编写过程中查阅了大量医药学著作、心肌细胞钙信号相关学术论文。本书内容丰富，具有较强的实用性，希望能够帮助读者系统了解和掌握心脏电生理基本理论和相关的实验技术，以及与钙信号相关的心血管疾病和药物对钙信号的调控作用，为广大医学和生命科学科研人员学习心脏电生理和膜片钳、钙成像实验技术提供帮助。

为了表示对参考资料原作者的尊重和感谢，将主要参考文献列于文后，也便于读者查阅。由于水平有限，书中倘有不足之处，恳请各位专家、读者批评指正。

目 录

第一章 心肌细胞电生理学

心肌细胞电生理学是研究心肌细胞电学活动，即正常和异常情况下兴奋发生和传播机制的基础学科，是心脏电学的重要组成部分，主要用于揭示心肌细胞本身的电生理过程和规律、细胞间信号的传导及其影响因素等。研究内容是心肌细胞的离子通道、离子载体和离子流，以及相关联的受体、胞内信号转导系统等。早在1948年芝加哥大学的宁陵和Gerard发明了微电极细胞内记录技术；20世纪50年代剑桥大学的两位科学家Hodgkin和Hexley通过双电极电压钳发现了动作电位的离子机制，并总结出有名的Hodgkin-Hexley模型，因此而获得了1963年的诺贝尔奖。经过进一步改进，德国生理学家Neher和Sackmann使用尖端光滑的玻璃电极吸下了一小片细胞膜，并记录到了P_A级的单通道电流，从此便开启了电生理膜片钳（Patch-Clamp）时代。心肌电生理研究从此深入到细胞水平，发现并阐明了心肌细胞主要离子流的基本特性。

第一节 心肌细胞概述

一、心肌细胞和细胞器

心肌（cardiac muscle）是由心肌细胞构成的一种肌肉组织。广义的心肌细胞包括组成窦房结、房内束（结间束和房间束）、房室交界部、房室束（即希氏束）和浦肯野纤维等特殊分化了的心肌细胞，以及被称为工作细胞的心房肌和心室肌细胞。窦房结为心脏正常起搏点，与房内束、房室交界部、房室束（即希氏束）和浦肯野纤维构成了心脏的传导系统，上述五种细胞所含肌原纤维极少或缺乏。因此，均无收缩功能。但是它们具有自律性和传导性，是心脏自律性活动的功能基础。心房肌和心室肌细胞含有丰富的肌原纤维，具有收缩性，是心脏舒缩活动的功能基础，故又称为工作细胞。工作细胞不能自动地产生节律性兴奋，即不具有自动节律性，但具有兴奋性，可以在外来刺激作用下产生兴奋，也具有传导兴奋的能力，但与相应的特殊传导组织作比较，传导性较低（图1-1-1）。

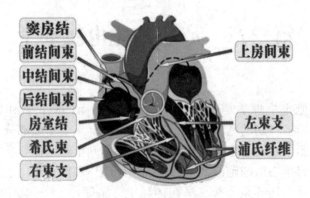

图1-1-1 心脏传导系统

具有收缩功能的心肌细胞（cardiomyocytes）、起搏点（pacemaker）、传导组织，以及血管和细胞外间隙共同组成心脏，其中肌细胞（myocytes）组成心肌总量的75%。肌细胞与周围的结缔组织结合在一起组成肌纤维（myofiber），胶原纤维（collagen）又把肌纤维彼此结合起来组成收缩性的肌原纤维（myofibrils）。正常情况下，当窦房结发生兴奋后，兴奋经心房肌传布到整个心房，同时，窦房结的兴奋也通过"优势传导通路"迅速传到房室交界，随后兴奋由房室交界经房室束及其左、右束支，浦肯野纤维迅速传到心室肌，引起整个心室兴奋。

（一）起搏点

窦房结是主导整个心脏兴奋和收缩的部位。窦房结呈长椭圆形，位于右心房和上腔静脉连接处的心内膜下，主要由起搏细胞和移行细胞组成，前者为自律细胞，后者无自律性，其作用是将起搏细胞自动产生的兴奋向外传播到整个心房。心脏特殊传导系统各个部位自律性的高低不同，窦房结的自律性最高，其自动兴奋频率为100次/分，因受迷走神经和交感神经支配，安静时约75次/分，浦肯野氏纤维网的自律性最低，约25次/分，而房室交界（50次/分）和房室束支的自律性依次介于二者之间。心脏各部分的活动统一在自律性最高部位——窦房结的主导作用之下。窦房结自动产生的兴奋向外扩布，依次激动心房传导束、心房肌、房室交界、房室束、浦肯野纤维网和心室肌，引起整个心脏的兴奋和收缩。由窦房结控制的心脏搏动节律为窦性心律，而其他自律组织受窦房结的控制，只起传导兴奋的作用，称潜在起搏点，它们只在异常情况下，如其自律性增高或来自窦房结的兴奋传导阻滞时，才能自动发生兴奋。以窦房结以外部位为起搏点的心脏活动称异位心律。

（二）心房

心房是心脏内部上面的两个空腔，在左边的叫左心房，在右边的叫右心房，壁厚，肌肉发达。心房肌细胞大部分为一般心房肌细胞（心房工作细胞）、具有内分泌功能的心房肌细胞及心脏传导系统的浦肯野纤维等三型细胞。与心室肌相比，心房肌细胞超微机构有以下特征：细胞较短且细，分支少，这可能是心房肌细胞比心室肌细胞传导速度略慢的结构体现；细胞有大量的质膜小凹，但缺乏横小管，推测这些质膜小凹可能代替横小管传递细胞兴奋收缩的作用；细胞之间有较发达的细胞连接闰盘，这种结构有利于心房肌细胞之间传到兴奋和心房肌细胞整体活动的同步化；部分心房肌细胞含心房特殊分泌颗粒，具有内分泌功能，已证实这些颗粒物质中含有肽类物质即心房利钠尿多肽（简称心钠素），具有很强的利尿排钠、扩血管和降血压的作用。另外，在少数浦肯野纤维中也见到心房特殊分泌颗粒。

（三）房室结和传导组织

透射电镜下成人房室结的细胞主要分为以下几类：起搏细胞（P细胞）、移行细胞（T细胞）、浦肯野细胞、收缩细胞和普通心肌细胞。P细胞位于心肌细胞之间，3~5个细胞聚集成群。有少数P细胞群距心肌细胞较远，周围被较厚的结缔组织包绕。P细胞群外被一共同的基膜包裹。P细胞之间的连接比较平滑，个别细胞之间形成锯齿样接触。P细胞与普通心肌细胞之间没见到闰盘存在。在纵切面上，P细胞一般为椭圆形、柱形，少数呈圆形，个别细胞有突起。在横切面上，大多呈圆形。细胞核相对较大，位于细胞中央，通常有1~2个核仁。细胞器较少，肌丝稀疏，细胞质清亮（图1-1-2①②）。线粒体形态各异，分布无规律。可见散在的Goilgi器和粗面内质网，偶见电子致密颗粒，较多的游离核糖体分布于细胞基质中。P细胞主要功能是发出起搏冲动。

T细胞比较少见，大多分散存在于其他细胞之间，与普通心肌细胞平行走向。T细胞比普通心肌细胞短，细胞核椭圆形。肌原纤维较明显，相互平行，但肌原纤维之间有较宽的缝隙。见到少数Goilgi器位于核的一端，偶尔见到聚集成群的电子致密颗粒。总之，除肌丝相对较少外，不易与心肌细胞区别开。T细胞功能是把P细胞与传导系统的其他细胞（浦肯野细胞、收缩细胞）连接起来，形成特殊的传导通路，使冲动按一定的路线传播。

浦肯野细胞主要分布于房室束和心室内传导系统中，窦房结和房室结的外围亦可以看到。细胞形状较收缩细胞短而宽，直径10~30 μm，长20~25 μm。胞浆中细胞器少，电子密度低，肌纤维缺乏。细胞核常居中，核周有一明亮区，该区域常有线粒体集中出现。其功能是传导。

收缩细胞位于窦房结和房室结的边缘，细胞多呈圆柱形，常有分支，直径为10~20 μm，长约50 μm。细胞核常位于中央，有横管系统和纵管系统，肌纤维非常发达，几乎占据细胞的整个空间，丰富的线粒体密布于肌膜下、核旁及成行地排列于肌原纤维之间。在收缩细胞中，均可见到各级溶酶体和大量的糖原颗粒，偶尔见高尔基体和中心粒，主要功能是收缩。

成人房室结内的普通心肌细胞较多，互相平行排列。心肌细胞有明显的端—端闰盘，偶尔见到侧—侧闰盘。侧—侧闰盘常由桥粒、缝隙连接、中间连接等多种连接形式组成。细胞核大小差异很大，有些较大近乎圆形且核仁明显；有些较细呈杆状。细胞质内肌丝丰富，肌节清楚，线粒体成排位于肌原纤维之间。偶尔见到电子致密颗粒和少量溶酶体（图1-1-2③）。房室结细胞之间存在大量纤维细胞和成纤维细胞。胶原纤维较丰富，并分隔结细胞。结内毛细血管较多。较多的神经纤维位于结细胞之间，有些神经末梢与心肌细胞形成突触，并观察到突触小泡（图1-1-2④）。

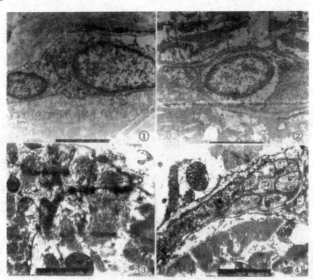

图1-1-2 成人房室结超微结构

①两个典型P细胞之间锯齿样接触（8000×）

②位于普通心肌之间的P细胞群（8000×）

③两个心肌细胞的横切面，示侧–侧闰盘（8000×）

④心肌细胞之间的神经末梢（10000×）

（四）心室

心室肌细胞占心肌重量的一半以上，每一个心室肌细胞大致呈圆柱形，且细胞较大，直径可达10~25 μm，长度为50~100 μm。在光学显微镜下，心肌细胞显示结构横纹并呈分枝状。每一肌细胞均由肌纤维膜（sarcolemma）的外膜包围，细胞内充满杆状成束的肌原纤维（myofibrils）充当收缩结构。肌细胞之间肌纤维膜向内凹入，形成广泛的管状网络，即横小管（transverse tubules，T小管），它们使细胞外间隙延伸到细胞内部。在肌原纤维之间和肌纤维膜之下有许多线粒体（mitochondria），主要功能是产生三磷酸腺苷（adenosine triphosphate，ATP），以保持心脏功能及其所需能量。

1. 肌原纤维和收缩性蛋白

心肌组成的单位是一单核的、伸长与分支的纤维。每一个纤维相当于一个细胞，一个细胞与另一个细胞由桥粒和紧密连接端对端牢固附着。心肌的基本收缩单位为肌节，由粗肌丝（由肌凝蛋白构成）与细肌丝（由肌纤蛋白、原肌凝蛋白和原宁蛋白）构成，二者有规律地排列，形成明带（I带）与暗带（A带），细丝固定在间膜（Z线）上，粗丝固定在中膜（M线）上，细丝通过钙离子与原宁蛋白钙受体的结合，通过肌丝的滑动，引起心肌纤维的收缩（图1-1-3）。在肌丝之间有横小管相当于Z线部位。肌质网存在于肌丝区的侧面和两个横小管之间，是储存和释放钙离子的细胞器。线粒体夹在肌丝区之间，其长轴与心肌纤维一致。这些细胞的亚微结构把细胞内众多的肌丝分隔成大小不等的区域，形成肌丝区。心肌肌原纤维内有4种蛋白，即肌凝蛋白、肌纤蛋白、原肌凝蛋白及原宁蛋白。前两者主要为收缩成分，称收缩蛋白；后两者起调节作用，称调节蛋白。①肌凝蛋白：肌凝蛋白是粗肌丝的主要成分，每条粗肌丝内有数百万个肌凝蛋白分子，每个肌凝蛋白分子有两个椭圆形的头部和一条细长的尾部。②肌纤蛋白：肌纤蛋白是细肌丝的主要成分，与原肌凝蛋白及原宁蛋白构成细肌丝。③原肌凝蛋白：原肌凝蛋白是双螺旋分子，位于两条肌纤蛋白的链（即细肌丝链）之间的沟槽内，与肌纤蛋白紧密连在一起，对心肌收缩起调节作用。④原宁蛋白：原宁蛋白位于细肌丝上，每隔36.5 nm出现一个，与原肌凝蛋白相接触，两者形成一个复合物，调节肌凝蛋白与肌纤蛋白的相互作用。

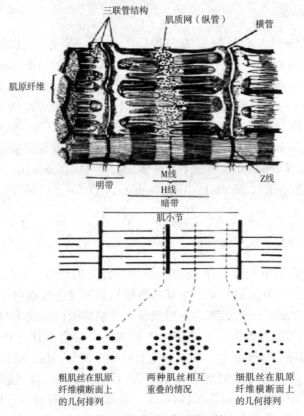

图1-1-3　心肌细胞肌管系统

2. 线粒体

线粒体是细胞内一种重要的细胞器，具有复杂的亚微结构和功能转换系统，通过氧化磷酸化为细胞生命活动提供能量。生物体内90%以上的ATP是由线粒体产生，因此，线粒体被称为细胞器的"动力工厂"。线粒体被两层膜包绕，外膜通透性较高；内膜有更严格的选择性，对选择通过性对粒体的结构与功能的维持非常重要，不仅有利于维持内膜两侧的电势差，并且在一定条件下还能形成跨膜质子梯度，后者是氧化磷酸化的必要中间过程。线粒体占心肌细胞体积的45%，许多研究发现，当心肌细胞发生凋亡时即出现线粒体结构与功能的改变。如在动物试验中发现，心肌细胞凋亡主要发生在梗死心肌周围，而离梗死心肌越近，线粒体损伤程度越重、数量越多。过氧化氢（H_2O_2）能够诱导心肌细胞凋亡，在观察H_2O_2对培养心肌细胞凋亡的研究中发现，在培养的心肌细胞中加入H_2O_2后，首先出现线粒体呼吸功能减弱，继而出现一系列细胞凋亡的特征：DNA的降解，寡聚DNA梯形图谱的形成。对其机制的研究发现，加入H_2O_2后15~30 min，细胞色素C即从线粒体释放于胞浆中，15~30 min线粒体跨膜电位降低，这个过程约持续1 h，此后线粒体跨膜电位发生不可逆性丧失，继而出现心肌细胞凋亡与坏死。研究结果表明，线粒体在心肌细胞凋亡中发挥着重要作用。线粒体在心肌细胞凋亡中的作用机制如下：

（1）通透性转运孔的开放

体外实验发现，线粒体内膜在一定条件下能够形成一种通道，即通透性转运孔（permeability transition pore，PTP）。它是一种由多种蛋白组成的复合体，主要允许不大于15 KD的小分子物质通过。因PTP的开放使线粒体基质和胞浆内的离子得以平衡流动，使原来存在的线粒体内膜跨膜电位（$\Delta\Psi m$）被驱散，影响呼吸链的正常运行，$\Delta\Psi m$异常会严重影响线粒体功能、基因转录和蛋白质合成。$\Delta\Psi m$异常还会导致氧化磷酸化脱耦联、氧自由基生成增多和ATP衰竭，从而诱发心肌细胞凋亡。在凋亡过程中对线粒体功能的研究发现，细胞凋亡早期形成PTP，对小于或等于15 KD的分子（如质子、Ca^{2+}、GSH等）通透性增加，进而促进PTP开放，线粒跨膜电位$\Delta\Psi m$降低，继之出现不可逆细胞凋亡。实验研究表明，线粒体膜PTP短暂抑制剂环胞霉素A以及特异性抑制剂米酵菌酸（bongkrekic acid）均可有效阻止PTP开放，抑制线粒体膜$\Delta\Psi m$降低，从而阻断了心肌细胞凋亡的过程。

（2）凋亡活性物质的释放

细胞凋亡过程中，原先位于线粒体内的某些与凋亡有关的活性物质会被释放出来，包括细胞色素C、凋亡诱导因子等。细胞色素是线粒体膜间隙的可溶性蛋白质，它松散地连接在线粒体内膜表面，是由单一拷贝基因编码在胞浆核糖体翻译为细胞色C原，当转移到线粒体时，与血色素结合形成完整的细胞色素C。凋亡的发生都伴有细胞色素C从线粒体释放，继而伴有Caspases激活，而Caspases活化后又可促进线粒体释放细胞色素C，其蛋白降解产物又可引起线粒体通透性改变而导致凋亡的发生。凋亡诱导因子（apoptosis-inducing factor，AIF）是一种线粒体来源的蛋白质，其分子量约为49605 D，在分离的细胞核中能诱导凋亡，同时还能激发线粒体通透性改变，诱导线粒体释放细胞色素C和Caspases-9。细胞内细胞色素C升高往往出现在心肌细胞发生凋亡特征前，进一步的研究表明，通过抑制细胞色素C从线粒体内的释放能够抑制缺氧引起的心肌细胞凋亡。Caspases抑制剂能显著减少缺血再灌注引起的心肌细胞凋亡。其他试验中同样发现Caspases抑制剂也能抑制缺血诱导的心肌细胞凋亡。现在，人们认为一旦细胞色素C释放，细胞通过两条路径死亡：一是通过快速凋亡机制，包括由凋亡促进因子1介导的凋亡过程；二是细胞进入一种慢速坏死过程。细胞"能量阈值"假说认为，线粒体氧化磷酸化受到抑制，ATP下降低于该细胞的能量阈值时，将启动细胞发生凋亡，而当细胞内ATP水平突然下降至无法启动细胞凋亡时，细胞会发生坏死。

（3）线粒体与Bcl-2

Bcl-2蛋白分布于线粒体外膜的浆膜面、内质网表面及核酸，含有BH1至BH4四个结构域，具有稳定线粒体膜功能、阻止线粒体释放Caspases及活性因子AIF、细胞色素C等作用。研究发现，位于线粒体膜的Bcl-2抗凋亡能力明显高于其他部位。Bcl-2蛋白可作用于PTP相关蛋白，阻止PTP开放，维持$\Delta\Psi m$。另有研究显示，位于线粒体内膜的Bcl-2蛋白质有利于保持PTP的关闭状态，从而阻止细胞凋亡早期阶段从开放的PTP释放出能引起染色质浓缩和DNA断裂的蛋白质。有研究证实，Bcl-2基因过度表达能够维持正常$\Delta\Psi m$，从而阻止细胞凋亡。Bcl-2抗细胞凋亡的另一个机制是抗氧化能力，抑制其诱导细胞凋亡。自由基是机体正常代谢产物，正常细胞每分钟约能产生1011的自由基分子，自由基性质活泼，极易与其他物质发生反应而形成新的自由基或活性氧化产物（reactive oxygen species，ROS），且其反应往往呈连锁性。自由基能够导致DNA、蛋白质、脂膜的氧化损伤，从而导致细胞凋亡。研究发现，Bcl-2能够抑制ROS诱导细胞凋亡，并认为其可能与线粒体超氧化物歧化酶（superoxide dismutase，SOD）反应而起作用。

3. 内质网

内质网（endoplasmic reticulum，ER）位于细胞核附近胞质区，是真核细胞中一种重要的细胞器，其膜结构占细胞内膜的1/2，是细胞内其他膜性细胞器的重要来源，在内膜系统中占有中心地位。基本生理功能包括钙调节、蛋白质的合成加工及脂质和胆固醇的合成。内质网是细胞的钙储存库（内质网的Ca^{2+}浓度高达5.0 mmol/L，而胞浆中为0.1 mol/L）并能通过Ca^{2+}摄取和释放调控胞浆Ca^{2+}浓度，调节维持细胞内钙平衡，对多种生理功能的完成具有重要意义。同时，内质网也是分泌性蛋白和膜蛋白的合成、折叠、运输，以及修饰的场所，这一过程有时需要分子伴侣的协助。此外内质网能够通过内部质量调控机制筛选出正确折叠的蛋白质，并将其运至高尔基体，将未折叠或错误折叠的蛋白质扣留以进一步完成折叠或进行降解处理。内质网还参与了固醇激素的合成及糖类和脂类的代谢，内质网膜上含有固醇调节元件结合蛋白，对固醇和脂质合成起调节作用。

内质网对应激刺激非常敏感，多种因素，如细胞内能量水平、氧化应激、Ca^{2+}浓度异常、蛋白质加工异常、某些蛋白表达过多、营养物质/葡萄糖/胆固醇耗竭等均可导致内质网腔内氧化环境被破坏，钙代谢失调，ER功能发生紊乱，突变蛋白质产生或者蛋白质二硫键不能形成，引起未折叠蛋白或错误折叠蛋白在内质网腔内积聚以及钙平衡失调的状态，即内质网应激（endoplasmic reticulum stress，ERS）。为了减轻内质网应激，真核细胞激活一系列自身保护机制，称为内质网应激反应（endoplasmic reticulum stress response，ERSR）。主要表现为葡萄糖调节蛋白类（glucose-regulated proteins，GRPs）、钙网蛋白（calreticulin，CRT）、蛋白质折叠酶等物质表达上调和caspase-12、CHOP/GADD-153等促凋亡因子的表达及活化。ERSR包括细胞保护性反应和细胞凋亡反应，一定程度的ERS可以促进内质网功能的恢复，但是当细胞面临持续性内质网应激刺激时，则诱导ERS相关性细胞死亡（ER associated death，ERAD），造成组织损伤。

ERS可通过三条信号途径介导应激反应：（1）未折叠或者错误折叠蛋白质在内质网腔内蓄积引发的未折叠蛋白质反应（unfolded protein response，UPR）；（2）正确折叠的蛋白质在内质网腔内过度蓄积激活细胞核因子κB（NF-κB）引发的内质网超负荷反应（endoplasmic reticulum overload response，EOR）；（3）固醇调节级联反应。其中UPR与EOR由蛋白质加工紊乱所致，固醇调节级联反应由内质网表面合成的胆固醇损耗激发。而UPR是研究最为充分的一类ERS反应，与缺血/再灌注损伤的发病密切相关。目前研究认为，UPR包括4种机制：（1）减弱翻译能力，减少新蛋白合成，防止未折叠蛋白进一步积聚；（2）上调内质网分子伴侣等保护性基因的表达，包括内质网伴侣蛋白GRP78和GRP94，谷胱甘肽等基因增强内质网蛋白折叠能力；（3）使核转录因子NF-κB活化，提高内质网免疫调节和抗凋亡的能力；（4）诱导细胞凋亡的产生，当内质网功能严重受累，机体以凋亡方式清除受损细胞以保护器官的功能。

4. 细胞核

心肌细胞与其他类型细胞的不同在于Ca^{2+}信号对心肌细胞具有特殊的重要作用。心肌细胞内的Ca^{2+}受心肌肌膜、肌浆网和线粒体膜上的各种钙调节系统所调控，是调节心脏功能最重要的环节。无论兴奋—收缩耦联，还是幼年心肌细胞的增殖及成年心肌细胞的肥大，均离不开钙信号的调节。最近的研究发现，在大鼠心肌细胞核内也存在钙结合蛋白，其种类与肝细胞核上的不同。同时心肌细胞内的游离钙随心脏的收缩周期呈大幅度的周期性变化，相关研究也证明心肌细胞核上可能存在与其他细胞不同的核钙调节系统，从而保证在心肌胞浆Ca^{2+}大幅度周期变化时核功能的精密调节。

真核细胞核是细胞遗传信息和生命活动的控制中心，由双层脂膜组成的核被膜与胞浆相分隔，并通过核孔与胞浆相连通，核内膜与核外膜之间存在的核周间隙相当于核钙库，核外膜与内质网相延续。核孔是蛋白质、核糖核蛋白颗粒、RNA、小分子物质和离子等进行核胞浆转运的通道，核孔闸门控制的分子机制现在仍不清楚，ATP和Ca^{2+}可能在其中起作用。$[Ca^{2+}]c$超过300 nM时核孔关闭，而$[Ca^{2+}]c$超过1000 nM时，离子通道也开始关闭。研究发现，用三磷酸肌醇（IP3）或Ca^{2+}络合剂，去除离体核Ca^{2+}库中的Ca^{2+}后引起核孔关闭，重新加入Ca^{2+}则使核孔关闭状态恢复。提示核孔复合体的性质受Ca^{2+}可逆调节，因为组成核孔复合体的蛋白之一含有EF臂型的Ca^{2+}结合主导区，它可能是核孔闸门的Ca^{2+}调制敏感元件。但无ATP时，核孔复合体对Ca^{2+}不敏感。也有实验发现核被膜腔中的Ca^{2+}被耗尽后，核孔不关闭。在许多种不同细胞上的研究结果发现核Ca^{2+}来源于胞浆，使胞浆Ca^{2+}升高的生理水平的刺激也引起核浆Ca^{2+}升高。提示Ca^{2+}可能是通过核孔渗漏的结果。Ca^{2+}通过核孔自由通透可能也是核Ca^{2+}调节的一种方式。既然核孔存在闸门控制机制，存在开放或闭合两种状态，那么也就有Ca^{2+}通透和非通透两种状态，从而起大容量的缓冲作用，实现Ca^{2+}穿过核被膜依赖于Ca^{2+}浓度梯度的双向转运，比钙泵通道的系统更独立、更迅速而有效。此外，相关的研究表明核对Ca^{2+}的摄取机制可能也与Ca^{2+}–ATPase有关。

二、细胞分类

根据心肌细胞的组织学特点、电生理特性，以及功能上的区别，可以粗略地分为工作细胞和自律细胞两大类型。两类心肌细胞分别实现一定的职能，互相配合，完成心脏的整体活动（图1-1-4）。

（一）工作细胞

包括心房肌和心室肌。心肌细胞与骨骼肌的基本结构相似，也有横纹，但在结构上具有以下几个特征：

（1）心肌细胞为短柱状，一般只有一个细胞核，而骨骼肌纤维是多核细胞。心肌细胞之间有闰盘结构，该处细胞膜凹凸相嵌，并特殊分化形成桥粒，彼此紧密连接，但心肌细胞之间并无原生质的连续。心肌的闰盘有利于细胞间的兴奋传递。一方面，由于该处结构对电流的阻抗较低，兴奋波易于通过；另一方面，又因该处呈间隙连接，可允许Ca^{2+}等离子通透转运。因此，正常的心房肌或心室肌细胞虽然彼此分开，但几乎同时兴奋而作同步收缩，大大提高了心肌收缩的效能，功能上体现了合胞体的特性，故有"功能合胞体"之称。这使得整个心房或心室几乎同步性心肌收缩，心房或心室的内压快速增高，推动其中的血液流动，从而实现血液循环的生理功能。

（2）心肌细胞的细胞核多位于细胞中部，形状似椭圆或似长方形，其长轴与肌原纤维的方向一致。肌原纤维绕核而行，核的两端富有肌浆，其中含有丰富的糖原颗粒和线粒体，以适应心肌持续性节律收缩活动的需要。从横断面来看，心肌细胞的直径比骨骼肌细胞小，心肌细胞的直径约为15 μm，而骨骼肌细胞则为100 μm左右。从纵断面来看，心肌细胞的肌节长度也比骨骼肌的肌节为短。

（3）在电子显微镜下观察，也可看到心肌细胞的肌原纤维、横小管、肌质网、线粒体、糖原、脂肪等超微结构。但是心肌细胞与骨骼肌有所不同；心肌细胞的肌原纤维粗细差别很大，介于0.2~2.3 μm；同时，粗的肌原纤维与细的肌原纤维可相互移行，相邻者又彼此接近以致分界不清。心肌细胞的横小管位于Z线水平，多种哺乳动物均有纵轴向伸出，管径约0.2 μm。而骨骼肌的横小管位于A-I带交界处，无纵轴向伸出，管径较大，约0.4 μm。心肌细胞的肌质网丛状居中间，侧终池不多，与横小管不广泛相贴。总之，心肌细胞与骨骼肌细胞在形态和功能上均各有其特点。

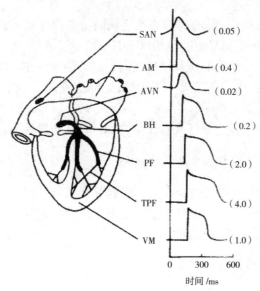

图1-1-4　心脏各部分心肌细胞的跨膜电位和兴奋传导速度
SAN：窦房结；AM：心房肌；AVN：结区；BH：希氏束；PF：浦肯野纤维；
TPF：末梢浦肯野纤维；VM：心室肌；传导速度单位：m/s

（二）自律细胞

这是一些特殊分化了的心肌细胞，组成心脏的特殊传导系统；其中主要包括P细胞和浦肯野细胞。它们除了具有兴奋性和传导性之外，还具有自动产生节律性、兴奋的能力，故称为自律细胞，它们含肌原纤维甚小或完全缺乏，故收缩功能已基本丧失。还有一种细胞位于特殊传导系统的结区，既不具有收缩功能，也没有自律性。只保留了很低的传导性，是传导系统中的非自律细胞，特殊传导系统是心脏内发生兴奋和传播兴奋的组织，起着控制心脏节律性活动的作用。心脏特殊传导系统的组成和分布心脏的特殊传导系统由不同类型的特殊分化的心肌细胞所组成。包括窦房结、房室交界、房室束和末梢浦肯野纤维网。

1. 窦房结

位于右心房和上腔静脉连接处，主要含有P细胞和过渡细胞。P细胞是自律细胞，位于窦房结中心部分；过渡细胞位于周边部分，不具有自律性，其作用是将P细胞自动产生的兴奋向外传播到心房肌。

2. 房室交界

又称为房室结区，是心房与心室之间的特殊传导组织，是心房兴奋传入心室的通道。房室交界主要包括以下三个功能区域：

（1）房结区：位于心房和结区之间，具有传导性和自律性。

（2）结区：相当于光学显微镜所见的房室结，具有传导性，无自律性。

（3）结希区：位于结区和希氏束之间，具有传导性和自律性。

3. 房室束（又称希氏束）及其分支

房室束走行于室间隔内，在室间隔膜部开始分为左、右两支，右束支较细，沿途分支少，分布于右心室；左束支呈带状，分支多，分布于左心室。房室束主要含浦肯野细胞。

4. 浦肯野纤维网

这是左、右束支的最后分支，由于分支很多，形成网状，密布于左、右心室的心内膜下，并垂直向心外膜侧延伸，再与普通心室肌细胞相连接。房室束及末梢浦肯野纤维网的作用，是将心房传来的兴奋迅速传播到整个心室。

5. 自律细胞有快、慢反应自律细胞

快反应自律细胞如浦肯野氏细胞，慢反应自律细胞包括窦房结和房室交界区（房结区，结希区）细胞。

第二节　心肌细胞生物电现象

细胞膜的生物电现象主要有两种表现形式，即安静时的静息电位和受刺激时产生的膜电位的改变（包括局部电位和动作电位）。生物电现象是以细胞为单位产生的，并以细胞膜两侧带电离子的不均衡分布和离子的选择性跨膜转运为基础。

一、静息电位

（一）静息电位（resting potential，RP）

指细胞未受刺激时存在于细胞膜内外两侧的电位差。将一对测量电极中的一个放在细胞的外表面，另一个与微电极相连，准备刺入细胞膜内。当两个电极都位于膜外时，电极之间不存在电位差。在微电极尖端刺入膜内的一瞬间，示波器上显示一突然的电位跃变，表明两个电极间出现电位差，膜内侧的电位低于膜外侧电位。该电位差是细胞安静时记录到的，因此称为静息电位。几乎所有的动植物细胞的静息电位都表现为膜内电位值较膜外为负，如规定膜外电位为0，膜内电位可以负值表示，即大多数细胞的静息电位在$-10\sim100$ mV。神经细胞的静息电位约为-70 mV，红细胞的静息电位约为-10 mV。

静息电位通常是平稳的，但可兴奋细胞受到刺激后膜电位会发生变化，同时细胞膜两侧存在电位差，此电位差在某种条件下会发生波动，使细胞膜处于不同的电学状态。另外，某些中枢神经细胞，以及具有自律性的心肌和平滑肌细胞，也会出现自发性的静息电位波动（图1-2-1）。因此，有如下描述膜电位状态和变化的术语。

锋电位：神经纤维和骨骼肌细胞等的动作电位除极相和复极相历时很短，形成一短促而尖锐的脉冲；

阈电位：能使钠通道突然大量开放并引发动作电位时的临界膜电位值；

后电位：锋电位在其完全恢复到静息水平之前，还要经历一些微小而缓慢的波动；

极化：正常安静时存在于膜两侧稳定的电位差，呈内负外正状态；

超极：静息电位的数值向膜内负值加大的方向变化的过程；

除极：静息电位的数值向膜内负值减少的方向变化的过程；

超射值：膜内电位由零值净变正的数值；

倒极：膜内电位由零变为正值的过程，与静息时膜电位极性相反；

复极：细胞除极或倒极后，又向原初的极化状态恢复的过程。

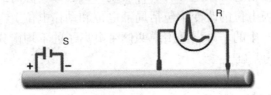

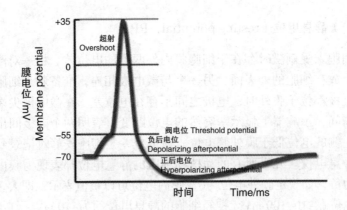

图1-2-1　测量单一神经纤维电位波动实验模式图

（二）静息电位形成的原理

1. 细胞膜内、外的离子浓度差

静息电位的形成与细胞膜两侧的离子有关。通常细胞膜内、外的离子呈不均衡分布，膜内K^+多于膜外，Na^+和Cl^-低于膜外，即细胞内为高钾低钠低氯的状态。此外，带负电荷的蛋白质及其他有机阴离子仅存在于膜内。

K^+是细胞内液中的主要阳离子，Na^+是细胞外液中的主要阳离子，因为水是弱极性分子，离子对水的亲和力与离子半径的平方成反比。Na^+的半径（0.7 nm）只有K^+的半径（1.34 nm）的1/2，因此，Na^+对水的亲和力约为K^+的4倍。细胞内液中蛋白质含量很高，蛋白质是由氨基酸组成的，其分子中除两端的游离氨基和羧基外，侧链中尚有一些解离基，如谷氨酸、天门冬氨酸残基中的γ-羧基和β-羧基，赖氨酸残基中的ε-氨基，精氨酸残基的胍基和组氨酸的咪唑基。作为带电颗粒，它可以在电场中移动，移动方向取决于蛋白质分子所带的电荷。蛋白质颗粒在溶液中所带的电荷，既取决于其分子组成中碱性和酸性氨基酸的含量，又受所处溶液的pH影响。当蛋白质溶液处于某一pH时，蛋白质游离成正、负离子的趋势相等，即成为兼性离子（zwitterion，净电荷为0），此时溶液的pH称为蛋白质的等电点（isoelectric point，pI）（图1-2-2）。处于等电点的蛋白质颗粒，在电场中并不移动。蛋白质溶液的pH大于等电点，该蛋白质颗粒带负电荷，反之则带正电荷。各种蛋白质分子由于所含的碱性氨基酸和酸性氨基酸的数目不同，因而有各自的等电点。凡碱性氨基酸含量较多的蛋白质，等电点就偏碱性，如组蛋白、精蛋白等。反之，凡酸性氨基酸含量较多的蛋白质，等电点就偏酸性，人体体液中许多蛋白质的等电点在pH5.0左右，因此在体液中以负离子形式存在。因而蛋白质必须与带正电荷的离子相结合，才能保持稳定。蛋白质对K^+的亲和力比较大，细胞内的高K^+浓度是细胞进行正常生命活动的必要条件，如果细胞内含有大量的Na^+，将会有过多的水进入细胞，细胞将会肿胀破裂死亡。

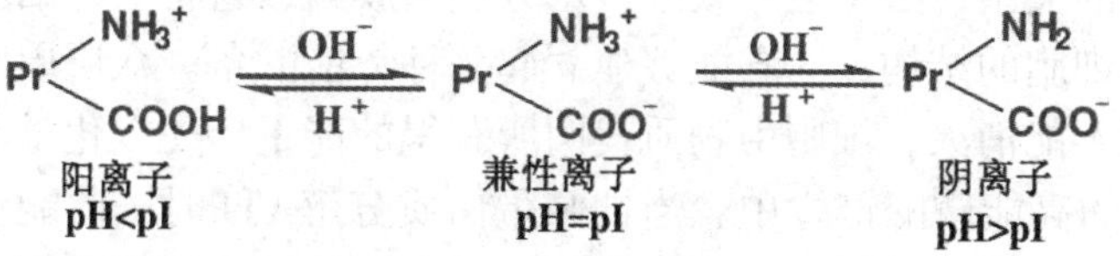

图1-2-2　蛋白质两性电离

同时，各种细胞的细胞膜上普遍存在着一种钠-钾泵（sodium-potassium pump）的结构，简称钠泵（图1-2-3），其作用是在消耗代谢能的情况下逆浓度差将细胞内的Na^+移出膜外，同时把细胞外的K^+移入膜内，因而保持了膜内高K^+和膜外高Na^+的不均衡离子分布。钠泵是镶嵌在膜的脂质双分子层中的一种特殊蛋白质，除了有对Na^+、K^+的转运功能外，还具有ATP酶的活性，可以分解ATP使之释放能量，并能利用此能量进行Na^+和K^+的主动转运。因此，钠泵就是Na^+-K^+依赖式ATP酶的蛋白质。钠泵蛋白质已用近代分子生物学方法克隆出来，它们是由α-亚单位和β-

亚单位组成的二聚体蛋白质，肽链多次穿越脂质双分子层，是一种结合蛋白质。α–亚单位的分子量约为100 kD，转运Na^+、K^+和促使ATP分解的功能主要由这一亚单位来完成；β–亚单位的分子量约为50 kD，作用还不很清楚。钠泵蛋白质转运Na^+、K^+的具体机制尚不十分清楚，但它的启动和活动强度与膜内出现较多的Na^+和膜外出现较多的K^+有关。钠泵活动时，它泵出Na^+和泵入K^+这两个过程是同时进行或"耦联"在一起的；根据在体内或离体情况下的计算，在一般生理情况下，每分解一个ATP分子，可以使3个Na^+移到膜外同时有2个K^+移入膜内，但这种化学定比关系在不同情况下可以改变。

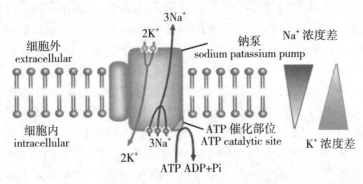

图1-2-3　Na^+–K^+泵示意图

细胞膜上的钠泵活动的意义：①由钠泵活动造成的细胞内高K^+，是许多代谢反应进行的必需条件；②如果细胞允许大量细胞外Na^+进入膜内，由于渗透压的关系，必然会导致过多水分进入膜内，这将引起细胞的肿胀，进而破坏细胞的结构；③它能够建立起一种势能贮备。众所周知，能量只能转换而不能消灭，细胞由物质代谢所获得的能量，先以化学能的形式贮存在ATP的高能磷酸键之中，当钠泵蛋白质分解ATP时，此能量用于使离子作逆电—化学势跨膜移动，于是能量又发生转换，以膜两侧出现了具有高电—化学势的离子（分别为K^+和Na^+）而以势能的形式贮存起来；换句话说，泵出膜外的Na^+由于其高浓度而有再进入膜内的趋势，膜内高浓度的K^+则有再移出膜的趋势，这就是一种势能贮备。由钠泵造成的离子势能贮备，可用于细胞的其他耗能过程。Na^+、K^+等离子在膜两侧的不均衡分布，是神经和肌肉等组织具有兴奋性的基础；由K^+、Na^+等离子在特定条件下通过各自的离子通道进行的顺电—化学势的被动转运，使这些细胞表现出各种形式的生物电现象。

2. 膜对离子的通透性

产生静息电位的根本原因：静息膜对各种离子均有一定的通透性，其中对K$^+$的通透性最大，K$^+$依其在膜两侧的浓度差由胞内向胞外进行跨膜扩散，而膜内带负电荷的多为分子量较大的有机负离子，不能随K$^+$扩散出细胞，因而在K$^+$跨膜扩散达到平衡时，就在细胞膜两侧建立起接近于K$^+$平衡电位（胞内为负）的静息电位。

（1）离子跨膜扩散的驱动力和平衡电位

离子跨膜扩散时，收到来自浓度差和电位差的双重驱动力，两者的代数和称为电化学驱动力（electrochemical driving force）。假定膜只对K$^+$有通透性，则K$^+$将受浓度差的驱动向膜外扩散，而扩散后形成的内负外正的跨膜电位差又阻止它进一步扩散。当电位差驱动力增加到等于浓度差驱动力时，不再有K$^+$的跨膜静移动（电化学平衡），此时的跨膜电位称为K$^+$平衡电位（K$^+$ equilibrium potential，E_K）（图1-2-4）。

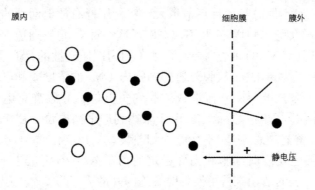

图1-2-4　K$^+$平衡电位示意图（●为K$^+$，○为阴离子）

E_K主要由膜两侧K$^+$浓度差所决定，可利用Nernst公式来计算，即

$$E_K = \frac{RT}{ZF} \ln \frac{[K^+]_o}{[K^+]_i}$$

式中：R为气体常数（8.31），T为绝对温度（273），Z为原子价（1），F为法拉第常数（96 500），$[K^+]_o$和$[K^+]_i$：K$^+$在膜外侧和膜内侧的浓度。如果环境温度为29.2 ℃，同时将自然对数转换为以10为底的常用对数，E_K的单位用mV表示，则可简化为：

$$E_K = \frac{8.31 \times (29.2+273) \times 10^3}{1 \times 96\,500} \times 2.3026 \ln \frac{[K^+]_o}{[K^+]_i} \ (mV)$$

$$= 60\ln \frac{[K^+]_o}{[K^+]_i} \ (mV)$$

可见，当细胞外K^+浓度每增加10倍，K^+平衡电位增加60 mV，在哺乳类动物大多数细胞，$E_K=-90 \sim -100$ mV。同理，可以用此公式计算出其他离子，如Na^+、Cl^-或Ca^{2+}（二价离子）的平衡电位。在哺乳类动物大多数细胞，$E_K=+50 \sim 70$ mV。静息状态下，膜对K^+的通透性较高，这是由于膜上存在经常处于开放状态的非门控钾通道所致（如神经纤维膜上的钾漏通道、心肌细胞膜上的内向整流钾通道），这就使得静息电位非常接近于K^+平衡电位。因此，一般认为静息电位是由于膜在静息状态下对K^+的选择性通透造成的，即静息电位是K^+平衡电位。

（2）维持细胞膜内外离子浓度差的机制

静息电位实测值总是比计算值稍大一些。用标有放射活性的离子仔细观察时，发现细胞安静时细胞膜不仅对K^+通透，对Na^+也有通透性，只是与K^+的通透性相比，Na^+的通透性要小得多（约为K^+通透性的1/50~1/100），即静息时也有极少量的Na^+从膜外通透到膜内（Na^+的浓度差和电位差均驱使其内流），部分抵消K^+外流造成的膜内负电位，导致静息电位的实测值比Nernst方程计算的E_K值稍大。由于未达到K^+平衡电位，K^+仍然会不断少量外流，而静息电位与Na^+平衡电位相差甚远，也会使Na^+不断地内流，如此下去，细胞安静时细胞膜内外稳定的离子浓度差将遭到破坏。钠泵（sodium pump）的活动维持了安静时细胞内外的离子平衡，而引起细胞膜上钠泵活动的因素是细胞内Na^+的增加和细胞外K^+的升高。只要细胞内外的Na^+、K^+平衡稍有变化，钠泵就被激活，在泵出胞内多余的Na^+的同时，将胞外多余的K^+泵回，从而维持了细胞内外正常的离子浓度梯度。

综上，几乎所有的细胞均有膜内较膜外为负的静息电位。细胞的静息电位是由细胞膜内外的K^+浓度差及安静时细胞膜对K^+有通透性形成的。静息电位的值接近于K^+平衡电位。由于静息电位不等于K^+平衡电位（因为在静息时也有少量Na^+内流），而细胞膜上Na^+泵的经常性活动，将胞内多余的Na^+泵出，将胞外多余的K^+泵回，从而维持了细胞内、外的正常离子浓度。可兴奋细胞的静息电位及膜两侧的离子浓度差（势能）是产生兴奋的基础。近年来已认识到，安静时K^+通过细胞膜弥散的实质是因为膜上有非门控的K^+离子通道。这种离子通道没有门，总是开着的。K^+是否通过和通过多少是由细胞膜两侧的离子浓度差和电位差决定的。

（三）静息电位影响因素

1. K⁺外流量

细胞内外K⁺浓度差是K⁺外流的动力。因此，当$[K^+]o$上升时，静息电位值下降，$[K^+]o$下降时，静息电位值上升。低钾血症对心脏的影响主要是引起心律失常，严重者发生心室纤维颤动，导致心功能衰竭。这与血钾明显降低引起心肌电生理异常改变有关。血钾浓度变化对心肌电生理的影响：①膜电位。按照Nernst方程式，膜静息电位应为：$E_m=-59.5 \log ([K^+]i/[K^+]o)$，故血钾异常可使$E_m$变动。②在心肌细胞膜处于正常静息电位条件下，膜对钾的通透性最大。如果$[K^+]o$降低，虽然细胞内、外钾离子浓度差增高，即浓度梯度增加，有利于K⁺的外流，有造成E_m绝对值增大的可能，但由于膜对K⁺的通透性降低更明显，实际上在复极3期K⁺外流已因K⁺通透性的降低而减慢，在4期复极化完毕（静息期）时，E_m绝对值就比正常时小，心肌兴奋性增高。③$[K^+]o$和Ca^{2+}被认为在通过细胞膜时有竞争作用，同样也被认为低钾血症时因$[K^+]o$降低，能使复极2期Ca^{2+}内流加速，正常时的2期平台缩短或消失。Ca^{2+}内流加速使细胞内钙浓度（$[Ca^{2+}]i$）快速增高，经兴奋—收缩耦联使心肌收缩性增强。高钾血症时$[K^+]o$增高，使复极2期Ca^{2+}内流减慢，故2期平台可延长。$[Ca^{2+}]i$不易较快升高，使心肌收缩性降低。目前认为，快速短暂的复极化1期主要不是由Cl⁻内流而是由K⁺外流引起的。复极化2期平台是由Ca^{2+}内流和K⁺外流在膜内外交换电荷量相当的情况下出现的，其后由于Ca^{2+}通道的失活主要形成外向钾离子流，便出现电压降较快的复极化3期。如前所述，在复极化2和3期$[K^+]o$高低对细胞膜K⁺的通透性也起作用。低钾血症时K⁺外流减慢，相对Ca^{2+}内流加快，故2期平台缩短或消失，在K⁺外流减慢的条件下3期延长；高钾血症时，膜对K⁺的通透性增高，K⁺外流加速，也可能使平台缩短，但$[K^+]o$增高抑制Ca^{2+}内流也延缓Ca^{2+}流速度，故平台期无明显缩短，但3期却明显缩短。

2. 内向背景电流量

心脏的窦房结起搏细胞和胃肠道平滑肌细胞，其内向钠、钙等漏电电流（背景电流）很大，故其静息电位值反而轻度减小。

3. 钠—钾泵的活动

利用ATP酶水解作用释放的能量，钠—钾泵能够跨细胞膜逆电化学梯度运输Na⁺和K⁺。因此，心肌细胞内钠—钾泵是维持心肌细胞正常生理功能的重要物质，能为心肌细胞持续的收缩和舒张提供动力，维持细胞内外Na⁺及K⁺的平衡。该酶被哇巴因及其衍生物强烈抑制，用于治疗心力衰竭（强心剂类固醇），研究表明利用镧系元素能量共振转移监测到外部有功能的钠—钾泵发生构象变化的原因是由哇巴因与之结合后所诱导的，哇巴因是钠—钾泵的外部离子渗透途径的障碍。另有研究指出哇巴因（又名毒毛花苷G）是诱发心律失常时常用的药物，其机制是抑制心肌细胞膜上的钠—钾泵，使心肌细胞严重失钾及缩短动作电位时程。同时，当机体处于缺血、缺氧、酸中毒状态时，细胞代谢发生障碍，ATP合成下降，导致钠—钾泵活动下降，静息电位将会下降或消失。

（四）静息电位生理意义

1. 静息电位是产生兴奋的基础

静息电位造成了跨膜电位梯度，并可使Na^+、Ca^{2+}等离子通道处于备用状态，可由于刺激而产生动作电位。

2. 静息电位影响兴奋的质量

正常静息电位值（-90 mV）情况下，膜受刺激去极达阈电位水平后，Na^+通道快速开放，0期去极最大速度可达500 V/s。如膜静息电位值（绝对值）降低，去极最大速度下降；若膜静息电位值（绝对值）进一步降低到膜内为-60～-55 mV时，去极速度几乎为0，即Na^+通道已失活而不能开放。上述这种现象称为Na^+通道效率的电压依从性下降，心肌静息电位过低时，钠通道失活，由快反应细胞转变为慢反应细胞，如心脏窦房结起搏细胞最大复极电位（相当于静息电位）只有-70 mV，膜上的钠通道处于持续失活状态，其动作电位的产生只能由Ca^{2+}缓慢内流而形成，称为慢反应电位；胃肠平滑肌细胞的静息电位也较低，其动作电位产生也是由Ca^{2+}内流而产生；突触前神经元在某些因素影响下，发生部分除极，兴奋时产生动作电位的幅度降低，释放兴奋性递质减少，将会发生突触前抑制。

3. 静息电位发生波动是产生自律性的基础

窦房结起搏细胞，浦肯野细胞均有4期自动除极，故有自律性。此外，胃肠平滑肌细胞自动除极而产生慢波，慢波除极达到阈电位就会产生动作电位。

二、动作电位

（一）动作电位（action potential，AP）

指细胞受刺激时，在静息电位的基础上发生一次短暂的扩布性的电位变化，这种电位变化称为动作电位。实验观察，动作电位包括一个上升相和一个下降相。上升相代表膜的去极化过程。以0 mV电位为界，上升相的下半部分为膜的去极化，是膜内负电位减小，由–70～–90 mV变为0 mV；上升相的上半部分是膜的反极化（超射），是膜电位的极性发生倒转即膜外变负，膜内变正，由0 mV上升到+20～40 mV。上升相膜内电位上升幅度约为90～130 mV。下降相代表膜的复极化过程，它是膜内电位从上升相顶端下降到静息电位水平的过程。由于动作电位幅度大、时间短不超过2 ms，波形很像一个尖峰，故又称峰电位。在峰电位完全恢复到静息电位水平之前，膜两侧还有微小的连续缓慢的电变化，称为后电位（图1-2-5）。

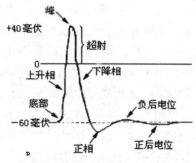

图1-2-5　心肌动作电位示意图

（二）动作电位形成的原理

动作电位产生的机制与静息电位相似，都与细胞膜的通透性及离子转运有关（图1-2-6）。

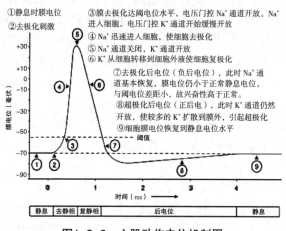

图1-2-6　心肌动作电位机制图

1. 去极化过程

当细胞受刺激而兴奋时，膜对Na^+通透性增大，对K^+通透性减小，于是细胞外的Na^+便会顺其梯度浓度向胞内扩散，导致膜内负电位减小，直至膜内电位比膜外高，形成内正外负的反极化状态。当促使Na^+内流的浓度梯度和阻止Na^+内流的电梯度，这两种拮抗力量相等时，Na^+的净内流停止。因此，可以说动作电位的去极化过程相当于Na^+内流所形成的电化学平衡电位。

2. 复极化过程

当细胞膜除极到峰值时，细胞膜的Na^+通道迅速关闭，而对K^+的通透性增大，于是细胞内的K^+便顺其浓度梯度向细胞外扩散，导致膜内负电位增大，直至恢复到静息时的数值。可兴奋细胞每发生一次动作电位，总会有一部分Na^+在去极化中扩散到细胞内，并有一部分K^+在复极过程中扩散到细胞外。这样就激活了Na^+–K^+依赖式ATP酶即Na^+–K^+泵，于是钠泵加速运转，将胞内多余的Na^+泵出胞外，同时把胞外增多的K^+泵进胞内，以恢复静息状态的离子分布，保持细胞的正常兴奋性。如果说静息电位是兴奋性的基础，那么，动作电位是可兴奋细胞兴奋的标志。

（三）动作电位的引起和传导

1. 动作电位的引起

（1）阈电位可兴奋细胞（如心肌细胞，神经细胞）受刺激后，首先是膜上Na^+通道少量开放，出现Na^+少量内流，使膜内负电位减小。当膜电位减小到某一临界值时，受刺激部分的Na^+通道大量开放，使Na^+快速大量内流，表现为扩布性电位，即动作电位。这个引起膜对Na^+通透性突然增大的临界电位值，称为阈电位（threshold potential）。阈电位是可兴奋细胞的重要生理参数之一。一般它与静息电位相差约20 mV。如果两者差距减小，则可兴奋细胞的兴奋性升高。反之，则降低。

（2）局部电位可兴奋细胞在受阈下刺激时细胞膜对Na^+的通透性轻度增加，使膜内负电位减小，发生去极化但达不到阈电位，因此不产生动作电位。这种去极产生的电位称为局部电位或局部反应。其特点：①刺激越强，局部电位的幅度越大。②随扩布距离的增加而减小，不能远传。③局部反应可以总和，即多个局部电位可叠加起来达到阈电位而引起动作电位。局部电位除了上述的去极化形式外，还可表现为超极化的形式。

2. 动作电位的传导

细胞膜某一点受刺激产生兴奋时，其兴奋部位膜电位由极化状态（内负外正）变为反极化状态（内正外负），于是兴奋部位和静息部位之间出现了电位差，导致局部的电荷移动，即产生局部电流。此电流的方向是膜外电流由静息部位流向兴奋部位，膜内电流由兴奋部位流向静息部位，这就造成静息部位膜内电位升高，膜外电位降低（去极化）。

当这种变化达到阈电位时，便产生动作电位。新产生的动作电位又会以同样方式作用于它的邻点。这个过程此起彼伏地逐点传下去，就使兴奋传至整个细胞。不论在哪一点上，动作电位峰值都是由离子流决定的。而同一细胞的离子成分及其电化学梯度都是一致的。因而，动作电位传导时，绝不会因距离增大而幅度减小。因此，动作电位传导的特点是不衰减的。由于具备不衰减传导的特性，动作电位在远程快速信息传递中就可发挥其特长。所谓神经冲动，就是在神经纤维上传导的动作电位。

三、不同心肌细胞动作电位

（一）工作细胞动作电位

1. 心室肌细胞动作电位

人和哺乳动物的心室肌细胞和骨骼肌细胞一样，在静息状态下膜两侧呈极化状态，膜内电位比膜外电位约低90 mV，但两者的动作电位有明显不同。骨骼肌细胞动作电位的时程很短，仅持续几个毫秒，复极速度与去极速度几乎相等，记录曲线呈升支和降支基本对称的尖锋状。心室肌细胞动作电位的主要特征在于复极过程比较复杂，持续时间很长，动作电位降支与升支很不对称。通常用0、1、2、3、4等数字分别代表心室肌细胞动作电位和静息电位的各个时期。

（1）除极（去极）过程：除极过程又称0期。在适宜的外来刺激作用下，心室肌细胞发生兴奋，膜内电位由静息状态下的–90 mV迅速上升到+30 mV左右，即肌膜两侧原有的极化状态被消除并呈极化倒转，构成动作电位的升支。除极相很短暂，仅占1~2 ms，而且除极幅度很大，为120 mV；可见，心室肌细胞的除极速度很快，膜电位的最大变化速率可达200~400 V/s。

（2）复极过程：当心室细胞除极达到顶峰之后，立即开始复极，但整个复极过程比较缓慢，包括电位变化曲线的形态和形成机制均不相同的几个阶段：

1期复极：在复极初期，仅出现部分复极，膜内电位由+30 mV迅速下降到0 mV左右，故1期又称为快速复极初期，占时约10 ms。0期除极和1期复极这两个时期的膜电位的变化速度都很快，记录图形上表现为尖锋状，故在心肌细胞习惯上常把这两部分合称为锋电位。

2期复极：当1期复极膜内电位达到0 mV左右之后，复极过程就变得非常缓慢，膜内电位基本上停滞于0 mV左右，细胞膜两侧呈等电位状态，记录图形比较平坦，故复极2期又称为坪或平台期（plateau），持续约100~150 ms，是整个动作电位持续时间长的主要原因，是心室肌细胞以及其他心肌细胞的动作电位区别于骨骼肌和神经纤维的主要特征。

3期复极；2期复极过程中，随着时间的进展，膜内电位以较慢的速度由0 mV逐渐下降，延续为3期复极，2期和3期间没有明显界限。在3期，细胞膜复极速度加快，膜内电位由0 mV左右较快地下降到-90 mV，完成复极化过程，故3期又称为快速复极末期，占时约100~150 ms。

4期复极：4期是膜复极完毕、膜电位恢复后的时期。在心室肌细胞或其他非自律细胞，4期内膜电位稳定于静息电位水平，因此，4期又可称为静息期。

2. 心室肌细胞动作电位形成的原理

形成机制与骨骼肌一样，离子在细胞膜两侧不均匀分布所形成的浓度梯度（浓度差）、驱动相应离子经过当时开放的细胞膜上特殊离子通道的跨膜扩散，是心肌细胞跨膜电位形成的主要基础，只是由于心肌细胞膜上具有数目较多的离子通道，跨膜电位形成机制中涉及的离子流远比骨骼肌要复杂得多。在电生理学中，电流的方向以正离子在膜两侧的流动方向来命名，正离子外流或负离子内流称外向电流，正离子内流或负离子外流称内向电流。外向电流导致膜内电位向负电性转化，促使膜复极，内向电流导致膜内电位向正电性转化，促使膜除极。除离子跨膜扩散之外，由细胞上离子泵所实现的离子主动转运和离子交换，在心肌细胞电活动中也占有重要地位（图1-2-7、图1-2-8）。

心室肌细胞静息电位的形成机制与骨骼肌相同，也就是说，尽管肌膜两侧上述几种离子都存在有浓度梯度，但静息状态下肌膜对K⁺的通透性较高，而对其他离子的通透性很低。因此，K⁺顺其浓度梯度由膜内向膜外扩散所达到的平衡电位，是静息电位的主要来源。

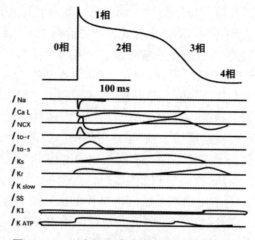

图1-2-7　心室肌细胞动作电位及其离子通道

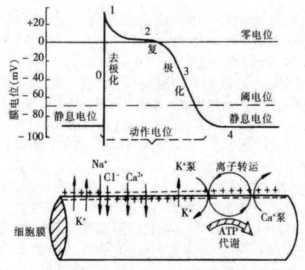

图1-2-8　心室肌细胞动作电位和主要离子流

　　肌膜Na^+通道的大量开放和膜两侧浓度梯度及电位梯度的驱动从而出现Na^+快速内流（I_{Na}），是心室肌细胞0期去极化形成的原因。进一步对整个去极过程进行分析就可以看到，与骨骼肌一样，在外来刺激作用下，首先引起部分电压门控式Na^+通道开放和少量Na^+内流，造成肌膜部分去极化，膜电位绝对值下降；而当膜电位由静息水平（膜内-90 mV）去极化到阈电位水平（膜内-70 mV）时，膜上Na^+通道开放概率明显增加，出现再生性Na^+内流，于是Na^+顺其浓度梯度和电位梯度由膜外快速进入膜内，进一步使膜去极化，膜内电位向正电性转化。决定0期去极的Na^+通道是一种快通道，它不但激活、开放的速度很快，而且激活后很快就失活，当膜除极到一定程度（0 mV左右）时，Na⁺通道就开始失活而关闭，最后终止Na⁺的继续内流。由于Na⁺通道激活速度非常之快，又有再生性循环出现，这就是心室肌细胞0期去极速度很快，动作电位升支非常陡峭的原因。正因为如此，从电生理特性上，尤其是根据0期除极的速率，将心室肌细胞（以及具有同样特征的心肌细胞）称为快反应细胞，其动作电位称为快反应电位，以区别于慢反应细胞和慢反应电位。快Na⁺通道可被河豚毒（TTX）所阻断，但由于其通道蛋白的分子结构不同，不同组织中的快Na⁺通道对TTX的敏感性不同，心肌细胞的快Na⁺通道对TTX的敏感性仅为神经细胞和骨骼肌细胞的1/100～1/1000。钠通道阻滞剂是临床上常用的抗心律失常药物，而TTX却不能用作抗心律失常药物，这是因为在全身使用TTX时，心肌细胞的快Na⁺通道尚未被阻滞，而神经细胞和骨骼肌细胞快Na⁺通道却早已被阻滞，因而可危及生命。

复极1期是在0期除极之后出现的快速而短暂的复极期，此时快Na⁺通道已经失活，同时激活一种一过性外向电流（transient outward current，I_{to}），从而使膜迅速复极到平台期电位水平（0～-20 mV）。至于I_{to}的离子成分，20世纪70年代曾认为是Cl⁻（即Cl⁻内流）。近年来，根据I_{to}可被四乙基铵和4-氨基吡啶等K⁺通道阻滞剂所阻断的研究资料，认为K⁺才是I_{to}的主要离子成分。也就是说，由K⁺负载的一过性外向电流是动作电位初期快速复极的主要原因。目前对I_{to}的通道特征尚不十分清楚，但有资料提示，膜除极和细胞内Ca²⁺都可以使I_{to}的通道激活。

平台期初期，膜电位稳定于0 mV左右，随后才非常缓慢地复极。膜电位的这种特征是由于平台期同时有内向电流和外向电流存在，初期，两种电流处于相对平衡状态，随后，内向电流逐渐减弱，外向电流逐渐增强，总和的结果是出现一种随时间推移而逐渐增强的、微弱的外向电流，导致膜电位缓慢地向膜内负电性转化。电压钳研究结果表明，在心室肌等快反应细胞，平台期外向离子流是由K⁺携带的（称I_{k1}）。I_{k1}通道具有内向整流特性，其开放程度受静息电位影响。它在静息电位水平时通透性很大，I_{k1}是产生静息电位的主要外向离子流。当膜发生超极化且膜电位的负值大于I_{k1}平衡电位时，促进K⁺内流的电场力大于促进K⁺外流的浓度势能，因而出现K⁺内流，且维持较高的通透性；反之，当膜发生去极化时，I_{k1}通道的通透性降低，K⁺外流减少，当膜去极化至-20 mV或者更正时，K⁺通过I_{k1}通道的外流量已接近零。显然，I_{k1}通道对超极化时K⁺内流比去极化时K⁺的外流具有更大的通透性，有如一个整流的二极管的作用。因此，I_{k1}通道对K⁺的通透性因膜的去极化而降低的现象，称为内向整流（inward rectifiction）。I_{k1}通道的内向整流特性阻碍了平台期的K^+外流，因而膜电位难以迅速复极化。研究表明，I_{k1}通道的内向整流现象是膜去极化时I_{k1}通道内口被细胞内的Mg^{2+}和多胺（如腐胺、亚精胺、精胺等）堵塞而引起，在实验条件下，如果移去细胞内的Mg^{2+}和多胺，可消除I_{k1}通道的内向整流现象。

事实上，决定平台期的离子电流主要是内向的L型钙电流（L type Ca^{2+} current，I_{Ca-L}）和外向的延迟整流钾电流（delayed rectifier K^+ current，I_k）。此外，参与平台期的离子流还有一过性外向电流Ito和慢失活钠电流。平台期内向离子流主要是由Ca^{2+}（以及Na^+）负载的。已经证明，心肌细胞膜上有一种电压门控式的慢Ca^{2+}通道，当膜除极到-40 mV时被激活，Ca^{2+}顺其浓度梯度向膜内缓慢扩散从而倾向于使膜除极，与此同时，心室肌细胞膜上的I_k通道在动作电位0期去极至-40 mV时激活，而在复极化到-50 mV时去激活。该通道的激活和去激活也很缓慢，可以持续数百毫秒。因为该通道激活缓慢，故I_k电流称为延迟整流钾电流。正因为I_k通道的通透性增加缓慢，所以在平台早期，由I_k电流形成的外向电流主要起抗衡I_{Ca-L}为主的内向电流的作用；而在平台晚期，则成为导致膜复极化的主要离子流。此后，Ca^{2+}通道完全失活，内向离子流终止，外向K^+流进一步增强，平台期延续为复极3期，膜电位较快地回到静息水平，完成复极化过程。肌膜上有Ca^{2+}通道，是心室肌细胞和其他心肌细胞的重要特征。大量研究表明：①从一个心肌细胞的总体而言（不是从单个通道而言），Ca^{2+}通道的激活、失活，以及再复活所需时间均比Na^+通道要长，经Ca^{2+}通道跨膜的Ca^{2+}内流，起始慢，平均持续时间也较长。因此，相应称为慢通道和慢内向离子流；②慢通道也是电压门控式的，激活慢通道的阈电位水平（-50～-35 mV）高于快Na^+通道（-70～-55 mV）；③它对某些理化因素的敏感性和反应性不同于快通道，可被Mn^{2+}和多种Ca^{2+}阻断剂（如异博定、D-600、维拉帕米等）所阻断，而对可以阻断快通道的河豚毒和细胞膜的持续低极化状态（膜内电位-50 mV左右）却并不敏感。各种心肌细胞的肌膜上都具有这种慢通道，由此形成的跨膜离子流，是决定心肌细胞电活动以及心室肌等快反应细胞动作电位平台期的最重要的内向离子流之一。

平台期之后，膜的复极逐渐加速，因此时Ca^{2+}通道已经失活，在平台期已经激活的外向K^+流出现随时间而递增的趋势，到3期末，随着膜电位负值增加，外向的I_{k1}电流也增大，进一步使复极化过程加快。其原因是，3期的复极K^+流是再生性的，K^+的外流促使膜内电位向负电性转化，而膜内电位越负，K^+外流就越增高。这种正反馈过程，导致膜的复极越来越快，直至复极化完成。从0期去极化开始到3期复极化完毕的这段时间，称为动作电位时程（action potential duration）。心室肌细胞的动作电位时程为200~300 mV。

在4期内，心室肌细胞膜电位基本上稳定于静息电位水平，但是离子的跨膜转运仍然在活跃进行。因为动作电位期间有Na^+和Ca^{2+}进入细胞内，而K^+外流出细胞，因此只有从细胞内排出多余的Na^+和Ca^{2+}，并摄入K^+才能恢复细胞内外离子的正常浓度梯度，保持心肌细胞的正常兴奋性。这种离子转运是逆着浓度梯度进行的主动转运过程。像骨骼肌一样，通过肌膜上Na^+–K^+泵的作用，将Na^+的外运和K^+的内运互相耦联形成Na^+–K^+转运，同时实现Na^+和K^+的主动转运。关于主动转运Ca^{2+}的转运机制，还没有完全弄清楚。目前大多数作者认为，Ca^{2+}的逆浓度梯度的外运是与Na^+的顺浓度的内流相耦合进行的，形成Na^+–Ca^{2+}交换。Ca^{2+}的这种主动转运是由Na^+的内向性浓度梯度提供能量的，由于Na^+内向性浓度梯度的维持是依靠Na^+–K^+泵而实现的，因此Ca^{2+}主动转运也是由Na^+–K^+泵提供能量的。在4期开始后，膜的上述主动转运功能加强，细胞内外离子浓度梯度得以恢复。总的来看，这时转运过程引起的跨膜交换的电荷量基本相等，因此，膜电位不受影响而能维持稳定。

3. 心房肌细胞动作电位形成的原理

工作细胞除了心室肌之外，还有心房肌细胞。心房肌细胞的静息电位约为–80 mV。主要是因为其静息电位受Na^+内漏的影响比较大，故细胞内负电位较心室肌细胞小。心房肌细胞动作电位的形状与心室肌细胞基本相似，但动作电位时程较短，历时仅150~200 ms。这是因为心房肌细胞膜上存在多种类型的钾通道，膜对K^+的通透性较大，K^+外流和复极化速度较快。此外，心房肌细胞的I_{to}通道较发达，I_{to}电流的影响可持续到2期，加速其复极，因而平台期不明显。

（二）自律细胞动作电位及其形成机制

在没有外来刺激时，工作细胞不能产生动作电位，在外来刺激作用下，产生一次动作电位，但两次动作电位之间膜电位是稳定不变的。而在自律细胞，当动作电位3期复极末期达到最大值（称最大复极电位）之后，4期的膜电位并不稳定于这一水平，而是立即开始自动除极，除极达阈电位后引起兴奋，出现另一个动作电位。这种现象，周而复始，动作电位就不断地产生。出现于4期的这种自动除极过程，具有随时间而递增的特点，其除极速度远较0期除极缓慢；不同类型的自律细胞4期除极速度参差不一，但同类自律细胞4期除极速度比较恒定。这种4期自动除极（亦称4期缓慢除极或缓慢舒张期除极），是自律细胞产生自动节律性兴奋的基础。根据细胞膜除极的跨膜电流的基本规律可分析自律细胞4期自动除极形成的机制。不难推测，自律细胞由于净外向电流使膜复极（3期）达最大复极电位后，在4期中又出现一种逐渐增强的净内向电流，从而使膜内正电位逐渐增加，膜便逐渐除极。这种进行性净内向电流的产生，有以下三种可能的原因：①内向电流的逐渐增强；②外向电流的逐渐衰退；③两者兼有。不同类型的自律细胞，4期自动除极都是由这种进行性净内向电流所引起，但构成净内向电流的离子流的方向和离子本质并不完全相同。

1. 浦肯野细胞跨膜电位及其形成的原理

浦肯野细胞是一种快反应自律细胞。作为一种快反应型细胞，它的动作电位的形态与心室肌细胞相似，产生的离子基础也基本相同。关于浦肯野细胞4期自动除极形成的机制，研究资料表明，在浦肯野细胞中随着复极的进行，导致膜复极的外向K^+电流逐渐衰减，而同时在膜电位4期可记录到一种随时间推移而逐渐增强的内向电流（I_f）。I_f通道在动作电位3期复极电位达–60 mV左右开始被激活开放，其激活程度随着复极的进行、膜内负电性的增加而增加，至–100 mV左右就充分激活（图1-2-9）。因此，内向电流表现出时间依从性增强，膜的除极程度因而也随时间而增加，一旦达

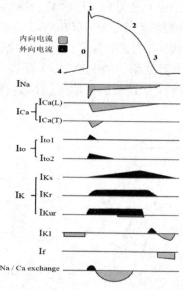

图1-2-9 浦肯野细胞动作电位时程中主要参与电流

到阈电位水平，便又产生另一次动作电位，与此同时，这种内向电流在膜除极达-50 mV左右因通道失活而中止。可见，动作电位的复极期膜电位本身是引起这种内向电流启动和发展的因素，内向电流的产生和增强导致膜的进行性除极，而膜的除极一方面引起另一次动作电位，一方面又反过来中止这种内向电流。这一连串的过程是自律细胞"自我"启动、"自我"发展，又"自我"限制的，由此可以理解为什么自律细胞能够自动地、不断地产生节律性兴奋。这种4期内向电流，通常称为起搏电流，其主要离子成分为Na^+，但也有K^+参与。由于使它充分激活的膜电位为-100 mV，因而认为，构成起搏内向电流的是一种被膜的超极化激活的非特异性内向（主要是是Na^+）离子流，标志符号为I_f。I_f的通道允许Na^+通过，但不同于快Na^+通道，两者激活的电压水平不同；I_f可被铯（Cs）所阻断，而河豚毒却不能阻断它。

2. 窦房结细胞跨膜电位及其形成原理

窦房结含有丰富的自律细胞，动作电位复极后出现明显的4期自动除极，但它是一种慢反应自律细胞，其跨膜电位具有许多不同于心室肌快反应细胞和浦肯野快反应自律细胞的特征：①窦房结细胞的最大复极电位（-70 mV）和阈电位（-40 mV）均高于（电位较正）浦肯野细胞；②0期除极结束时，膜内电位为0 mV左右，不出现明显的极化倒转；③其除极幅度（70 mV）小于浦肯野细胞（为120 mV），而0期除极时程（7 ms左右）却又比后者（1~2 ms）长得多。原因是窦房结细胞0期除极速度（约10 V/s）明显慢于浦肯野细胞（200~1000 V/s），因此，动作电位升支远不如后者那么陡峭；④没有明显的复极1期和平台期；⑤4期自动除极速度（约0.1 V/s）却比浦肯野细胞（约0.02 V/s）要快，记录曲线上窦房结细胞4期膜电位变化的斜率大于浦肯野细胞（图1-2-10）。

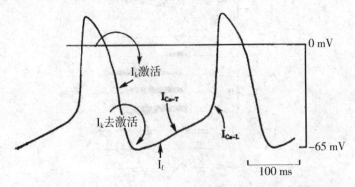

图1-2-10　窦房结细胞4期去极化和动作电位发生示意图

窦房结细胞的直径很小，研究表明窦房结细胞0期除极不受细胞外Na^+浓度的影响，对河豚毒很不敏感；相反，它受细胞外Ca^{2+}浓度的明显影响，并可被抑制钙通道的药物和离子（如异搏定、D-600和Mn^{2+}等）所阻断。据此可以认为，引起窦房结细胞动作电位0期除极的内向电流是由Ca^{2+}负载的。这种内向电流被称为第二内向电流，而引起快反应细胞（心室肌、心房肌和浦肯野细胞）0期除极的快Na^+内流称为第一内向电流。根据已有的研究资料，可将窦房结细胞动作电位的形成过程描述如下：当膜电位由最大复极电位自动除极达阈电位水平时，激活膜上钙通道，引起Ca^{2+}内向流（I_{ca}），导致0期除极；随后，钙通道逐渐失活，Ca^{2+}内流相应减少。另一方面，在复极初期，有一种K^+通道被激活，出现K^+外向流（I_k）。Ca^{2+}内流的逐渐减少和K^+外流的逐渐增加，膜便逐渐复极。由"慢"通道所控制、由Ca^{2+}内流所引起的缓慢0期除极，是窦房结细胞动作电位的主要特征，因此，相应称为慢反应细胞和慢反应电位，以区别于前述心室肌等快反应细胞和快反应电位。

窦房结细胞的4期自动除极也随时间而增长的净内向电流所引起，但其构成成分比较复杂，是几种跨膜离子流的混合。目前已知，在窦房结细胞4期可以记录到三种膜电流，包括一种外电流和两种内向电流，不过它们在窦房结细胞起搏活动中所起作用的大小和起作用的时间有所不同。

（1）I_k通道的激活和逐渐增强所造成的K^+外向流，是导致窦房结细胞复极的原因。I_k通道在膜复极达-40 mV时便开始逐渐失活，K^+外流因此渐渐减少，导致膜内正电荷逐渐增加而形成4期除极。目前认为，由于I_k通道的时间依从性逐渐失活所造成的K^+外流进行性衰减，是窦房结细胞4期自动除极的最重要的离子基础；

（2）I_f：I_f是一种进行性增强的内向离子（主要为Na^+）流，在浦肯野细胞起搏活动中，I_f起着极重要的作用，而I_k衰减的作用很小。与此恰相反，窦房结细胞4期虽也可记录到I_f，但它对起搏活动所起的作用不如I_k衰减。实验证明，用Cs^{2+}选择性阻断I_f后，窦房结自发放频率仅轻度减少；对家兔窦房结细胞4期净内向电流的总幅值而言，I_k衰减与I_f两者所起作用的比例为6：1。I_f通道的最大激活电位为-100 mV左右，而正常情况下窦房结细胞的最大复极电位为-70 mV，在这种电位水平下，I_f通道的激活十分缓慢，这可能是I_f在窦房结4期除极过程中所起作用不大的原因。若窦房结细胞发生超级化时，I_f则可能成为起搏电流中的主要成分。

（3）此外，窦房结细胞4期中还存在一种非特异性的缓慢内向电流，在膜除极达-60 mV时被激活，可见，它在自动除极过程的后1/3期间才起作用。这种缓慢内向电流可能是生电性Na^+-Ca^{2+}交换的结果（Na^+-Ca^{2+}交换时，心肌细胞排出一个Ca^{2+}，摄入3个Na^+，出/入细胞正电荷之比为2∶3，形成内向电流）。

四、电紧张电位和局部电位

（一）刺激和兴奋

1. 兴奋性和兴奋含义

生理学家用两栖类动物做实验时，发现青蛙或蟾蜍的某些组织在离体的情况下，也能在一定的时间内维持和表现出某些生命现象。这些生命现象的表现之一是：当这些组织受到一些外加的刺激因素（如机械的、化学的、温热的或适当的电刺激）作用时，可以应答性出现一些特定的反应或暂时性的功能改变。这些活组织或细胞对外界刺激发生反应的能力，就是生理学最早对兴奋性（excitability）的定义。例如，把蟾蜍的腓肠肌和支配它的神经由体内剥离出来，制成神经—肌肉标本，这时如果在神经游离端一侧轻轻地触动神经，或通以适当的电流，那么在经过一个极短的潜伏期后，可以看到肌肉出现一次快速的缩短和舒张；如把刺激直接施加于肌肉，也会引起类似的收缩反应；而且只要刺激不造成组织的损伤，上述反应可以重复出现。这就是神经和肌肉组织具有兴奋性能证明。实际上，几乎所有活组织或细胞都具有某种程度的对外界刺激发生反应的能力，只是反应的灵敏度和反应的表现形式有所不同。在各种动物组织中，一般以神经和肌细胞，以及某些腺细胞表现出较高的兴奋性；这就是说它们只需接受较小的程度的刺激，就能表现出某种形式的反应，因此称为可兴奋细胞或可兴奋组织。不同组织或细胞受刺激而发生反应时，外部可见的反应形式有可能不同，如各种肌细胞表现机械收缩，腺细胞表现分泌活动等，但所有这些变化都是由刺激引起的，因此把这些反应称为兴奋（excitation）。人和高等动物的细胞和组织一样具有兴奋性，但在离体情况下要保持它们的兴奋性，需要严格的环境条件，因此在研究组织的兴奋性时，常用较低等动物的组织作为观察对象。

随着电生理技术的发展和资料的积累，兴奋性和兴奋的概念有了新的含义。大量事实表明，各种可兴奋细胞处于兴奋状态时，虽然可能有不同的外部表现，但它们都有一个共同的、最先出现的反应，这就是受刺激处的细胞膜两侧出现一个特殊形式的电变化（它由细胞本身所产生，不应与作为刺激使用的外加电刺激相混淆），这就是动作电位；而各种细胞所表现的其他外部反应，如机械收缩和分泌活动等，实际上都是由细胞膜的动作电位进一步触发和引起的。在神经细胞，特别是它的延续很长、起着信息传送作用的轴突（神经纤维），在受刺激而兴奋时并无肉眼可见的外部反应，其反应只是用灵敏的电测量仪器才能测出的动作电位。在多数可兴奋细胞（以神经和骨骼肌、心肌细胞为主），当动作电位在受刺激部位产生后，还可以沿着细胞膜向周围扩布，使整个细胞膜都产生一次类似的电变化。既然动作电位是大多数可兴奋细胞受刺激时共有的特征性表现，它不是细胞其他功能变化的伴随物，而是细胞表现其他功能的前提或触发因素，因此在近代生理学中，兴奋性被理解为细胞在受刺激时产生动作电位的能力，而"兴奋"一词就成为产生动作电位的过程或动作电位的同义语了。只有那些在受刺激时能出现动作电位的组织，才能称为可兴奋组织；只有组织产生了动作电位时，才能说组织产生了兴奋。这样的理解显然比原定义更严格些。

据此定义，可以对上述神经—肌标本的现象描述如下：当刺激作用于坐骨神经某一点时，由于神经纤维具有兴奋性而出现兴奋，即产生了动作电位，此动作电位（常称为神经冲动）沿着神经纤维传向它们所支配的骨骼肌纤维，通过神经—肌接头处的兴奋传递（即ACh参加的跨膜信号转换），再引起骨骼肌细胞兴奋而产生动作电位，以后是动作电位沿整个肌细胞膜传遍整个肌细胞，并触发了细胞内收缩蛋白质的相互作用，表现出肌肉一次快速地收缩和舒张。

2. 刺激引起兴奋的条件和阈刺激

具有兴奋性的组织和细胞，并不对任何程度的刺激都能表现兴奋或出现动作电位。刺激可以泛指细胞所处环境因素的任何改变，亦即各种能量形式的理化因素的改变，都可能对细胞构成刺激。但实验表明，刺激要引起组织细胞发生兴奋，必须在以下三个参数达到某一临界值：刺激的强度、刺激的持续时间，以及刺激强度对时间的变化率（即强度对时间的微分）。不仅如此，这三个参数对引起某一组织和细胞的兴奋并不是一个固定值，它们存在着相互影响的关系。在实验室中，常用各种形式的电刺激作为人工刺激，用来观察和分析神经或各种肌肉组织的兴奋性，度量兴奋性在不同情况下的改变。这是因为电刺激可以方便地由各种电仪器（如电脉冲和方波发生器等）获得，它们的强度、作用时间和强度—时间变化率可以容易地控制和改变；并且在一般情况下，能够引起组织兴奋的电刺激并不造成组织损伤，因而可以重复使用。为了说明刺激的各参数之间的相互关系，可以先将其中一个参数固定于某一数值，然后观察其余两个的相互影响。例如，当使用方波刺激时，由于不同大小和持续时间的方波上升支都以同样极快的增加速率达到某一预定的强度值，因而可以认为上述第三个参数是固定不变的，而每一方波电刺激能否引起兴奋，就只决定于它所达到的强度和持续的时间了。在神经和肌组织进行的实验表明，在强度—时间变化率保持不变的情况下，在一定的范围内，引起组织兴奋所需的最小刺激强度，与这一刺激所持续的时间呈反比的关系；这就是说，当刺激的强度较大时，它只需持续较短的时间就足以引进组织的兴奋，而当刺激的强度较弱时，这个刺激就必须持续较长的时间才能引起组织的兴奋。但这个关系只是当所用强度或时间在一定限度内改变时是如此。如果将所用的刺激强度减小到某一数值时，则这个刺激不论持续多么长也不会引起组织兴奋；与此相对应，如果刺激持续时间逐渐缩短时，最后也会达到一个临界值，即在刺激持续时间小于这个值的情况下，无论使用多么大的强度，也不能引起组织的兴奋。

上述情况给比较不同组织的兴奋性高低或测量同一组织在不同生理或病理情况下的兴奋性改变时造成了许多困难。如果不仔细思考，可以认为那些用较小的刺激强度就能兴奋的组织具有较高的兴奋性。据上述这个强度小的程度，还要决定这个刺激的持续时间和它的强度—时间变化率。因此，简单地用刺激强度这一个参数表示不同组织兴奋性的高低或同一组织兴奋性的波动，就必须使所用刺激的持续时间和强度—时间变化率固定某一（应是中等程度的）数值；这样，才能把引起组织兴奋，即产生动作电位所需的最小刺激强度，作为衡量组织兴奋性高低的指标；这个刺激强度称为阈强度或阈刺激，简称阈值（threshold）。强度小于阈值的刺激，称为阈下刺激；阈下刺激不能引起兴奋或动作电位，但并非对组织细胞不产生任何影响。

3. 组织兴奋及其恢复过程中兴奋性的变化

体内不同组织具有不同的兴奋性，而且同一组织在不同生理和病理情况下，环境中离子成分特别是钙离子、酸碱度、温度的改变，以及存在着特殊毒物或药物等情况，都可以引起兴奋性的改变。但一个普遍存在于各种可兴奋细胞的现象是，在细胞接受一次刺激而出现兴奋的当时和以后的一个短时间内，它们的兴奋性将经历一系列有次序的变化，然后才恢复正常。这一特性说明，在细胞或组织接受连续刺激时，有可能由于它们接受前一刺激而改变了对后来刺激的反应能力，因而是一个有重要功能意义的生理现象。

为了示证这一特性，可以让两个刺激连续作用于组织，这时让第一个刺激的强度相当于阈强度，以便使它能引起组织兴奋，并以此阈强度的值作为该组织兴奋性的"正常"对照值；对于第二个刺激，在实验中要能任意地选定它们和第一刺激的间隔，并且可以按需要改变它们的强度。这样，可以检查组织在因第一个刺激后的不同时间内，接受新刺激的能力是否发生了改变。实验证明，在组织接受前面一个刺激而兴奋后一个较短的时间内，无论再受到多么强大的刺激，都不能再产生兴奋，即在这一时期内出现的任何刺激均"无效"；这一段时期，称为绝对不应期。在绝对不应期之后，第二个刺激有可能引起新的兴奋，但使用的刺激强度必须大于该组织正常的阈强度；这个时期称为相对不应期。上述绝对和相对不应期的存在，反映出组织在一次兴奋后所经历的兴奋性改变的主要过程，即在绝对不应期内，由于阈强度成为无限大，故此时的兴奋性可认为下降到零；在相对不应期内，兴奋性逐渐恢复，但仍低于正常值，此时需使用超过对照阈强度的刺激强度，才能引起组织的兴奋；到相对不应期结束时，兴奋性才逐渐恢复到正常。用更精密的实验发现，在相对不应期内之后，组织还经历了一段兴奋性先是轻度增高，继而又低于正常的时期，分别称为超常期和低常期。以上各期的长短，在不同细胞可以有很大差异；一般绝对不应期较短，相当于或略短于前一刺激在该细胞引起的动作电位主要部分的持续时间，如它在神经纤维或骨骼肌只有 $0.5 \sim 2.0$ ms，在心肌细胞可达 $200 \sim 400$ ms；其他各期的长短变化较大，易受代谢和温度等因素的影响。在神经纤维，相对不应期约持续数毫秒，超常期和低常期可达 $30 \sim 50$ ms。

组织在每次兴奋后都要发生一系列兴奋性的改变，如果在这期间组织受到新的刺激，它的反应能力将异于"正常"。既然绝对不应期的持续时间相当于前次刺激所引起的动作电位主要部分的持续时间，那么在已有动作电位存在的时期就不可能产生新的兴奋或动作电位，亦即细胞即便受到连续的快速刺激，也不会出现两次动作电位在同一部位重合的现象。由于同样的理由，不论细胞受到频率多么高的连续刺激，它在这一细胞所能引起的兴奋或动作电位的次数，总不会超过某一个最大值。因为落于前一刺激所产生的绝对不应期内的后续刺激将"无效"，因此，这个最大值理论上不可能超过该细胞和组织的绝对不应期的倒数。例如，蛙的有髓神经纤维的绝对不应期或动作电位的持续时间约为 2 ms，那么此纤维每秒钟内所能产生的动作电位的次数不可能超过500。实际上神经纤维在体内自然情况下所能产生和传导的神经冲动的频率，远远低于它们理论上可能达到的最大值。

（二）电紧张电位

电流流过可兴奋细胞膜时，在细胞膜上扩布，沿细胞膜所引起的电位变化称为电紧张电位（electrotonic potential）。因为细胞膜具有电缆特性，有膜电阻和膜电容。给予一个方波刺激时，刺激电流通过膜电阻对膜电容充电，使膜电位逐渐增大，经历一段时间才能到达最大值；停止刺激时，膜电容又通过膜电阻放电，使膜电位的变化经历一段时间才能降到原来的水平。电紧张电位在向邻近部位传播时，随着时间的推移和距离的延长而迅速衰减消失。因此，电紧张电位扩布的距离很短，仅数毫米。

电紧张电位可能是除极电位，也可能是超极电位。当通过细胞外电极给予的刺激时，负极下面的细胞膜就会发生除极电紧张电位，而正极下面的细胞膜会发生超级电紧张电位。理论上，同样强度的刺激引起的除极电紧张电位与超极电紧张电位的幅度和时程应该是相同的，但只是在刺激强度较小（为阈刺激的一半以下）时是正确的。

（三）局部电位

当给予细胞膜一个较强的阈下刺激（大于阈刺激的一半）时，它所引起的除极电紧张电位往往大于同样刺激强度所引起的超级电紧张电位（图1-2-11）。这是因为细胞膜发生较大程度的除极时，使膜上的一部分电压门控钠通道激活开放，引起少量的Na^+内流。细胞膜的主动反应与膜的被动电紧张电位发生叠加。这种叠加后形成的电位变化称为局部电位（local potential）或局部兴奋（local excitation）。局部兴奋时，少量钠通道开放，Na^+内流所形成的膜除极很快被外流的K^+电流所抵消，因而不能进一步发展。但是钠通道的开放是电压依赖性的，膜的除极程度越大，钠通道开放的概率和Na^+内向电流就越大。

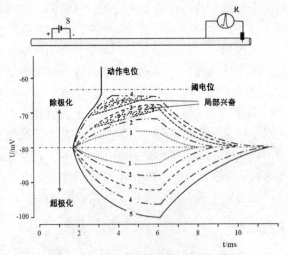

图1-2-11　阈电位和局部电位示意图

第三节　心肌细胞的生理特性

心肌组织具有兴奋性、自律性、传导性和收缩性四种生理特性。心肌的收缩性是指心肌能够在肌膜动作电位的触发下产生收缩反应的特性，它是以收缩蛋白质之间的生物化学和生物物理反应为基础的，是心肌的一种机械特性。兴奋性、自律性和传导性，则是以肌膜的生物电活动为基础的，故又称为电生理特性。心肌组织的这些生理特性共同决定着心脏的活动。

一、兴奋性

所有心肌细胞都具有兴奋性，即具有在受到刺激时产生兴奋的能力。衡量心肌的兴奋性，同样可以采用刺激的阈值作指标，阈值大表示兴奋性低，阈值小表示兴奋性高。

（一）决定和影响兴奋性的因素

从关于兴奋产生过程的叙述中可知，兴奋的产生包括静息电位去极化到阈电位水平和Na^+通道（以快反应型细胞为例）的激活这样两个环节。当这两方面的因素发生变化时，兴奋性将随之发生改变。

1. 静息电位水平

静息电位（在自律细胞，则为最大复极电位）绝对值增大时，距离阈电位的差距就加大，引起兴奋所需的刺激阈值增大，表现为兴奋性降低。反之，静息电位绝对值减少时，距阈电位的差距缩小，所需的刺激阈值减少，兴奋性增高。

2. 阈电位水平

阈电位水平上移，则和静息电位之间的差距增大，引起兴奋所需的刺激阈值增大，兴奋性降低。反之亦然。

静息电位水平和（或）阈电位水平的改变，都能够影响兴奋性，但在心脏，以静息电位水平改变为多见。

3. Na^+通道的性状

上述兴奋的产生时，都是以Na^+通道能够被激活作为前提。事实上，Na^+通道并不是始终处于这种可被激活的状态，它可表现为激活、失活和备用三种功能状态。而Na⁺通道处于其中哪一种状态，则取决于当时的膜电位和有关的时间进程。这就是说，Na⁺通道的活动是有电压依从性和时间依从性的。当膜电位处于正常静息电位水平−90 mV时，Na⁺通道处于备用状态。这种状态下，Na⁺通道具有双重特性，一方面，Na⁺通道是关闭的；另一方面，当膜电位由静息水平去极化到阈电位水平（膜内−70 mV）时，就可以被激活，Na⁺通道迅速开放，Na⁺因而得以快速跨膜内流。Na⁺通道激活后就立即迅速失活，此时通道关闭，Na⁺内流迅速终止。Na⁺通道的激活和失活，都是比较快速的过程；前者在1 ms内，后者约在几毫秒到10 ms内即可完成。处于失活状态的Na⁺通道不仅限制了Na⁺的跨膜扩散，并且不能被再次激活；只有在膜电位恢复到静息电位水平时，Na⁺通道才重新恢复到备用状态，即恢复再兴奋的能力，这个过程称为复活。由上可见，Na⁺通道是否处备用状态，是该心肌细胞当时是否具有兴奋性的前提；而正常静息膜电位水平又是决定Na⁺通道能否处于或能否复活到备用状态的关键。Na⁺通道的上述特殊性状，可以解释有关心肌细胞兴奋性的一些现象。例如，当膜电位由正常静息水平（−90 mV）去极化到阈电位水平（−70 mV）时，Na⁺通道被激活，出现动作电位；而如果静息状况下膜电位为−50 mV左右，即肌膜处于持续低极化状态时，就不能引起Na⁺通道激活，表现为兴奋性的丧失。至于Na⁺通道上述三种状态的实质和膜电位是如何影响Na⁺通道性状的问题，目前尚未彻底阐明。

（二）兴奋的周期性变化

一次兴奋过程中兴奋性的周期性变化心肌细胞每产生一次兴奋，其膜电位将发生一系列有规律的变化，膜通道由备用状态经历激活、失活和复活等过程，兴奋性也随之发生相应的周期性改变。兴奋性的这种周期性变化，影响着心肌细胞对重复刺激的反应能力，对心肌的收缩反应和兴奋的产生及传导过程具有重要作用。心室肌细胞一次兴奋过程中，其兴奋性的变化可分以下几个时期（图1-3-1）：

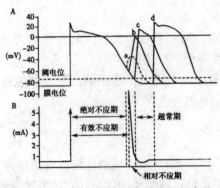

图1-3-1　心室肌细胞兴奋性变化示意图

1. 有效不应期（effective refractory period，ERP）

心肌细胞发生一次兴奋后，由动作电位的去极相开始到复极3期膜内电位达到约–55 mV这一段时期内，如果再受到第二个刺激，则不论刺激有多强，肌膜都不会进一步发生任何程度的去极化，这个时期称为绝对不应期（absolute refractory period，ARP）；膜内电位由–55 mV继续恢复到约–60 mV这一段时间内，如果给予的刺激有足够的强度，肌膜可发生局部的部分去极化，但并不能引起扩播性兴奋（动作电位）。心肌细胞兴奋后不能立即再产生第二次兴奋的特性，称为不应性，不应性表现为可逆的、短暂的兴奋性缺失或极度下降。心肌细胞一次兴奋过程中，由0期开始到3期膜内电位恢复到–60 mV这一段不能再产生动作电位的时期，称为有效不应期。其原因是这段时间内膜电位绝对值太低，Na^+通道完全失活（前一阶段），或刚刚开始复活（后一阶段），但还远远没有恢复到可以被激活的备用状态的缘故。

2. 相对不应期（relative reftactory period，RRP）

从有效不应期完毕（膜内电位约–60 mV）到复极化基本上完成（约–80 mV）的期间，为相对不应期。这一时期内，施加给心肌细胞以高于正常阈值的强刺激，可以引起扩播性兴奋。出现相对不应期的原因是：此期膜电位绝对值高于有效不应期末时的膜电位，但仍低于静息电位，这时Na^+通道已逐渐复活，但其开放能力尚未恢复正常；故心肌细胞的兴奋性虽比有效不应期时有所恢复，但仍然低于正常，引起兴奋所需的刺激阈值高于正常，而所产生的动作电位（称期前兴奋）0期的幅度和速度都比正常为小，兴奋的传导也比较慢。此外，此期处于前一个动作电位的3期，尚有K^+迅速外流的趋势，因此，在此期内新产生的动作电位，其时程较短（K^+外流可使平台期缩短），不应期也较短。

3. 超常期（supranormal period，SP）

心肌细胞继续复极，膜内电位由–80 mV恢复到–90 mV这一段时期内，由于膜电位已经基本恢复，但其绝对值尚低于静息电位，与阈电位水平的差距较小，用以引起该细胞发生兴奋所需的刺激阈值比正常要低，表明兴奋性高于正常，故称为超常期。另一方面，此时Na^+通道基本上恢复到可被激活的正常备用状态，但开放能力仍然没有恢复正常，产生的动力电位的0期去极的幅度和速度，兴奋传导的速度都仍然低于正常。最后，复极完毕，膜电位恢复正常静息水平，兴奋性也恢复正常。

在相对不应期和超常期，钠通道尚未完全复活，膜内负电位水平小于静息电位水平，因此，若此时接受一次刺激，所产生的动作电位0期去极化幅度和速率均比正常动作电位小，动作电位的时程也较短，兴奋的传导速度也较慢。

（三）兴奋过程中，兴奋性周期性变化与收缩活动的关系

细胞在发生一次兴奋过程中，兴奋性发生周期性变化，是所有神经和肌组织共同的特性；但心肌细胞的有效不应期特别长，一直延续到机械反应的舒张期开始之后。因此，只有到舒张早期之后，兴奋性变化进入相对不应期，才有可能在受到强刺激作用时产生兴奋和收缩。从收缩开始到舒张早期之间，心肌细胞不会产生第二个兴奋和收缩。这个特点使得心肌不会像骨骼肌那样产生完全强直收缩而始终作收缩和舒张相交替的活动，从而使心脏有血液回心充盈的时期，这样才可能实现其泵血功能。

以下实验可以说明心肌组织的这一特点（图1-3-2）。正常情况下，窦房结产生的每一次兴奋传播到心房肌或心室肌的时间，都是在它们前一次兴奋的不应期终结之后，因此，整个心脏能够按照窦房结的节律而兴奋。但在某些情况下，如果心室在有效不应期之后受到人工的或窦房结之外的病理性异常刺激，则可产生一次期前兴奋，引起期前收缩或额外收缩。期前兴奋也有它自己的有效不应期，这样，当紧接在期前兴奋之后的一次窦房结兴奋传到心室肌时，常常正好落在期前兴奋的有效不应期内，因而不能引起心室兴奋和收缩，形成一次"脱失"，必须等到再下一次窦房结的兴奋传到心室时才能引起心室收缩。这样，在一次期前收缩之后往往出现一段较长的心室舒张期，称为代偿性间歇（compensatory pause）。随之，才恢复窦性节律。

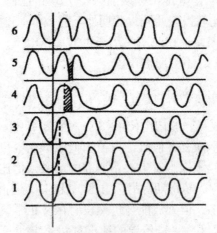

图1-3-2　期前收缩和代偿间歇

虚线表示给予刺激时间

曲线1-3：刺激落在有效不应期，不引起反应

曲线4-6：刺激落在相对不应期，引起期前收缩和代偿间歇

二、自动节律性

组织、细胞能够在没有外来刺激的条件下，自动地发生节律性兴奋的特性，称为自动节律性（autorhythmicity），简称自律性。具有自动节律性的组织或细胞，称自律组织或自律细胞。组织、细胞单位时间（每分钟）内能够自动发生兴奋的次数，即自动兴奋的频率，是衡量自动节律性高低的指标。

（一）心脏起搏点

心肌的自动节律性和各自律级组织的相互关系很早以前就有人观察到，在适宜条件下，两栖类和哺乳类动物的离体心脏，在未受到任何刺激的情况下，可以长时间地、自动地、有节奏地进行兴奋和收缩。但是，只有到了近代，根据细胞内微电极技术记录的跨膜电位是否具有4期自动去极化这一特征，才确切地证明，并不是所有心肌细胞，而只是心脏特殊传导组织内某些自律细胞才具有自动节律性。特殊传导系统各个部位（结区除外）的自律性有等级差别；其中窦房结细胞自律性最高，自动兴奋频率约为每分钟100次，末梢浦肯野纤维网自律性最低（约每分钟25次），而房室交界（约每分钟50次）和房室束支的自律性依次介于两者之间。

由一个起搏点主宰整个心脏的整体活动具有极其重要的生理意义。那么，各部分自律组织的活动怎么能统一起来而不至于"各自为政"呢？实验中很容易观察到，心脏始终是依照当时情况下自律性最高的部位所发出的兴奋来进行活动的。这就是说，各部分的活动统一在自律性最高部位的主导作用之下。正常情况下，窦房结的自律性最高，它自动产生的兴奋向外扩布，依次激动心房肌、房室交界、房室束、心室内传导组织和心室肌，引起整个心脏兴奋和收缩。可见，窦房结是主导整个心脏兴奋和跳动的正常部位，故称为正常起搏点（normal pacemaker）。其他部位自律组织并不表现出它们自身的自动节律性，只是起着兴奋传导作用，故称为潜在起搏点（latent pacemaker）。在某种异常情况下，窦房结以外的自律组织（例如，它们的自律性增高，或者窦房结的兴奋因传导阻滞而不能控制某些自律组织）也可能自动发生兴奋，而心房或心室则依从当时情况下节律性最高部位的兴奋而跳动，这些异常的起搏部位则称为异位起搏点（ectopic pacemaker）。

窦房结对潜在起搏点的控制，通过两种方式实现：

1. 抢先占领（capture）

窦房结的自律性高于其他潜在起搏点，因此，在潜在起搏点4期自动去极尚未达到阈电位水平之前，它们已经受到窦房结发出并依次传布而来的兴奋的激动作用而产生了动作电位，其自身的自动兴奋就不可能出现（图1-3-3）；

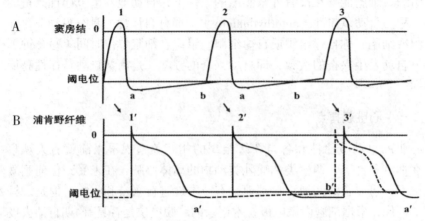

图1-3-3　窦性心律：窦房结的自律性占优势而控制心率

A：1、2、3为窦房结纤维发出刺激的自动动作电位，其4相自动除极坡度大，a-b时间短，较快地上升到达阈电位b，激起0相除极而自动的发出有效激动，称为有效起搏点。
B：虚线为浦肯野纤维的自动动作电位，其4相自动除极坡度低，达到阈电位的时间长（a'-b'时间长），在自动激动的积聚过程中已被窦房结下传的激动所引起的动作电位1'，2'，3'所冲销，因而不能自动地发出有效激动，称为无效起搏点。

　　2. 超速压抑或超速驱动压抑（overdrive suppression）

　　窦房结对于潜在起搏点，还可产生一种直接的抑制作用。例如，当窦房结对心室潜在起搏点的控制突然中断后，首先会出现一段时间的心室停搏，然后心室才能按其自身潜在起搏点的节律发生兴奋和搏动。出现这个现象的原因是：在自律性很高的窦房结的兴奋驱动下，潜在起搏点"被动"兴奋的频率远远超过它们本身的自动兴奋频率。潜在起搏长时间的"超速"兴奋的结果，出现了抑制效应；一旦窦房结的驱动中断，心室潜在起搏点需要一定的时间才能从被压抑状态中恢复过来，出现它本身的自动兴奋。另外还可以看到，超速压抑的程度与两个起搏点自动兴奋频率的差别呈平行关系，频率差别愈大，抑制效应愈强，驱动中断后，停搏的时间也愈长。因此，当窦房结兴奋停止或传导受阻后，首先由房室交界代替窦房结作为起搏点，而不是由心室传导组织首先代替；因为窦房结和房室交界的自动兴奋频率差距较小，超速压抑的程度较小。超速压抑产生的机制比较复杂，目前尚未完全弄清；但这一事实提示我们，在人工起搏的情况下，如因故需要暂时中断起搏器时，在中断之前其驱动频率应该逐步减慢，以避免发生心搏暂停。

（二）决定和影响自律性的因素

自律细胞的自动兴奋，是4期膜自动去极化使膜电位从最大复极电位达到阈电位水平而引起的。因此，自律性的高低，既受最大复极电位与阈电位的差距的影响，也取决于4期膜自动去极的速度（图1-3-4）。

1. 最大复极电位与阈电位之间的差距

最大复极电位绝对值减少和（或）阈电位下移，均使两者之间的差距减少，自动去极化达到阈电位水平所需时间缩短，自律性增高；反之亦然。例如，迷走神经系统兴奋时可使窦房结自律细胞K$^+$通道开放率增高，故其复极3期内K$^+$外流增加，最大复极电位绝对值增大，自律性降低，心率减慢。

2. 4期自动除极速度

4期自动除极速度与膜电位从最大复极电位水平达到阈电位水平所需时间密切相关；若除极速度增快，达阈电位水平所需时间缩短，单位时间内发生兴奋的次数增多，自律性增高。4期自动除极速度取决于净内向电流增长的速度，即取决于膜内净正电荷增长速度。例如，儿茶酚胺可以增强I$_f$，因而加速浦肯野细胞4期除极速度，提高其自律性。

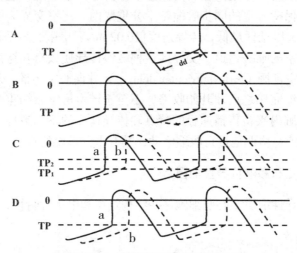

图1-3-4 影响自律性的电生理因素

A：典型的窦房结动作电位伴自发4期除极（dd）

B：当最大复极电位降低时频率变慢

C：阈电位升高（从TP1到TP2）时频率变慢

D：4期自动除极速度降低时频率变慢（从a到b）

三、传导性

心肌在功能上是一种合胞体，心肌细胞膜的任何部位产生的兴奋不但可以沿整个细胞膜传播，并且可以通过闰盘传递到另一个心肌细胞，从而引起整块心肌的兴奋和收缩。动作电位沿细胞膜传播的速度可作为衡量传导性的指标。

（一）心脏内兴奋传播的途径和特点

正常情况下窦房结发出的兴奋通过心房肌传播到整个右心房和左心房，尤其是沿着心房肌组成的"优势传导通路"（preferential pathway）迅速传到房室交界区，经房室束和左、右束支传到浦肯野纤维网，引起心室肌兴奋，再直接通过心室肌将兴奋由内膜侧向外膜侧心室肌扩布，引起整个心室兴奋。由于各种心肌细胞的传导性高低不等，兴奋在心脏各个部分传播的速度是不相同的。在心房，一般心房肌的传导速度较慢（约为0.4 m/s），而"优势传导通路"的传导速度较快，窦房结的兴奋可以沿着这些通路很快传播到房室交界区。在心室，心室肌的传导速度约为1 m/s，而心室内传导组织的传导性却高得多，末梢浦肯野纤维传导速度可达4 m/s，而且它呈网状分布于心室壁，这样，由房室交界传入心室的兴奋就沿着高速传导的浦肯野纤维网迅速而广泛地向左右两侧心室壁传导。很明显，这种多方位的快速传导对于保持心室的同步收缩是十分重要的。房室交界区细胞的传导性很低，其中又以结区最低，传导速度仅0.02 m/s。房室交界是正常时兴奋由心房进入心室的唯一通道，交界区这种缓慢传导使兴奋在这里延搁一段时间，称房—室延搁（atrioventricular delay），才向心室传播，从而可以使心室在心房收缩完毕之后才开始收缩，不至于产生房室收缩重叠的现象。可以看出，心脏内兴奋传播途径的特点和传导速度的不一致性，对于心脏各部分有次序地、协调地进行收缩活动，具有十分重要的意义。

（二）决定和影响传导性的因素

心肌的传导性取决于心肌细胞某些结构特点和电生理特性，如：

1. 结构因素

细胞直径与细胞内电阻呈反比关系，直径小的细胞内电阻大，产生的局部电流小于粗大的细胞，兴奋传导速度也较后者缓慢。心房肌、心室肌和浦肯野细胞的直径大于窦房结和房室交界细胞，其中，末梢浦肯野细胞的直径最大（在某些动物，直径可达70 μm），兴奋传导速度最快；窦房结细胞直径很小（约5~10 μm），传导速度很慢；而结区细胞直径更小，传导速度也最慢。在机体生命过程中，心肌细胞直径不会突然发生明显的变化，因此，它只是决定传导性的一个比较固定的因素，对于各种生理或某些病理情况下心肌传导性的变化，不起重要作用。

2. 生理因素

心肌细胞的电生理特性是决定和影响心肌传导性的主要因素。与其他可兴奋细胞相同，心肌细胞兴奋的传播也是通过形成局部电流而实现的。因此，可以从局部电流的形成和邻近未兴奋部位膜的兴奋性这两方面来分析影响传导性的因素，这两方面因素是密切相关联的。

（1）动作电位0期除极的速度和幅度

局部电流是兴奋部位膜0期去极所引起的，0期去极的速度愈快，局部电流的形成也就愈快，很快就促使邻近未兴奋部位膜去极达到阈电位水平，故兴奋传导愈快。另一方面，0期去极幅度愈大，兴奋和未兴奋部位之间的电位差愈大，形成的局部电流愈强，兴奋传导也愈快。问题是，为什么局部电流的强度能影响传导速度？可能是强的局部电流扩布的距离大，可以使距兴奋部位更远的下游部位受到局部电流的刺激而兴奋，故兴奋的传导较快。除了细胞直径这个因素之外，浦肯野纤维等快反应细胞0期去极速度和幅度明显高于窦房结等慢反应细胞，是前者传导性比后者高的主要原因。

已知，各种心肌细胞0期去极速度和幅度的差别，主要由膜上（0期）离子通道的固有性质决定。那么，同一心肌细胞（以快反应细胞为例）0期去极速度和幅度又受什么因素的影响？在叙述兴奋性时已经指出，快Na^+通道的性状，即激活、失活和复活状态是决定兴奋性正常、缺失和低下的主要因素；也就是说，对兴奋性而言，Na^+通道的性状决定着通道能否被激活开放（兴奋性的有无）以及激活的难易程度（兴奋性的高低）。Na^+通道的性状还决定着膜去极达阈电位水平后通道开放的速度和数量，从而决定膜0期去极的速度和幅度。Na^+通道开放速度和数量这种性状，称为Na^+通道的效率或可利用率（通道开放数量称开放概率）。实验证明，Na^+通道的效率也是电压依从性的，它依从于受刺激前的膜静息电位值。定量地分析Na^+通道的效率（用0期去极的最大速率反映Na^+通道开放的速度）与静息膜电位值的函数关系的曲线为膜反应曲线。膜反应曲线呈S形。正常静息电位值（–90 mV）情况下，膜受刺激去极达阈电位水平后，Na^+通道快速开放，0期去极最大速度可达500 V/s。如膜静息电位值（绝对值）降低，去极最大速度下降；若膜静息电位值（绝对值）进一步降低到膜内为–60 ～ –55 mV

时，去极速度几乎为0，即Na⁺通道已失活而不能开放。上述这种现象称为Na⁺通道效率的电压依从性下降。需要引起注意的是，在静息膜电位值（绝对值）很低（膜内-60～-55 mV）状况下，如果膜受到刺激，并不是根本不产生电位变化，而是产生一种0期去极速度和幅度都很小的动作电位。这是因为，在这种情况下快Na⁺通道已经失活，而慢Ca²⁺通道未受影响，因此，原来的快反应细胞此时出现了由Ca²⁺内流所致的慢反应电位的缘故；兴奋传导速度也就明显减慢。不过，这已经是膜0期去极的离子通道发生了更换，不再属于Na⁺通道效率的量变范畴。

除了静息膜电位之外，Na⁺通道开放的速度还受心肌细胞本身生理性质的影响。例如，苯妥英钠可使膜反应曲线左上移位，奎尼丁使之右下移位。这表明，在这些药物作用下，Na⁺通道开放效率仍然是电压依从性的，但是，同一静息膜电位水平的0期去极最大速度的数值并不相同，前者高于正常，后者低于正常（图1-3-5）。

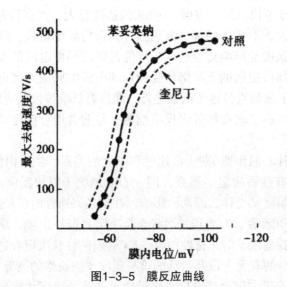

图1-3-5 膜反应曲线

膜反应曲线只描述了静息膜电位值对Na⁺通道开放速度即0期去极速度的影响，实际上，由Na⁺通道开放数量所决定的0期去极幅度也同样依从于静息膜电位值。正常静息膜电位情况下，Na⁺通道不但开放速度快，而且开放数量也多，动作电位0期去极的速度快，幅度也高；若静息膜电位值（绝对值）低下，则产生升支缓慢、幅度低的动作电位。

（2）邻近未兴奋部位膜的兴奋性

兴奋的传导是细胞膜依次兴奋的过程，因此，膜的兴奋性必然影响兴奋的传导。前已述：静息膜电位（或最大复极电位）与阈电位的差距及邻近未兴奋部位膜上决定0期去极的离子通道的性状，是决定兴奋性从而也是影响传导性的主要因素。当差距扩大时，兴奋性降低（所需刺激阈值增高），同时，膜去极达阈电位水平所需时间延长，传导速度因此减慢。如在邻近部位形成额外刺激产生期前兴奋的情况，由兴奋部位形成的局部电流刺激就将在期前兴奋复极完成之前到达邻近部位，如落在期前兴奋的有效不应期内，则不能引起兴奋，导致传导阻滞；如落在期前兴奋的相对不应期或超常期内，可引起升支缓慢、幅度小的动作电位，兴奋传导因之减慢。可见，不应期的存在，是可能导致兴奋传导障碍的重要因素。

四、收缩性

和骨骼肌一样，心肌细胞也有粗、细肌丝的规则排列，因而也呈现横纹。但心肌纤维较短且有分支，细胞之间可通过缝隙连接发生电耦联，缝隙连接位于心肌所特有的闰盘处。心肌细胞的收缩也由动作电位触发，也通过兴奋—收缩耦联使肌丝滑行而引起。

（一）心肌收缩特性

1. 同步收缩

在骨骼肌，一个细胞产生的兴奋不能传播到其他肌细胞，多个骨骼肌细胞的同步收缩是由支配该骨骼肌的运动神经纤维同时发放神经冲动而引起的。在心肌，由于细胞之间存在缝隙连接，兴奋可在细胞间迅速传播，因此，心肌可看作是功能上的合胞体。在解剖上，心房与心室之间存在纤维环和结缔组织将两者分隔开，因此心脏实际上是两个合胞体所组成，左、右心房是一个合胞体，左、右心室也是一个合胞体。唯一连接心房与心室的结构是房室交界传导纤维。心肌一旦兴奋后，可使整个心房的所有心肌细胞，整个心室的所有心肌细胞先后发生同步收缩。只有当心肌同步收缩时，心肌才能有效地完成其泵血功能。心肌的同步收缩也称"全或无"式收缩。

2. 不发生强制收缩

心肌细胞在发生一次兴奋后，其兴奋性的有效不应期特别长，相当于整个收缩期和舒张前期。在有效不应期内，无论多么强大的刺激都不会使心肌细胞再次兴奋而产生收缩。因此，在正常情况下，心脏正常射血与充盈的交替，维持心脏正常的泵血功能具有重要意义。

3. 对细胞外钙离子的依赖性

心肌细胞的质膜含有骨骼肌相似的T管，但其肌质网不如骨骼肌发达，Ca^{2+}储备量较少，在T管与肌质网之间形成二联管而非三联管。因此，心肌细胞的兴奋—收缩耦联过程高度依赖于细胞外Ca^{2+}。经L型Ca^{2+}通道主要触发肌质网释放Ca^{2+}的作用，在心肌细胞，由肌质网释放的Ca^{2+}占80%～90%，经L型钙离子通道内流的Ca^{2+}占10%～20%。细胞外Ca^{2+}浓度在一定范围内增加，可增强心肌收缩力；反之，细胞外Ca^{2+}浓度降低，则心脏收缩力减弱。当细胞外Ca^{2+}浓度很低甚至无Ca^{2+}时，虽然心肌细胞仍然产生动作电位，却不能引起收缩，这一现象称为兴奋—收缩脱耦联。

（二）影响心肌收缩的因素

凡是能影响搏出量的因素，如前负荷、后负荷和心肌收缩能力，以及细胞外Ca^{2+}浓度等都能影响心肌收缩。

第四节　心电图

在正常人体，由窦房结发出的兴奋按照一定的途径和时程依次传向心房和心室，引起整个心脏的兴奋。心脏各部分在兴奋过程中出现的生物电活动，可通过心脏周围的导电组织和体液传到体表。如果将测量电极置于体表的一定部位，即可引导出心脏兴奋过程中所发生的电变化，这种电变化经一定处理后可记录到特殊的记录纸上称为心电图（electrocardiogram，ECG）。心电图可反映整个心脏兴奋的产生、传导和兴奋恢复过程中的生物电变化，而与心脏的机械收缩活动无直接关系。心脏周围的组织和体液都能导电，因此可将人体看成为一个具有长、宽、厚三度空间的容积导体。心脏好比电源，无数心肌细胞动作电位变化的总和可以传导并反映到体表。在体表很多点间存在着电位差，也有很多点彼此之间无电位差是等电的。

心脏电活动按力学原理可归结为一系列的瞬间心电综合向量。在每一心动周期中，作空间环形运动的轨迹构成立体心电向量环。应用阴极射线示波器在屏幕上具体看到的额面、横面和侧面心电图向量环，则是立体向量环在相应平面上的投影。心电图上所记录的电位变化是一系列瞬间心电综合向量在不同导联轴上的反映，也就是平面向量环在有关导联轴上的再投影。投影所得电位的大小决定于瞬间心电综合向量本身的大小及其与导联轴的夹角关系。投影的方向和导联轴方向一致时得正电位，相反时为负电位。用一定速度移行的记录纸对这些投影加以连续描记，得到的就是心电图的波形。心电图波形在基线（等电位线）上下的升降，同向量环运行的方向有关。和导联轴方向一致时，在心电图上投影得上升支，相反时得下降支。向量环上零点的投影即心电图上的等电位线，该线的延长线将向量环分成两个部分，它们分别投影为正波和负波。因此，心电图与心向量图有非常密切的关系。心电图的长处是可以从不同平面的不同角度，利用比较简单的波形、线段对复杂的立体心电向量环，就其投影加以定量和进行时程上的分析。而心电向量图学理论上的发展又进一步丰富了心电图学的内容并使之更易理解。

根据动作电位的形态和电生理特点，心肌细胞可分为两大类：快反应细胞与慢反应细胞。在静息状态下细胞膜外任何两点间电位都相等，没有电位差，当心肌细胞受到刺激开始除极时，膜外带负电荷邻接的未除极部分仍带正电荷，前者称为电穴，后者称为电源，合称电偶。电穴与电源间形成电位差，产生电流，电流不断地由电源流向电穴，随后电源部分也开始除极而变成它前方尚未除极部分的电穴；这个程序如此扩展，直至整个细胞及心脏完全除极。除极过程可看成一组电偶沿着细胞膜不断向前移动，其电源（+）在前，电穴（−）在后，除极完毕后，整个细胞呈极化状态逆转，膜内带正电荷，膜外带负电荷，继之复极化。复极过程首先从除极的部分开始，先复极部分膜外获得阳离子，这使该处的电位高于前面尚未复极的部分，于是形成一组电穴在前，电源在后的电偶，这组电偶不断前进，直至整个心肌细胞复极完毕。

人体的体液中含有电解质，具有导电性能，因此人体也是一种容积导体，这样在人体内及体表均有电流自心电偶的正极流入负极，形成一个心电场。可通过心电偶中心的垂直于电偶轴的零电位面把心电场分为正、负电位区。心电场在人体表面分布的电位就是体表电位。心电图机将此体表电位的电信号放大及按心脏激动的时间顺序记录下来，即为心电图。探查电极面对除极电偶的正极则录出正波，面对负极录出负波。电极越靠近心电偶轴，则电位的绝对值越高，波形越大。每一次心脏搏动场包括收缩和舒张，称为一个心动周期，相应的心电活动包括除极和复极，成为一个心电周期。

心电向量与心电图正常心脏激动发源于右心房上部，上腔静脉入口处的窦房结，激动通过传导系统依次传递至心房、心室各部，使之除极和复极。心脏是一个立体脑器，其各部位的电激动的传导有方向性，且其量的大小不同，这称为向量。在同一瞬间，心肌内有许多驶向各个方向的电偶，向量综合法用平行四边形的对角线代表一个瞬间的综合心电向量，在一个心电周期中，瞬间综合心电向量在不断变动，这样形成一个向量环：心房除极和心室除极分别拼成P向量环及QRS向量环；心室复极构成T向量环。这种立体的向量图（VCG）称为空间心电向量，其在额面、矢状面及水平面的投影，构成平面心电向量图，临床应用较少。平面心电向量图在各心电图导联轴上的投影便构成心电图，后者在临床广为应用。

一、正常心电图各波和间期的形态

心电图记录纸上有由横线和纵线画出的长和宽均为1 mm的小方格。通常心电图机的灵敏度和走纸速度分别设置为1 mV/cm和25 mm/s，故纵向每一小格相当于0.1 mV，横向每一小格相当于0.04 s。将测量心电图的电极置于体表不同部位，或改变记录电极的连接方式（即导联系统），就能记录到不同的心电图波形（图1-4-1）。但用不同导联记录到的心电图都包含几个基本波形，即心脏每次兴奋过程中都会相继出现一个P波，一个QRS波群和一个T波，有时在T波后还可以出现一个小的U波。心电图有多种导联，临床上检查心电图时，一般需要记录12个导联，包括 I 、 II 、 III 三个标准导联，aVR、aVL、aVF三个加压单极肢体导联和V_{1-6}六个单极胸导联。

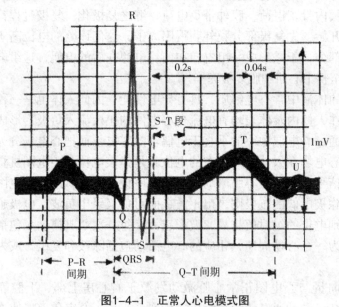

图1-4-1　正常人心电模式图

（1）P波

为左右心房的除极波，起点表示右心房开始除极，终点代表两个心房除极完毕。P波前半部代表右心房除极，后半部代表左心房除极。

（2）Ta（Tp）波

代表心房肌复极过程中的电位变化，也称心房复极波。

（3）QRS波群

这是反映左、右心室（包括室间隔）除极的电位变化。其中第1个向下的波为Q波，继Q波之后的一个向上的高波为R波，继R波之后的向下的波为S波。QRS波群是广义代表心室肌的除极波，并不一定每个QRS波群都有Q、R、S三个波。QRS波许可有多种形态，通常依据各波的方向、大小，分别用大、小写的英文字母表示之（图1-4-2）。

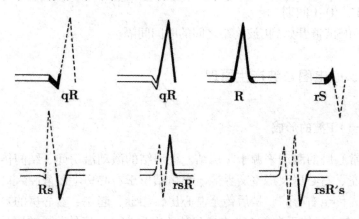

图1-4-2 QRS波群的命名

（4）T波

反应心室肌复极过程中的电位变化，也称心室复极波，是继ST段之后的一个较低而复的波。

（5）U波

这是T波的一个小矮波，反映乳头肌的复极电位。

（6）P-R间期

指P波起点到QRS波群起点之间的间期，它代表从心房肌开始除极到心室肌开始除极的时间。

（7）P-R段

这是P波后的一段平线，代表激动在房室交界区、房室束及部分束支内传导。其中含有心房复极波（Ta）波的成分，因电力微弱反映不明显，故心电图呈一平线。

（8）QRS间期

为自R（Q）波开始至S波终了的时间间期。代表两侧心室肌（包括室间隔肌）的电激动过程（时间）。

（9）ST段

这是QRS波群的终点到T波开始前的一段平线。代表左、右心室全部除极完毕到复极开始以前的一段时间。

（10）J点（结合点）

QRS波降完毕与ST段开始的一点。代表心室肌已除极完毕。

（11）Q–T间期

自QRS波群开始到T波终结的间期。它代表在一个心动周期中，心室肌除极和复极的全部过程，故又称电收缩时间。

（12）Q–U间期

自QRS波群开始到U波终结之间的时间间隔。

二、心电图各波产生原理

（一）P波的形成

正常心脏的激动来源于窦房结。窦房结的激动沿房间、结间传导束分别传至左、右心房及房室交界区。窦房结位于右心房上腔静腔入口处，故激动首先传至右心房，稍后传至左心房，相继引起左、右心房的除极而产生P波。右心房位于右前方，左心房位于左后方，心房的除极顺序是：从右心房上部开始，继而是辐射快向右心房下部及左心房扩展。因此，心房除极时所产生的电力（可看作一对较强的电偶）先是指向前下方，稍偏右或偏左，随后转向左后方，当两侧心房除极结束，除极电力便随之消失。

综上所述，心房的除极电力，随着时间的推移，其方向和大小在一个空间内不停地变化着。根据立体心电向量的研究，P环开始自上向右下，然后转向左，最终回到零点。心电图各导联中的P波，实际上是空间P心电向量经过两次投影而形成，空间P心电向量环先是在三个相互垂直的平面（即额面、水平面、右侧面）上投影，形成三个互不相同的平面P心电向量环。其中额面P心电向量环投影在心电图各肢体导联的导联轴上，水平面P心电向量环投影在各胸导联的导联轴上，形成相应的P波。由此不难理解：心电图各导联中的P波的形态、方向和大小，取决于各导联轴与平面P心电向量环的方向与角度，如方向指心电导联轴正侧且与导联轴平行，P波为正向，且波幅较高；如垂直于导联轴，则P波波幅极小或者无P波出现；如方向指向导联轴负侧，则为负向P波。

（二）Ta（TP）波的形成

Ta（TP）波是心房复极波。心房复极的顺序是：先除极的心房肌先复极，后除极的心房肌后复极。复极时产生的一系列电偶为：电穴在前，电源在后，与除极时相反。因此，在同一导联上的Ta波，其方向与P波相反。Ta波振幅很小，又常常重叠在P－R段或QRS波群之中，故一般不易辨认。在心动过速时，偶可落在ST段而致其移位。

（三）QRS波群的形成

激动自心房传至房室交界区后，其传导速度骤然减慢，然后通过房室束，左、右束支，迅速下传至心室。由于左束支在室间隔左侧中部较早分出细小的分支，故心室除极顺序先从左侧室间隔开始，然后迅速向右上、下方扩展，此时产生的除极电力指向右前方，偏上或偏下。与此同时，沿右束支下传的激动使右侧室间隔及心室部也开始除极。以后激动通过左、右束支及其分支以及遍布于心内膜下的浦肯野纤维，迅速引起两侧心室除极，且又几乎同时自心内膜指向心外膜。两侧心室除极时，由于左心室产生的电力较右室大，故此时其综合的除极电力指向左前方。右心室壁较左心室壁薄，因此当右心室除极终了时，左室壁仍在继续除极，且又缺少右心室除极电力的对抗，故其综合电力更偏左，且较前更大。左心室后底部及室间隔底部是心室壁中最后除极的部分，其除极电力明显减少，且指向后上方。根据心电向量的观念，心室除极的电活动也可用空间主体向量环来研究，但比P环更为复杂，QRS环先向左前下，然后向左下，最后向左后上回至零点。心电图各导联中的QRS波群，实际上是空间QRS心电向量环经过两次投影而形成，首先QRS心电向量环在三个相互垂直的平面（即额面、水平面、右侧面）上投影，形成三个互相不相同的平面QRS心电向量环。其中额面QRS心电向量环投影在心电图各肢体导联的导联轴上，水平面QRS心电向量环投影在各胸导联的导联轴上，形成相应的波形。心电图各导联中QRS波群的形态、方向、电压取决于各导联轴与平面QRS心电向量环的方向与角度。如其方向指向导联轴的正侧，且与导联轴倾于平行，则为正向波，且电压较高，反之则相反。

在过去几十年中，作为心电图理论基础心单极观点曾认为：各单极导联中QRS波群的形成，主要是各导联探查电极所"面向"的心室肌的电位影像记录。故有的学者将单极导联所记录的QRS波群分为五种基本图形（图1-4-3）：右心室图形；左心室图形；右心腔图形；左心图形；心室后部图形。然而单极导联具有"单极性"的观点，其理论是错误的，在临床心电图工作中也不能圆满解释心电图的各种变异，甚至造成分析判断上的错误。因此，对心电图各波图形形成的原理，应彻底纠正单极观点的片面解释，而应采用更加符合电活动实际情况的"心电向量"观念来解释。

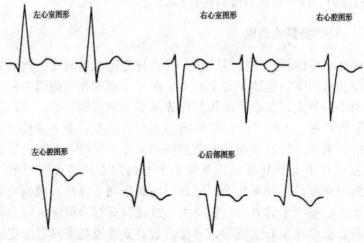

图1-4-3　心室的五中基本图形

（四）室壁激动时间

VAT系在胸导联上QRS综合波的开始到R波顶点经过的时间。一般认为它反映的是在导联探查电极下激动自心内膜传至心外膜下的时间，因此称为室壁激动时间，又称之为"内部曲折"或"本位曲折"时间。但探查电极毕竟不是直接放在心肌上，故又称"类内部曲折"或"类本位曲折"时间。从心电向量的观点看，心电图各波的形成是向量环在各导联上的二次投影，图1-4-4为水平向量环在各胸导联上的投影。如在V1导联上的除极瞬间向量到达V1探查电极下的a点，但向量环投射到V1的最大向量在b点。因此，VAT V1为0～b的经过时间，而不是激动到达探查电极下0～a的时间。同样，V5导联上瞬间向量到达V5探查电极下时应在c点，但向量环投影到V5导联的最大向量在d点，因此VAT V5为0～d的时间，并不是反应激动到达探查电极下0～c的时间。因此，VAT并不一定反映探查电极下的导联心室壁激动时间。但根据临床实践经验证明，VAT V1<0.03 s，VAT V5<0.05 s，仍可作为心室肥大的参考指标。

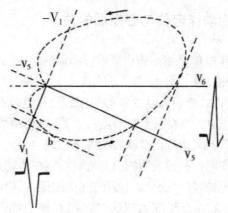

图1-4-4 横面上QRS向量环在V1、V5导联上的投影

（五）T波的形成

　　T波为心室的复极波，相当于心室动作电位曲线中的"3"时相。心室肌的复极过程与除极过程不同，它不是一个快速的电激动过程，与心脏传导系统无密切联系，而是心室肌细胞内外大量的带电荷的离子进行转移的过程，这种带电荷的离子转移使心肌产生电位改变。心肌在激动过程中产生的电力在一个空间里变化着，因此复极和除极一样，也可用一个空间心电向量环——T环来表示，这个T环经过"两次投影"，便形成了心电图上的T波。除极是在瞬间的极剧烈的电位变化，而复极是相对缓慢的逐步从0 mV达到-90 mV，故T波相对圆钝。

　　在单个心肌细胞电活动中，首先开始除极的部位，最先复极，这样必然产生一个与QRS波群相反的T波。然而心室肌的复极与单个心室肌细胞的复极进展极不相同。心室肌复极与传导系统无关，而与心肌的温度差及心肌所承受的压力差等因素有密切关系，故晚除极的心外膜下心肌先复极，然后按顺序向心内膜进行。复极过程产生一系列电偶，即电穴在前，电源在后，电偶的方向由心内膜指向心外膜，这便与心室肌除极时电偶方向相同，在心电图上表现为在QRS波群及以该波为主的导联上，T波是直立的。由于右室壁很薄，在复极过程中产生的电动力很小，以及室间隔两侧的复极电动力相互抵消，因此T波主要由左室壁复极产生的电动力所形成。

（六）U波的形成

　　U波是T波后的一个矮小波。关于U波的发生机制，有人认为它代表心肌激动的激后电位；亦有人认为它表示浦肯野纤维的动作电位，最近有人提出它可能系乳头肌的复极电位。

三、心肌细胞动作电位与心电图的关系

心肌细胞的动作电位是用细胞内微电极测得的单个心肌细胞激动时，细胞膜内外电位的时相变化，分为"0"时相、"1"时相、"2"时相、"3"时相和"4"时相。以往曾有人认为：心肌细胞动作电位曲线的"0"时相相当于心电图的R波；"1"时相相当于J点；"2"时相相当于ST段；"3"时相相当于T波；"4"时相相当于T波后的等电位线。上述看法是不确切的，因为心肌细胞的动作电位曲线表明的只是心肌细胞在激动过程中。

细胞膜内外电位的时相变化，说明了心肌细胞生物电流发生的原理，而体表心电图则是无数心肌细胞依次兴奋时在体表测得的电位变化。因此，QRS—T各波段并不等于心室肌细胞动作电位的"0"—"3"时相。心室肌除极时，首先室间隔除极，占时5~10 ms，继之心尖和左、右室游离壁除极，占时20~30 ms，至心室除极60 ms时，左室后底部仍有一部分心肌正在除极过程中。整个QRS波群占时约60~80 ms，而动作电位的"0"时相仅占时约1~2 ms，"1"时相仅占时10 ms，QRS波群时间比"0"~"1"时相长得多。因此，心肌动作电位与体表心电图的关系仅指两者在电位变化上有一定的内在联系（图1-4-5）。

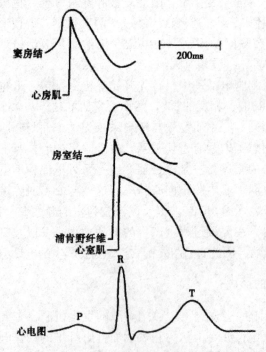

图1-4-5　各部位心肌细胞动作电位与体表心电图的时程关系

第五节　心肌细胞膜的离子通道

细胞膜上具有各种各样的离子通道，这些离子通道对细胞内外进行物质及能量的交换具有十分重要的意义。同时，离子通道对生物体正常生理功能的维持具有基础性作用。研究表明，某些神经系统和心血管疾病就是由于细胞膜上离子通道功能紊乱造成的，对离子通道的研究可以帮助科学家找出具体病因，并研制相应的药物。

一、钠离子通道

（一）钠离子通道分类

离子通道主要分为电压门控离子通道（voltage gated channels）、配体门控离子通道（ligand gated channels）和机械门控离子通道（mechanogeted channels）三大类，其主要是根据门控机制的不同来进行的划分。钠离子通道主要分为电压门控钠离子通道（voltage-gated sodium channels，VGSCs）、酸质子门控钠离子通道（acid sensitive ion channels，ASICs）和浓度门控钠离子通道（concentration-gated sodium channels，Nac）三大类，其主要是根据钠离子通道被激活方式的不同来进行的划分。在去极化电压诱导条件下，电压门控钠离子通道可以被激活；在细胞外周围环境pH改变的情况下，酸质子门控钠离子通道被激活；在细胞外钠离子浓度改变的情况下，浓度门控钠离子通道可以被激活。从药理学的角度，根据对河豚毒素（tetrodotoxin，TTX）敏感性的不同，VGSCs通常可分为河豚毒素敏感型（TTX-sensitive，TTX-S）和河豚毒素不敏感型（TTX-resistant，TTX-R）两大类。两者相比，TTX-S在生物体内的分布范围远比TTX-R广泛，几乎所有的可兴奋性细胞膜上都存在，而TTX-R通常选择性地分布于初级伤害性感受神经元。DRG大直径神经元主要表达TTX-S型，DRG小直径神经元既可表达TTX-R型，又能表达TTX-S型。已知的Nav1.1、Nav1.2、Nav1.3、Nav1.4、Nav1.6和Nav1.7均属于TTX-S型；Nav1.5、Nav1.8和Nav1.9属于TTX-R型。TTX-R通道蛋白的反义寡核苷酸（antisense ODN）处理可对抗炎症或神经损伤引起的痛觉过敏或超敏，因此，TTX-R钠离子通道有望成为特异性镇痛药物的药理作用靶点。

（二）钠离子通道结构

钠离子通道约由2000个氨基酸残基组成，是细胞表面一类跨膜糖蛋白。钠离子通道通常由一个α亚基和多个β亚基构成，其中α亚基是其基本功能性亚单位。跨膜部分构成四个高度相似的结构域（Domain Ⅰ - Domain Ⅳ），并通过共轭键围成一个中心孔道，N末端和C末端位于细胞膜内。每个结构域又含有6个α螺旋跨膜片段（S1～S6），每个跨膜片段含有19～27个氨基酸残基。S4片段的氨基酸序列高度保守，为通道的电压感受器。S5与S6之间的氨基酸残基暴露于细胞膜外，是外源性调节因子与钠离子通道蛋白结合的理想靶点（如TTX、Conotoxin等）。研究表明，在以非洲爪蟾卵母细胞为表达体系的细胞上，α亚基可单独表达并具有钠离子通道活性，而β亚基只有与α亚基通过各种方式结合的表达，才具有钠离子通道活性。β亚基对α亚基具有辅助功能，且调控通道的动力学性质及电压门控性。

（三）钠离子通道门控动力学

不同种钠离子通道构象的共同特征是：多个α螺旋跨膜排列组成通道，每个通道由离子选择性滤器、活化闸门和失活闸门3个富含极性氨基酸残基侧链的控制部分组成。当膜电位发生改变时，极性基团的运动促使通道局部构象发生改变，从而导致通道的开放、关闭或失活，产生门控电流。通常情况下，钠离子通道处于备用状态、激活状态和失活状态三种功能状态之一。细胞在静息状态下时，钠离子通道关闭，通道处于备用状态，此时通道对刺激可以发生反应而迅速开放；细胞受到刺激时，钠离子通道开放，通道处于激活状态，此时钠离子可以通过通道进行扩散；钠离子通道活化时间常数小于1 ms，开放1～2 ms后即进入失活状态，此时钠离子通道无任何活性；失活状态约持续数毫秒后，钠离子通道进入备用状态。钠离子通道所在的功能状态，决定着其是否具有发生动作电位的活性。

（四）钠离子通道主要功能

钠离子通道分布范围非常广泛，各种钠离子通道的功能也很相似，其主要功能有：（1）对于各种可兴奋细胞如神经元、心肌细胞、骨骼细胞和内分泌细胞等，调控去极化的钠离子通道与调控复极化和维持静息电位的钾离子通道共同决定着细胞的兴奋状态。（2）钠离子通道与钾离子、钙离子、氯离子通道和某些非选择性阳离子通道共同参与突触传递，对神经冲动的传导具有重要作用。（3）根据环境渗透压的高低，与氯离子、有机溶剂、水分通过进出细胞调节细胞体积大小，从而维持细胞正常体积。研究表明，钠离子通道在痛觉的产生及调控中发挥着重要作用。很多电生理电压钳及膜片钳的实验表明，镇痛的药理作用机制之一是通过抑制神经元钠离子通道，来达到阻断兴奋传导的作用。多肽类生物毒素（如芋螺毒素）为离子通道的研究提供了丰富的资源，每种芋螺的毒液中含有50~200种多肽分子，为新型钠离子通道蛋白阻断因子的筛选提供了一个理想的资源库。

（五）钠离子通道病

离子通道病是由于编码离子通道的基因发生突变或者表达异常，或内环境中出现对通道具有致病性物质时，离子通道的结构或者功能发生不同程度的异常，从而导致机体生理性功能紊乱，所引起的先天或后天性疾病，主要累及的系统或器官有心脏、肾脏、神经和肌肉等。影响离子通道功能的病理因素主要有自身免疫、毒素和遗传因素等。毒素可以选择性地影响不同的离子通道，如蝎毒素可封闭电压门控性钠离子通道。钠离子通道病主要分为神经系统钠离子通道病、心肌钠离子通道病和骨骼肌钠离子通道病。

（1）存在于神经系统轴突上的钠离子通道的基因发生改变，可以导致感觉和运动神经功能障碍，常见的疾病有癫痫、脑溢血、神经性疼痛和外周神经性疾病等；

（2）心肌钠离子通道基因的突变可以导致相关心脏疾病，如原发性心室纤颤、进行性心肌传导缺陷、第三类长QT间隔症3型和Brugada综合征等；

（3）骨骼肌钠离子通道α亚基基因的改变，可以诱发先天性肌强直病、高血钾性周期性麻痹和非典型肌强直病等骨骼肌钠离子通道病。

（六）心血管系统钠离子通道药物

钠离子通道阻滞药和钠离子通道激活药是治疗心血管系统钠离子通道病的两大类药物。其中，用于治疗心律失常的钠离子通道阻滞药有乙酰卡尼、奎尼丁、吡丙胺、普鲁卡因胺、恩卡尼、芬卡尼、普罗帕酮、氟卡尼等。天然钠离子通道激活药有藜芦定和乌头碱等，常见的合成钠离子通道激活药有DPl201-106、BDFgl48和BDF9198等。

二、钾离子通道

（一）延迟整流钾通道

延迟整流K^+通道是复极3期主要外向离子流，根据激活与失活的动力学和它们对阻滞剂敏感性的不同，将其分为3类，即快速激活延迟整流钾电流（the rapidly activating component of the delayed rectifier K^+ current，I_{Kr}）、缓慢激活延迟整流钾电流（the slowly activating component of the delayed rectifier K^+ current，I_{Ks}）和超速延迟整流钾电流（the ultrarapid component of the delayed rectifier K^+ current，I_{Kur}）。I_{Kr}、I_{Ks}对调节心肌细胞动作电位2期平台期的终止及3期复极化具有重要意义。I_{Kr}、I_{Ks}通道异常或数目上调、下调均可导致心律失常的发生，故I_{Kr}、I_{Ks}通道是心律失常发生及抗心律失常药物作用的重要靶点。

1. I_{Kr}

I_{Kr}在-30 mV时激活，然后迅速失活，在正电位时，由于快速的电压依赖性C型失活，产生强大的内向整流。内向整流的形成是因为在正电位时通道失活比通道激活迅速，并且限制了通道处于开放状态的时间。在复极化时，I_{Kr}通道复活比失活迅速，在电位差从0 mV到负值的过程中，产生强大的外向电流，推动了3期复极化。因此，I_{Kr}与心肌细胞动作电位时程和有效不应期密切相关。I_{Kr}被证实存在于人类的心房和心室肌细胞、兔的窦房结和房室交界及浦肯野细胞。研究发现，在兔的窦房结，I_{Kr}通道在起搏点活动和I_{Kr}阻滞剂降低舒张期去极化速度中起作用。兔I_{Kr}通道密度心房比心室高，然而，人类Ether-a-go-go相关基因（HERG）在心室高表达。HERG和MiRP1基因分别编码I_{Kr}通道的α亚基和β亚基。I_{Kr}通道可能由4个α亚基形成嵌合体组装而成。α亚基由1159个氨基酸组成，具有6个跨膜片段，S5、S6间可形成选择性滤过的孔道。β亚基有123个氨基酸，只有一个跨膜单位，不能单独构成功能性通道。当MiRP1与HERG共表达时，MiRP1可以使HERG激活曲线移向正方向，加速失活，降低单个通道的电导，调节环磷酸腺苷对I_{Kr}通道的直接刺激。HERG的S4-S5连接和S6的C-末端是通道激活门的关键部位，这些部位的点突变对通道的激活和失活及电压依赖性有显著影响。HERG的N末端参与缓慢失活过程，该部分突变可以加速HERG通道的失活，减少通过HERG通道的外向电流，进而导致2型长QT间期综合征。MiRP1基因突变可导致6型QT间期延长综合征。I_{Kr}通道是Ⅲ型抗心律失常药物甲磺酸酯基作用的靶点。这些药物可以减少通道开放的次数在传导速度没有明显改变时，I_{Kr}阻滞剂延长心房和心室肌动作电位时程（QT间期延长）和有效不应期。

2. I_{Ks}

I_{Ks}在正电位到-30 mV以线性电流—电压关系缓慢激活，在+20 mV达到最大值的一半。因此，I_{Ks}在动作电位持续期引起心房肌和心室肌的复极化是动作电位时程缩短引起心率改变的决定因素。心率增加时，I_{Ks}通道没有时间去激活，导致开放通道的增加和快速的复极化。而缓慢去激活的I_{Ks}导致窦房结细胞缓慢舒张期去极化外向电流的减少。I_{Ks}通道由4个α亚单位和2个β亚单位组成，KCNQ1和KCNE1分别编码I_{Ks}通道的α亚基和β亚基，KCNQ1编码含有676个氨基酸的蛋白质-KVLQT1蛋白，即IKs的α亚单位，由6个螺旋跨膜片段（S1～S6）、1个孔区及细胞内外的氨基（N-）和羧基（C-）末端组成，孔区域是一个嵌插环，镶嵌于S5和S6之间，该区域的氨基酸序列在Kv通道中是高度保守的。S区域包含数目众多的正电荷氨基酸作为电压传感蛋白在电压依赖性激活动力学中起作用。KCNE1编码含有129个氨基酸的蛋白质-minK蛋白，即I_{Ks}通道β亚单位，存在单独跨膜区域，N末端在胞外，C末端在胞内。I_{Ks}为慢激活整流钾电流，I_{Ks}激活非常缓慢，其激活时间大于3 s，在保持除极时无明显失活，KCNE1调节I_{Ks}阻滞剂和激动剂的效果。胞外低钾和低钙可以增加I_{Ks}。通过环磷酸腺苷的蛋白激酶A刺激，磷酸二酯酶抑制剂和β-肾上腺素能激动剂增加I_{Ks}的密度，产生频率依赖性缩短APD。KCNQ1/KCNE1通道形成大分子信号复合物，该复合物通过结合靶蛋白yotiao到KCNQ1的C-末端亮氨酸拉链基序被调节。yotiao是一种支架蛋白，它结合和招募蛋白激酶A和蛋白磷酸酶1到通道的微观区域，经由N-末端一个残基的磷酸化调节通道。

3. I_{Kur}

心房肌细胞在平台期K^+电流迅速激活（$t<10$ ms）表现为外向整流和动作电位时程中的缓慢失活。I_{Kur}主要存在于人类的心房肌，因此是人心房复极化的主要延迟整流电流。I_{Kur}在人类心房中主要由Kv1.5（KCNA5）和Kvβ1.2（KCNAB1、KCNAB2）组成，Kv1.5编码I_{Kur}通道的α亚单位，是参与心肌细胞复极化和生物电稳定的重要通道，是天然心肌电流I_{Kur}的分子基础，Kv1.5亚单位和Kvβ1.2亚单位的共同表达构成和人心房的I_{Kur}。Kv1.5蛋白主要存在于人类心房和心室的闰盘。Kv1.5通道的激活和去激活迅速，其激活甚至比I_{Kr}还迅速，但是它的失活是缓慢和不完全的。I_{Kur}在强去极化中表现为外向整流和非常缓慢的失活。大鼠心室肌Kv1.5的过度表达可以导致心律失常。体外Kv1.5电流的电生理学研究只是涉及人类心房组织。

膜的去极化和胞外钾离子浓度升高，抑制Kv1.5。异丙肾上腺素增加人类心房肌I_{Kur}，这种效果可以通过腺苷酸环化酶直接模拟，被蛋白激酶A抑制肽抑制。在普奈罗尔存在的情况下，苯肾上腺素抑制I_{Kur}，该效果可以蛋白激酶C抑制剂bisindolylmaleimide抑制。这些结果提示，β肾上腺素刺激I_{Kur}增加，α肾上腺素能刺激抑制I_{Kur}。这些活动分别是通过蛋白激酶A和蛋白激酶C调节的。

（二）内向整流钾通道

心脏中的I_{K1}主要分布在心房肌和心室肌，主要功能是维持细胞膜静息电位，同时也是复极3期的主要电流。Kir通道由两次跨膜亚单位的四聚物组成，在正电位时可被胞内Mg^{2+}和多胺阻断。Kir 2.1通道产生I_{K1}，在心室复极化中起作用。

KCNJ2基因编码Kir 2.1亚单位，共同组成四聚体通道。在人类心房肌细胞记录到几个IK1通道的电导分别是9、21、35、41ps。同样，在人类心脏发现不同基因家族编码。在豚鼠心肌Kir 2.1过度表达增加I_{K1}密度，缩短APD，静息膜电位超极化；I_{K1}基因抑制可产生相反的效应。在靠近C-末端和M2区域控制Kir2.1与其他Kir亚单位相互作用。整流性I_{K1}可由于胞内Mg^{2+}、Ca^{2+}和多胺（精胺、精脒和腐胺）作用于内部通道孔隙产生电压依赖性阻滞。Mg^{2+}在低KD（10.5 μmol/L+30 mV）时阻滞单个I_{K1}通道，因此在生理浓度下，胞内Mg^{2+}阻滞的迅速内向整流表现为瞬时过程。多胺诱导的内向整流依赖于两个负电荷残基D172和E224，分别定位于M2区域和C-末端区域。Ba^{2+}是I_{K1}的有效阻滞剂（IC_{50}=20 μmol/L），I_{K1}阻滞剂延长心房、房室结和心室的APD，对各种试验性折返性室性心动过速产生拮抗作用。心率加快增加胞内K^+到几个mmol/L和I_{K1}密度，在这种情况下可导致APD缩短，抵消I_{Kr}阻滞延长APD的能力。

异丙肾上腺素和福斯高林抑制人类心室肌I_{K1}，表明I_{K1}可以被蛋白激酶A调节的磷酸化通道抑制，此外，异丙肾上腺素的作用可被普奈罗尔和乙酰胆碱抑制。在人类心房肌，甲氧明抑制I_{K1}，该作用可被特殊的蛋白激酶C抑制剂H-9抑制，说明α_1-肾上腺素刺激通过蛋白激酶C依赖途径降低I_{K1}。

（三）瞬时外向钾通道

I_{to}是参与心脏动作电位复极化的主要膜电流，通道开放表现为瞬时净外向电流，随之关闭，形成动作电位的1期，对动作电位时程和形态有较大影响。I_{to}在心房组织、浦肯野纤维、心外膜和中层细胞膜的密度比心内膜高4~6倍。在人类心内膜细胞I_{to}比心外膜和中层细胞慢，并且恢复缓慢。在犬齿类右心房附属物，I_{to}密度比界嵴、梳状肌和AV环区细胞密度低。在犬齿类右心室中层细胞I_{to}密度比左心室高，这是心电图上J波形成的原因。

Kv1.4和Kv4是构成I_{to}通道孔洞的亚单位。I_{to}有2种不同的成分，一种为快速瞬时外向钾电流，另一种为慢速瞬时外向钾电流。Kv4钾通道是由6个跨膜肽段及其间的连接肽段组成，6个跨膜片段（S1~S6）构成电压依赖性K^+通道的主体部分，N末端和C末端在细胞内分别与S1和S相连。S4是电压感受器，由19个氨基酸组成，感受电压变化和通道激活。S5～S6之间的P环是通道最狭窄的区域，是钾通道孔道形成和药物及化学物质结合的部位。

许多激素和（或）旁分泌系统参与调节I_{to}表达和电流幅度的大小。蛋白激酶A和蛋白激酶C通过磷酸化改变通道的动力学特性和（或）细胞表面激活通道的表达调节I_{to}。蛋白激酶C增加I_{to}的失活，延缓失活I_{to}的复活。α肾上腺素能激动剂phenyleprine和甲氧明降低大鼠心室肌I_{to}，而β肾上腺素能激动剂对I_{to}没有作用。苯肾上腺素和碳酰胆碱分别在$\alpha 1$受体M1受体共表达时抑制Kv4.3电流，并且这种也可被白屈菜红碱阻断，提示可能是通过蛋白激酶C激活调节的。

（四）K_{ATP}通道

心肌K_{ATP}被胞内生理学水平的ATP抑制，将细胞代谢与膜电位耦联。内向整流机制包含了胞内Mg^{2+}和Na^+对开放通道的阻止。K_{ATP}由完全不同的两类亚单位组成，即内向整流钾通道Kir和ABC蛋白组成的复合体。Kir通道有Kir1～6共6个亚家族，心肌细胞为Kir6.2，ABC蛋白之一的磺酰尿受体SUR为KATP通道的调节体，它也有许多亚型，即SUR、SUR2A和SUR2B等，心肌细胞为SUR2A。拓扑研究表明，KATP通道是由Kir和SUR按照1∶1组成的四聚体。

心肌K_{ATP}通道可分为肌纤维膜K_{ATP}（sarcolemmal KATP，sarcK_{ATP}）通道和线粒体K_{ATP}（mitochondrial KATP，mitoK_{ATP}）通道。激活心肌sarcK_{ATP}通道能显著影响心肌电兴奋性，其通过加速三期复极来缩短心肌动作电位时程，阻滞Ca^{2+}通过L型钙通道进入细胞，防止钙超载。在生理状况下，ATP水平升高时，sarcK_{ATP}通道关闭；在局部缺血时，细胞内ATP下降，二磷酸腺苷上升，sarcK_{ATP}通道开放增多。研究发现sarcK_{ATP}通道表达的数量能调节心肌代谢应激的阻力，sarcK_{ATP}通道数量上升可能会提高细胞对低氧耐受力，相反抑制sarcK_{ATP}通道数量上升可能阻断缺血预适应。

K_{ATP}通道能被米诺地尔、克罗卡林、吡那地尔等多种复合物激活。sarcK_{ATP}通道开放能改变Na^+-K^+ATP酶活性，缩短心肌动作电位时程，储备高能磷酸。

（五）乙酰胆碱激活K通道

乙酰胆碱激活K^+通道存在于窦房结的起搏细胞和心房肌细胞，调节心率。心房IKAch的密度大约是心室的6倍，IKAch主要由两个Kir3.1和两个Kir3.4亚基组成的四聚体构成。乙酰胆碱与M2受体结合，PTX-敏感性G蛋白的G$\beta\gamma$亚单位通过与胞质的N-和C-末端直接相互作用激活KAch通道。

IKAch激活引起膜电位的超极化，降低窦房结和房室结起搏细胞的自发性，延缓房室结的传导性。胞内ATP、PIP2和ETA内皮素、μ阿片肽、α2-肾上腺素能和A1腺苷受体拮抗剂激活IKAch；胞内酸中毒和一些抗心律失常的药物抑制IKAch。异脉定、普鲁卡因胺和吡西卡尼主要阻止M受体，而氟卡尼和普罗帕酮是作为开放通道的阻滞剂。迷走神经刺激引起IKAch激活的不均一的心房动作电位时程缩短和不应性，可能导致永久性房颤。慢性房颤降低IKAch密度可能导致房颤诱导的心房不应性的不均一性缩短。

三、钙离子通道

迄今为止，已证实心肌细胞膜上存在两种钙通道及相应的钙电流：L型和T型钙通道与钙电流，而这两种钙电流的电生理特性明显不同。心脏的窦房结、房室结和浦肯野细胞存在T型钙电流，这对维持心脏的自律性有重要作用。但正常心房肌和心室肌细胞却无T型钙电流，只在某些病理情况时出现，如心肌肥大、心力衰竭和心肌梗死。此外，血管平滑肌细胞也存在T型钙电流，具有维持冠状动脉和周围血管壁张力、调节血管壁细胞的增生与重构等作用。现简述T型钙通道，L型钙通道将在后面章节详述。

T型钙电流也称低电压激活性钙电流，其在低细胞膜电位的情况下激活与失活（阈值约-60 mV），而且持续时间短暂，存在3个基因编码，Cav3.1（a1G）、Cav3.2（a1H）和Cav3.3（a1I）（图1-5-1）。T型钙电流可在几种病理生理情况时起作用，例如高血压、慢波睡眠及心律失常发生时。

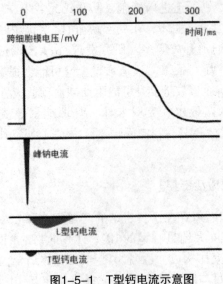

图1-5-1 T型钙电流示意图

（一）T型钙电流与心律失常

T型钙电流与自律性细胞动作电位的上升肢相关，因而可能参与心房颤动时的致心律失常作用。T型钙通道阻滞剂咪拉地尔在预防犬房性心动过速产生的电生理重构及心房颤动的连缀现象有着明显作用，但L型钙通道阻滞剂地尔硫䓬却无这些作用。除此，在病理情况下，心肌肥厚、心内膜下增殖及血管壁肥厚时可重新出现T型钙电流，并有致室性心律失常的作用。

（二）T型钙电流与心肌重构

最新研究表明，T型钙电流与细胞增殖相关，发生机制可能是T型钙电流进入细胞后参与调节细胞生长与增殖过程。首先，在高血压和心室肥厚的动物模型发现有T型钙电流。另有证据表明，在成年期肥厚的心室肌出现的T型钙电流与细胞生长和增殖调节过程相符。另外，心力衰竭时心肌细胞的T型钙电流增加，而用T型钙通道阻滞剂能抑制心肌重构。

（三）T型钙电流与血管疾病

研究显示：冠脉血管、肾血管和脑血管的血管平滑肌细胞均存在T型钙电流，其特异性阻滞剂能使冠状动脉和周围动脉扩张，降低动脉压及增加心肌血供。除此，T型钙通道阻滞剂具有明显的抗增殖作用，能阻止大鼠血管损伤后的新生内膜形成，抑制自发性高血压大鼠的主动脉内膜下的增殖。

四、氯离子通道

氯离子是机体内最丰富的阴离子，氯通道广泛存在于机体的细胞膜和细胞器膜，氯通道在细胞多种活动和调节过程如细胞增殖、凋亡、细胞兴奋性调节、pH调节、容量调节和免疫应答中均发挥一定作用。根据通道开启机制将其分为6类：①电压依赖性氯通道；②囊性纤维性跨膜转导体（cystic fibrosis transmembrane conductance regulator，CFTR）；③容量调节性氯通道；④钙激活的氯通道；⑤p64基因家族；⑥配体激活的氯通道。这些氯通道广泛存在于生物体各组织中，但是在心脏中，目前发现主要为前4种通道表达。

（一）CFTR的分子生物学特征与生理特性

CFTR为一种磷酸化依赖性氯通道，广泛存在于各种上皮细胞的顶端膜，如呼吸道、肠道。在心肌中也已经发现上皮CFTR的一种剪接变体，其在外显子5以外的部分，心肌CFTR与上皮CFTR有95%核苷酸序列相同。

CFTR由1480个氨基酸组成，有2个结构域，每个结构域由6个跨膜螺旋和1个核苷酸结合位点（nucleotide binding domain，NBD）组成，2个结构域由1个调节区连接。调节区上包含众多蛋白激酶A（protein kinase A，PKA）和蛋白激酶C（protein kinase C，PKC）磷酸化位点。CFTR为电压非依赖性通道，在细胞内氯离子浓度低于细胞外时，其产生的电流为外向整流性，当氯离子浓度对称时，电流的I-V曲线呈线性。单通道电导为6~10 pS，离子渗透序列为$Br^->Cl^->I^->F^-$。

在心肌细胞，全细胞水平记录到的由环磷酸腺苷-PKA所激活的氯电流（Cl^- currents regulated by cAMP-PKA，$I_{Cl.PKA}$），由PKC所激活的氯电流（Cl^- currents regulated by PKC，$I_{Cl.PKC}$）；由嘌呤能受体（细胞外三磷酸腺苷）激活的氯电流（Cl^- currents regulated by purinergic receptors，$I_{Cl.ATP}$）有相关分子生物学的研究支持其皆为CFTR编码。

（二）容量调节性氯通道的分子生物学特征和生理特性

容量调节性氯通道在哺乳动物细胞中普遍存在，在维持细胞容积动态平衡中发挥重要作用。按其电流特性给予的命名较多，有容量激活的氯通道（volume-activated chloride channel，$I_{Cl.vol}$）、肿胀激活氯通道、容量调节阴离子通道，以及容量敏感度有机渗透性阴离子通道等。

心脏$I_{Cl.vol}$在豚鼠、兔、犬及人的心室、心房肌细胞中都有表达。低渗条件下引起的细胞膨胀可激活该通道，电流为非时间依赖性，外向整流，其在氯离子浓度对称时的外向整流是与CFTR及$I_{Cl.Ca}$相区别的特征之一。在阴离子渗透序列也存在差别，为$I^-≥NO_3^->Br^->Cl^->Asp^-$。$I_{Cl.vol}$的分子结构一直未阐明，并存在争议。目前发现的候选蛋白包括：P-糖蛋白、pI_{Cln}、phospholemman，以及ClC-3。对于P-糖蛋白、pI_{Cln}、phospholemman，都有一些实验显示其可能为$I_{Cl.vol}$的通道蛋白，但同时有大量的实验结果可以推翻其假说，目前多认为这3种蛋白可能与可以对$I_{Cl.vol}$起调控作用的因子相关联。

（三）钙激活的氯通道的分子生物学特征和生理特性

在多种类型的细胞如上皮细胞、神经元、心肌、平滑肌、骨骼肌，以及血细胞都发现有该通道的存在。家兔、犬、羊，以及人的心肌上都探测到$I_{Cl.Ca}$，但在豚鼠的心肌上未发现此电流。

钙激活的氯通道电流（Calcium-activated chloride currents，$I_{Cl.Ca}$）为外向整流，去极化时间依赖性，I-V曲线呈钟形。但随着$[Ca^{2+}]i$的增加，这种特性减弱，并表现为非时间依赖性和线性I–V曲线。通道的离子渗透序列为$I^- \geq NO_3^- > Br^- > Cl^- > F^-$。单通道电导有组织差异性，在心脏为1~3 pS。钙激活的氯通道的分子结构尚未阐明。相关的研究已经鉴定了多个种属的钙激活氯通道分子克隆，但是对于心脏的$I_{Cl.Ca}$基因仍不确定。

细胞内钙离子浓度升高引起钙通道的激活导致肌浆网Ca^{2+}的释放，激活$I_{Cl.Ca}$，单独的钙通道的激活不能引发$I_{Cl.Ca}$。阻断钙离子内流或抑制肌浆网Ca^{2+}释放可以减弱该氯电流。钙激活的氯通道还可以表现为配体门控通道，其表现出的时间依赖性反映了细胞内Ca^{2+}的变化。刺激β–肾上腺素受体可以增强$I_{Cl.Ca}$以及对毒蕈碱受体的刺激可减弱$I_{Cl.Ca}$，且Na^+—Ca^{2+}交换也在调节中起作用。在一些细胞还发现钙调蛋白依赖的蛋白激酶（CaMK II）介导的磷酸化引起$I_{Cl.Ca}$的失活。

尼氟灭酸、SITS、DIDS、9-蒽羧酸、5-硝基-2-3苯酚丙胺苯甲酸盐等都是钙激活氯通道的阻断剂，但是都缺乏高特异性。心肌细胞的$I_{Cl.Ca}$可以被KATP通道抑制剂格列本脲所阻断。

（四）电压依赖性氯通道的分子生物学特征和生理特性

电压依赖性氯通道又称ClC家族氯通道（ClC gene family of chloride channels），目前发现9种编码电压依赖性氯通道基因，为ClC-0、ClC-1、ClC-2、ClC-K、ClC-3、ClC-4、ClC-5、ClC-6、ClC-7。通过X线衍射法已经确定了细菌的ClC家族氯通道的三维晶体结构，其基本结构含有两个亚单位，分别构成两个相同的水相孔道。每一个亚单位由18个α螺旋构成，呈反向平行的两部分。这些螺旋大部分并不是垂直于细胞膜，而是倾斜的，因此，其大多数并不是跨膜螺旋。晶体结构分析还证实ClC家族氯通道具有"双筒枪"特征，具有两个相互独立的门控孔道。其孔道具有"快、慢"两种闸门。ClC家族氯通道为电压依赖性开启，区别于其他氯通道的另一个特性为，离子渗透序列$Cl^- > Br^- > I^-$。目前发现，ClC-4在心脏中有表达，但对其研究仍较少。有研究报道，其电流为类似ClC-5的外向整流，去极化电压下激活，细胞外pH呈酸性时可抑制此通道。

（五）心脏氯通道的生理作用及临床病理联系

正常生理情况下，心肌细胞的氯平衡电位在-65 ~ -45mV。这种电位可以在正常心动周期中对膜电位产生负性或正性作用。膜电位绝对值大于氯平衡电位时，I_{Cl}激活产生内向电流使静息膜电位去极化，在动作电位平台期，I_{Cl}激活产生外向电流加速复极化。由于跨膜Cl^-的非对称梯度，$I_{Cl.CFTR}$的激活会产生外向整流电流，这种电流可以缩短动作电位时程

（action potential duration，APD），以及调节自律性。但是在囊性纤维化患者的心脏，对于因CFTR表达缺失而应出现的临床征象还不清楚。有报道，刺激正常患者的心肌β3肾上腺素受体可缩短APD，在囊性纤维化病患者心肌却没有这种情况。但这种差异是否由CFTR改变引起还有待进一步证明。

$I_{Cl.vol}$的激活同样产生外向整流电流可以缩短APD，促进折返性心律失常的发展。$I_{Cl.vol}$的激活产生的这种电变化可能为心肌缺血再灌注中心律失常发生、发展的重要因素。然而，在心力衰竭的情况下，由于K^+电流复极产生的下调作用使APD延长，APD的延长能够促成早期后除极，引发局灶的触发性快速心律失常。$I_{Cl.vol}$的持续激活可以限制APD的延长，并且APD的缩短在房性快速性心律失常和心房颤动中也发挥重要作用。

由于主要受瞬间$[Ca^{2+}]i$影响，具有外向整流特性的$I_{Cl.Ca}$对心肌动作电位和静息膜电位的影响与$I_{Cl.CFTR}$和$I_{Cl.vol}$存在差异。在动作电位快速除极时，激活钙通道，从而引起肌浆网钙引发的钙离子释放，激活$I_{Cl.Ca}$，形成外向复极化电流，参与心房和心室动作电位1相复极化。在细胞$[Ca^{2+}]i$超载的情况下，自发的Ca^{2+}细胞内释放，这种释放存在于动作电位4相，形成的$I_{Cl.Ca}$为内向除极电流，导致延迟后除极引起心律失常。氯通道的另一作用就是保持细胞容积的稳态。$I_{Cl.vol}$在心肌细胞调节性容量下降中起重要作用，$I_{Cl.PKC}$也被发现有此作用。

使用9-蒽羧酸等氯通道阻断剂以及氯离子置换可以表现对缺血再灌注心肌的保护作用。在肥大和充血性心力衰竭的心肌中发现有$I_{Cl.vol}$的持续性激活，可能与通道的调定点和振幅的改变有关。这些都提示氯通道在缺血再灌注，心肌肥大和充血性心力衰竭中具有重要作用，但是其具体作用及调节机制有待进一步阐明。另外，细胞凋亡的凋亡性容量下降也与$I_{Cl.vol}$的激活有关。

第二章　心肌细胞钙信号传递及调节

钙离子是分布广泛的胞内第二信使，调控着从卵子受精到细胞死亡、从心脏收缩到神经传递等重要生命过程。钙离子作为一种重要的胞内信使参与了心肌细胞的各种病理生理过程。在心肌细胞的收缩、舒张过程中，每一次的兴奋—收缩耦联都伴随着细胞内钙离子浓度改变，这种浓度变化的时间及空间效应形成了心肌细胞内的钙信号。钙信号与心血管疾病如心律失常、心肌肥厚和心力衰竭等密切相关，这与钙信号在细胞中的时间和空间动态变化密不可分。随着20世纪90年代中期激光共聚焦显微镜，结合膜片钳技术及分子生物学方法运用于心血管方面的研究以来，由于其精确性、直观性、高分辩性等特征，极大地提高了细胞内影像观测及三维重组的能力，为心脏功能学研究提供了精确方便直观的图像，揭示了细胞钙信号转导的关键结构基础和分子机制，为深入研究钙信号的时空动态形成和演化机制带来了良好的契机。

第一节　钙离子及其信号概述

一、钙功能研究的历史

Ca^{2+}在生物学上的重要性在百年前已经被人类揭示。1883年，Ringer在做离体蛙心肌收缩实验时，发现配制生理盐水时用自来水比用蒸馏水对维持心肌收缩反应更有效，当时他认为在自来水中存在的微量Ca^{2+}可以拮抗Na^+的伤害作用。到了1911年，Mines发现用0.7%NaCl浸泡蛙腓肠肌时，电刺激坐骨神经引起的收缩反应逐渐减弱，而在浸泡液中加入Ca^{2+}、Ba^{2+}、Sr^{2+}等二价离子时都有恢复反应的能力，其中以Ca^{2+}最佳；而加入同样是二价离子的Mg^{2+}却无效，因此他认为这些离子恢复肌肉收缩的效应不仅与其电荷有关，而且Ca^{2+}、Ba^{2+}、Sr^{2+}能够选择性地与组织中某些未知成分相互作用。这些伟大的研究迈出了深刻阐述Ca^{2+}生物学功能的第一步，随后的研究提出Ca^{2+}对生物膜起稳定作用（membrane stabilization）的概念，Ca^{2+}浓度过高过低都不利于兴奋性电位的产生，Ca^{2+}在较高浓度时，起到稳定膜结构的作用，而对膜兴奋剂有拮抗作用；而Ca^{2+}在较低浓度时Ca^{2+}则进入细胞起到刺激细胞反应的作用。

而在随后的"细胞刺激理论"（Heibrunn，1937—1952）认为，当细胞受到各种刺激时，细胞内原来浓度很低的Ca^{2+}水平明显增高，而相关的细胞效应有：①促进细胞粘合和胞间通讯；②影响酶活性，如ATP酶、酯酶等；③调节细胞膜的通透性；④调节细胞分裂；⑤控制细胞的代谢活动；⑥调节细胞溶质中溶胶—凝胶状态转变；⑦高浓度Ca^{2+}可能造成细胞死亡。

长期以来，人们对Ca^{2+}在细胞功能调节上重要意义的认识因为不清楚其作用机理而受到影响：一个如此广泛存在的普通的金属离子为什么存在以及是如何发挥调节细胞功能作用的？美籍华人张槐耀（1967）在动物细胞中发现钙调素，即Ca^{2+}的多功能受体蛋白后，人们才真正开始对Ca^{2+}的作用机理有了深刻认识，即Ca^{2+}也可以像cAMP一样作为细胞信使起作用。此观点在随后的动物细胞和植物细胞已被大量实验所证实。

二、钙离子成为胞内信使的基础

在细胞环境中，存在多种最普通的离子，如二价的Mg^{2+}、Ca^{2+}，一价的Na^+、K^+、Cl^-等。在生物进化过程中，为什么特别选择Ca^{2+}作为信使呢？

首先，Ca^{2+}不像cAMP一样，本身浓度可随环化酶活化而增高，随PDE活化而减少，Ca^{2+}这样简单的离子不能轻易地产生或消灭。Ca^{2+}作为细胞信使的基础，是在细胞质与胞内钙库（某些细胞器）或胞外Ca^{2+}之间存在浓度梯度。这种梯度则是靠膜上Ca^{2+}转移系统维持的。如表2-1-1，Na^+、K^+、Ca^{2+}、Mg^{2+}4种离子的胞液浓度中，只有Ca^{2+}浓度在10^{-5} mol/L的水平，其他3种离子都在10^{-3} mol/L以上，相差103倍；而且胞内外的浓度也只有Ca^{2+}相差最大，达2个数量级。由于胞内Ca^{2+}浓度很低，而胞外Ca^{2+}浓度要高几个数量级，因此，当一种刺激能使胞外即使少量的Ca^{2+}进入细胞溶质时，就令细胞溶质Ca^{2+}浓度大幅增加，继而与一些与Ca^{2+}能够高度亲和的蛋白质或酶结合，使其激活，引起生理反应，从而起到传递胞外信号的作用。

其次，Ca^{2+}本身的特性也更适应和靶蛋白形成特异及紧密的结合。如表2-1-2所列4种金属离子中，其非水合离子半径，K^+太大，无法与蛋白质形成紧密的结合；其他Cl^-、HPO_4^{2-}离子也是如此；Na^+虽然小些，与Ca^{2+}差不多，但它为一价离子，只带一个电荷，因此也只能与蛋白质形成疏松的结合，剩下的只有Ca^{2+}与Mg^{2+}了。

表2-1-1　环境和动物体内几种离子的分布

离子	海水（mmol/L）	人血浆（mmol/L）	哺乳类细胞液（mmol/L）
Na^+	490	135~145	12~20
K^+	9.8	5.3	150
Ca^{2+}	10	3.2	0.03~0.06
Mg^{2+}	54	1.1	2.8

表2-1-2　几种金属离子的半径

种类	Mg^{2+}	Ca^{2+}	Na^+	K^+
离子半径（Å）	0.65	0.94	0.98	1.33

　　Mg^{2+}与Ca^{2+}都是带双电荷的小金属离子，都能与蛋白质比较紧密地结合，为什么Ca^{2+}结合更好呢？Williams曾研究过这两种离子与蛋白质结合的化学机理，发现二者在与蛋白质结合时，都很容易与6个电子供体，通常为氧原子结合呈八面体排列。Mg^{2+}由于外形小，总是试图与同它结合的蛋白质中的氧原子拉的很紧，而且形成有规律的形态，例如6个Mg-O键距离差不多，最大相差约为0.012 nm，各配位键伸向角大小变化也很微小。这样一来，蛋白质就难以形成完全满足Mg^{2+}如此严格要求的结合空穴，就好像Mg^{2+}对其结合"对象"要求如此挑剔，结构只能"孤立"了自己。另外，Mg^{2+}为了与蛋白质建立完整的八面体结构，常较多地以分子中的氧原子为供体，即与水分子结合，这种取代也大大削弱了Mg^{2+}与蛋白质的结合强度。而Ca^{2+}在与蛋白质结合中，其配位键可以是6个，也可以是7~8个。Ca-O键距离差别大，最大差值约为0.054 nm，为Mg-O键的4.5倍；而且各配位键的伸向角也不相同，即采取的是一种不规则结合方式，对蛋白质构象不需要有剧烈变化即可结合。本身适应性强，结合对象也就易于给它提供结合空穴，因此Ca^{2+}就容易与蛋白质牢固、特异地结合。据推测，Mg^{2+}浓度只有比Ca^{2+}大100倍时，才能达到像Ca^{2+}与蛋白质一样的牢固结合程度，Ca^{2+}的这种特性，正是它与胞内受体蛋白质结合，作为传递信息的胞内信使的基本条件之一。

三、钙离子在细胞中的作用

　　Ca^{2+}在人体内含量很大，绝大部分都存在与骨骼和牙齿中，很少量存在于血液和组织里。由于新陈代谢每天都需要从食物中补充一定量的Ca^{2+}。Ca^{2+}是机体各项生理活动不可缺少的离子。正常生理状态下，细胞膜内外钙浓度相差高达1万倍左右。维持如此大的浓度梯度，主要靠细胞膜对钙离子极低的通透性、钙锌合蛋白的缓冲，以及依赖质膜两侧钙泵，Na^+—Ca^{2+}交换系统将钙离子主动排除，或通过细胞内钙离子库摄取于贮存Ca^{2+}。Ca^{2+}发挥了很重要的作用：参与肌肉收缩、血液凝固、许多酶的活化、神经冲动的传递、降低细胞膜和毛细血管的通透性等，但是细胞内游离Ca^{2+}浓度的升高可能触发肌肉收缩、递质释放、激素分泌等生理过程，甚至引起细胞死亡，神经细胞老化等。

（一）钙蛋白

钙在人体肠道内，是与1，25-（OH）2D3诱导下肠黏膜产生的钙结合蛋白（CaBP）结合后吸收进入人体的。钙结合蛋白是一类功能特异并且与钙可逆性结合的蛋白质，通过与钙结合的亲和度感知血液中钙浓度从而调控钙代谢。进入人体血液后，钙以3种形式存在：蛋白结合钙、难解离钙、离子钙。发挥生理作用的主要是离子钙。在体内除以形成骨骼的形式发挥支架作用、运动功能和保护功能外，钙还具有参与多种代谢、骨骼肌和心肌的收缩、神经反应、激素合成与作用、内分泌、血液凝固、血管通透性、免疫吞噬等十分广泛和特殊的生理功能。钙的这些生理功能的发挥大多是与生物膜等处的特定蛋白质、酶结合形成钙·蛋白和钙·酶复合物后实现的。由于钙在参与人体代谢的整个过程中，时刻与蛋白质等生物大分子紧密联系在一起，因此研究钙结合蛋白的生物学特性及影响因素，特别是与钙缺乏发生的关系，是今后研究的重要方面。

（二）钙信使

钙离子作为多肽类激素和细胞因子与细胞膜上相应受体结合以后产生的第二信使，在细胞内激活许多具有生理活性的酶或蛋白质，例如依赖于钙的蛋白激酶C和钙调节蛋白等，从而发挥许多生理功能。钙离子对细胞的调节作用和产生的效应依效应细胞种类而不同。如骨骼肌细胞的兴奋-收缩耦联产生肌肉收缩；神经细胞的刺激—分泌—反应耦联产生传导，这类反应主要是钙调节蛋白（在骨骼肌为肌钙蛋白，在神经和心肌为钙通道）与钙结合使钙内流增加，造成细胞膜的复极化，或激活酶系统，改变代谢水平或代谢方向，产生相应的生理反应，然后通过钙泵分解ATP获得能量，将钙由细胞内泵出，使细胞膜内外钙离子达到正常水平，因此产生反应迅速而维持短暂的效果。对内分泌细胞、平滑肌细胞和细胞的代谢，钙离子的调节作用显得反应时间持久。这类反应过程较为复杂，常涉及钙泵和"慢通道"的持续钙内流，细胞内钙离子浓度增加，激活依赖钙的"钙离子—调钙蛋白"的蛋白激酶类，引起不同细胞产生特异的生物学效应。信号传导是目前研究基因表达的重要突破点。研究钙在信号传导中的作用，可以从分子水平上揭示钙离子生理作用的机理，以及与人体健康的关系。

（三）钙离子与骨骼发育

钙磷占据了体内总矿物质的70%，约99%的钙和80%~85%的磷存在于骨骼和牙齿中。骨骼在运动系统中起杠杆作用，构成生物体的坚固支架。骨组织含有无机盐、有机质和水。其中无机盐占45%，骨无机盐不仅能增强骨的机械力，同时具有维持机体所有组织的化学平衡作用。在无机质中磷酸钙、碳酸钙、氟化钙等含钙化合物占2/3，决定了骨的坚固性，在维持体型、保护脏器和支持体重方面有重要作用。钙是整个生命期骨塑建和重建过程中骨质形成期所必需的元素，支持骨器官的发育和形成。

钙和磷是骨骼的主要矿物质成分，相互关系十分密切，其中一种缺乏或过量，将会干扰动物对另一种的吸收和利用。在各种动物钙绝对缺乏比较少见，而磷过多引起的钙相对缺乏较为常见，钙的缺乏可导致甲状旁腺机能亢进、骨质疏松和纤维性骨营养不良，但一般不会引起佝偻病和成骨软化。对人类来说，小儿缺钙易造成软骨病、佝偻病、龋齿等疾病，而老年人缺钙易发生骨质疏松或是骨折。

（四）钙离子与细胞电活动

正常细胞中，细胞膜内游离的 Ca^{2+} 浓度约为0.1 μmol/L~1.0 μmol/L，细胞外 Ca^{2+} 浓度比细胞内 Ca^{2+} 浓度高1万倍，约为1.5 mmol/L。

细胞膜构成了 Ca^{2+} 流动的屏障，同时也是细胞功能调节的基础。正常细胞中，膜内钙离子浓度比膜外钙离子浓度低1万倍左右，这并不等于说细胞内缺少钙离子，事实上某些细胞器，如：线粒体、内质网和突轴小泡能摄取和贮存钙离子，其中线粒体是细胞内最重要的钙库之一。另外，细胞内还有一些钙结合到带负电的脂和蛋白上，当细胞受刺激时，细胞外及细胞器中的钙离子都可能被动的进入细胞质，使游离钙浓度升至1~10 μmol/L，从而引起一定的生理反应。

细胞内钙离子浓度升高，主要由于钙离子按浓度梯度通过钙离子通道进入细胞的结果。膜系统上的钙离子通道可以是电压依赖的，也可以是激动剂依赖的，前者主要在肌肉和神经细胞中起作用。神经元细胞上还存在一种P-型钙通道，需要较强电压激活，失活也慢。激动剂依赖型的钙通道，也称受体操纵性钙通道，主要通过激动剂与质膜上特点受体结合后，启动通道开放，使细胞外钙进入细胞内，或使细胞器钙库释放，使细胞内游离钙离子上升。细胞内钙离子的排出是由另一类细胞功能蛋白——钙离子泵来完成的。钙离子泵逆浓度梯度将钙离子排到细胞外或使其进入细胞内贮存库中。细胞膜上还有另一类不直接与ATP水解耦联的钙离子主动传递，就是Na^+/Ca^{2+}交换体系，它是利用细胞膜两侧钠离子浓度梯度通过$Na^+—Ca^{2+}$交换将钙离子排到细胞外。

钙离子在引起神经纤维末梢——肌肉膜动作电位有重要作用。钙离子内流是诱发乙酰胆碱释放引起接触后面动作电位的必要环节。当动作电位到达神经末梢时，接头前膜的去极化使电压门控钙离子通道开放，大量钙离子由胞外进入到突触前末梢内，这些钙离子不仅是一种电荷携带者，可抵消神经末梢内的负电位，而且本身就是一种信使物质，可以触发囊泡中的乙酰胆碱以胞吐的形式释放到接头间隙中，使肌细胞产生动作电位。

同时钙离子是形成心肌细胞动作电位平台期的离子。平台是由于钾离子通道缓慢恢复时钙离子通道被激活，出现钙离子缓慢内流，钾离子外流和钙离子内流电荷大致相当而出现的。

对于平滑肌来说，钙离子内流在细胞膜去极化过程中有比钠离子内流更重要的作用。

（五）钙离子与心肌收缩以及平滑肌收缩

肌纤维组成肌组织，具有收缩功能。生物体运动、消化、心脏跳动等都离不开肌肉收缩，而Ca^{2+}在肌纤维收缩过程中起着重要作用。骨骼肌是人体运动的动力源，合理的骨骼肌力学模型在运动生物力学、康复工程等中具有重要应用价值。Ca^{2+}贮存在肌质网的终末池中。骨骼肌静息时，横小管上的L型Ca^{2+}通道对终末池膜上的Ca^{2+}通道起堵塞作用。当电信号达到T管时，横小管膜上的L型钙通道发生变构，导致与其相对的终末池上的Ca^{2+}通道不再被堵塞而打开。肌质网中的大量Ca^{2+}进入胞质。当纵管系统终末池上的Ca^{2+}通道被打开后，肌质网中的Ca^{2+}顺浓度梯度迅速释放到肌浆中，使肌浆中的Ca^{2+}提高了100倍，与肌钙蛋白上的钙结合蛋白亚基（TnC）结合并达到饱和，从而触发肌丝滑行，引起肌肉收缩。当肌浆中Ca^{2+}浓度升高到一定程度时，便激活肌质网上的钙泵，将肌浆中的Ca^{2+}逆浓度梯度重新运回肌质网中，随着Ca^{2+}浓度下降，肌钙蛋白和Ca^{2+}的结合解离，肌肉也随之舒张。这便是Ca^{2+}在骨骼肌收缩过程中的作用机理。

在心肌中，动作电位沿细胞膜传递，激活肌膜上的电压敏感性L型Ca^{2+}通道，使之迅速打开，细胞外Ca^{2+}便流入到细胞内。进入胞浆的Ca^{2+}与邻近肌浆网（SR）上的兰尼碱受体（RyR）结合，可使RyR2通道开放，导致SR内的Ca^{2+}大量流入胞浆，这就是Ca^{2+}引起心肌细胞收缩的机制，再通过心肌肌浆网Ca^{2+}—ATP酶（SERCA）将Ca^{2+}回收到肌质网而实现心肌细胞舒张。在机能上，心肌的收缩性对细胞外的Ca^{2+}浓度有明显依赖性。

Ca^{2+}可维持神经肌肉的正常兴奋性，血中钙的浓度低于正常时，则神经肌肉的兴奋性升高，可引起肌肉强直性痉挛，甚至昏迷，反之则兴奋性降低，肌肉软弱，甚至瘫痪。骨骼肌、心肌和平滑肌的收缩都需要钙离子的存在，实验证明，钙是肌肉收缩物质的激活剂。因此，补充足够的钙盐可防治缺钙引起的抽搐、痉挛。

（六）钙离子与血液生理

血液由血浆和悬浮其中的血细胞组成。钙离子是凝血因子，参与凝血过程。血液从流动的液体状态变成不能流动的胶冻状凝块的过程即为血液凝固。这是由凝血因子参与的一系列蛋白质有限水解的过程。血液凝固的关键过程是血浆中的纤维蛋白原转变为不溶的纤维蛋白。多聚体纤维蛋白交织成网，将很多血细胞网罗其中形成血凝块。血液和组织中直接产于凝血的物质统称为凝血因子，钙离子是第四凝血因子。它的作用如下：钙离子参与凝血酶原激活物形成。凝血开始到形成凝血酶之前为止，是由内源性和外源性两个系统组成。血液与异物表面（血管壁的胶原纤维等）接触时，所谓接触因子的第XII因子和第XI因子就被激活，当第VI因子被激活后，它再使无活性的第IX因子活化。另一方面，血小板也在异物表面上粘着、凝集，并引起血小板变性释放血小板第III因子。紧接着血浆中第VIII因子和钙离子与这些有活性的第XI因子和血小板第III因子发生反应，把无活性的第X因子激活。第V因子再和血小板第III因子作用于第X因子，使凝血酶原转变为凝血酶。以上为内源性凝血的第一步、第二步的机制，但第一步的反应速度比较缓慢。关于第二步，有把凝血酶原被激活为凝血酶作为第二步的，不过也有把第X因子被激活以后的变化列为凝血的第二步的学说。图的右侧为外源性（组织起源性）机制，是组织液进入血液的过程，组织液中的有效成分促凝血酶原激酶和血浆中的第VII因子作用，使第X因子激活；第V因子和钙离子再协同地使活化的第X因子作用于凝血酶原。

钙离子参与纤维蛋白形成。凝血酶的作用下，纤维蛋白原转变成纤维蛋白凝块的过程。由于凝血酶的作用，纤维蛋白原分子中α键与β键间的精氨酸—甘氨酸键被断裂，并释放纤维蛋白肽A和B，生成纤维蛋白单体。纤维蛋白单体聚合成为纤维蛋白多聚体，受凝血酶和钙离子的作用而活化的第VIII因子（转谷氨酰胺酶）再与钙离子共同地使纤维蛋白分子中的谷氨酰胺和赖氨酸间产生横键，而形成强固的纤维蛋白块。此外，在凝血第三步中，血液发生凝固而形成血饼，但随着时间的经过，由于血小板的血栓收缩蛋白的作用，可引起血饼收缩。

（七）钙离子与神经信号转导

钙离子可以促进神经递质分泌。神经冲动的传导过程是电化学的过程，是在神经纤维上顺序发生的电化学变化。当第一个细胞兴奋时，产生了一个电冲动，此时，细胞外的钙离子流入该细胞内，促使该细胞分泌神经递质，神经递质与相邻的下一级神经细胞膜上的蛋白分子结合，促使这一级神经细胞产生新的电冲动。以此类推，神经信号便一级一级地传递下去，从而构成复杂的信号体系，乃至最终出现学习、记忆等大脑的高级功能。

钙离子在神经与肌肉间信号传导过程中是必不可少的。当兴奋传到神经纤维末梢，引起膜对钙离子通透性增加，钙离子内流，一方面稀释轴突轴浆，另一方面中和接头前膜内侧负电荷导致突触前膜移动、接触、融合、破裂，以胞吐的形式将神经递质乙酰胆碱释放到突触间隙，乙酰胆碱扩散至突触后膜，与受体结合引起终板膜对离子通透性改变，在突触后膜上产生去极化的终板电位。终板电位影响邻近的普通肌细胞膜，发生去极化，产生动作电位，实现神经——肌肉点处的传递。

如果神经末梢的细胞外液中没有钙离子，神经冲动或注入电流使神经分支去极化都不会产生终板电位，既不能引起神经递质的释放。钙离子进入突触前末梢是引发递质释放、兴奋在神经肌肉之间的传递所必需的。

（八）其他方面

Ca^{2+}信号系统普遍存在，参与调节细胞进程的多个环节。从根本上讲，Ca^{2+}信号系统依赖于许多细胞内区室的存在，这些细胞内区室以不同的方式转运Ca^{2+}，因此，可在细胞内及细胞内外之间引起Ca^{2+}浓度梯度的急剧升降。Ca^{2+}在这些区室之间、在细胞内外之间移动，可在不同的细胞器内和细胞的不同区域产生快速地、非常局限的游离Ca^{2+}的波动。

一系列研究发现钙离子与细胞凋亡的关系密切。钙离子机理和应用的研究已渗透到生命科学的各个领域中，成为当今生命科学领域的研究热点。凋亡的调控由十分复杂的信号网络系统控制，目前已知有三条主要信号通路：线粒体通路、内质网通路、死亡受体通路。这些信号转导通路大部分与钙离子有关，其最终都能激活凋亡执行者Caspases-3，水解各种细胞成分而使细胞凋亡。

钙离子对细胞的黏着、细胞膜功能的维持有重要作用。细胞膜既是细胞内容物的屏障，更是各种必需营养物质和氧气进入细胞的载体。正常含量的钙离子能保证细胞膜顺利地把营养物质"泵"到细胞内。钙离子对人体内的酶反应有激活作用。大家都知道，酶是人体各种物质代谢过程的催化剂，是人体一种重要的生命物质，钙缺乏即会影响正常的生理代谢过程。钙离子对人体内分泌腺激素的分泌有决定性作用，对维持循环、呼吸、消化、泌尿、神经、内分泌、生殖等系统器官的功能至关重要。

四、钙离子代谢

（一）钙离子来源

胎儿期钙的来源是通过绒毛膜细胞主动吸收，母体血钙经脐带传给胎儿。当母体钙摄入量不足时，胎儿的需要使母体血钙下降，如果缺钙时间较长或情况较重，过度骨钙动员会造成孕妇骨矿含量下降、牙齿损害和骨质疏松。并会在妇女绝经期，增加罹患骨质疏松症的概率。出生后人体钙由食物摄入补充。食物中的钙在十二指肠吸收最快，但主要吸收部位是回肠。肠黏膜细胞中以纤毛柱状上皮细胞为吸收钙的功能细胞。纤毛柱状上皮细胞腔面的纤毛构成"刷状缘"，以3种机制维持钙的吸收过程：①刷状缘运钙载体。此类运载不依赖能量供应，对钙运输抑制剂不敏感，与钠运转呈竞争性抑制，易受钙浓度的"饱和抑制"；②基底侧膜钙泵。此类运转机制主要将纤毛柱状上皮细胞刷状缘吸收到细胞内的钙转移到基底侧的细胞外，然后进入血液；③维生素D依赖钙结合蛋白。该蛋白质是在维生素D的诱导下，由肠纤毛柱状上皮细胞合成并与钙特异性结合的蛋白质。在胞浆中与钙的亲和力大于线粒体膜和质膜的钙泵亲和力。能促进钙从刷状缘向基底侧迁移并与基底侧钙泵结合释放钙移出细胞，经基底膜进入血液。

食物钙在肠绒毛处依浓度梯度借易化扩散和刷状缘钙通道进入肠黏膜细胞，在钙蛋白的参与作用下由线粒体膜和细胞内质膜吸收储存，作为细胞内钙缓冲的调节库。同时，钙结合蛋白拖动钙由刷状缘侧向基底侧迁移与膜钙泵结合，将钙释放出细胞进入基底膜，再由血液带到全身。细胞吸收与转运这一过程是耗能过程，同时还受细胞膜两侧的电位差和浓度梯度的影响。机体正是由此三方面对钙的吸收、储存、转运和排泄进行调节。

（二）影响钙离子吸收因素

1. 肠道pH条件

食物钙易溶解于酸性条件，尤其是胃酸与钙形成可溶性$CaCl_2$最有利于吸收。酸性氨基酸、乳酸等能酸化肠道环境的因素均有利于钙维持溶解而有利吸收。但草酸、碳酸、核苷酸和尿酸等弱酸与钙形成难溶物质，不仅干扰钙的吸收，还引起钙在组织中沉淀成为钙化灶，在器官内沉淀形成结石。钙的吸收需要有磷的存在。食物中的钙磷比例以2：1为适宜，当钙过高磷相对低时钙吸收不良，反之则因形成磷酸钙而沉淀而不能被吸收。

2. 维生素D（VD）

VD对钙转运的各个方面起作用。VD可使钙的摄入增加20% ~ 40%。VD（VD2，VD3）一旦进入血液，便以相当低的浓度循环，这种现象可能是VD在肝中快速积聚的结果，VD有多种代谢产物，如24，25-二羟维生素D、1，25-二羟维生素D。24，25-二羟维生素D在骨的形成中发挥作用且和血浆钙呈负相关。在很多脊椎动物中，1，25-二羟维生素D对钙的吸收起促进作用。1，25-二羟维生素D通过VD受体（VDR）介导的基因组运动对小肠黏膜至少发挥一种作用，该过程可使钙结合蛋白——D9k增加，据推测，肠细胞的钙结合蛋白有可能促进钙从肠细胞的顶端穿过胞液到基底部。在仔鸡的肠道中，肠细胞钙转运依靠细胞器（如微管）的功能。长期的基因效应，VD激素可快速动员肠道的钙转运的增强。另有研究表明，1，25-二羟维生素D3可增Ca^{2+}-ATP酶的活性，Ca^{2+}-ATP酶位于十二指肠和回肠的基侧膜上，该酶负责Ca^{2+}排出细胞外。VD缺乏的鼠服用VD后，Ca^{2+}-ATP酶泵蛋白增加，从而增强钙的转运。

3. 糖类与蛋白质

葡萄糖、乳糖、寡果糖（Fos）等都能影响钙的吸收和转运。当给鼠饲喂含乳糖30%和含钙0.4%日粮，其钙的吸收量与饲喂含钙0.7%的日粮是一样的，同时，钙的主动转运和肠钙结合蛋白含量减少，而经不饱和途径的钙吸收增加。肠细胞间可分为三个区域：致密区和间隙连接，中间连接和更宽的基侧区。乳糖是一种高渗溶液，可使细胞间隙增大（如致密区和间隙区），从而显著提高钙的转运。日粮中难消化碳水化合物如葡粉、淀粉、瓜尔胶水解物和寡果糖等可使鼠的肠道钙的表现吸收、钙平衡和骨矿物质密度增加。纤维对钙代谢的影响较为复杂，膳食纤维对人体钙吸收的影响与钙盐的溶解度有关。其动力学研究表明，高纤维膳食可降低肠道钙的吸收、骨钙转换及钙池中钙的流动，增加钙的排泄，其原因可能是纤维与钙螯合而使钙离子吸收减少，或与膳食纤维促进肠道蠕动而加快钙通过肠道，不利于吸收，从而减缓骨钙转换有关。

近年来的研究表明，当蛋白质摄入从低水平增高时，可使钙吸收增加，而当膳食中含有充裕的蛋白质时，再增加蛋白质对钙吸收影响不大。实验让6名健康青年受试者的钙摄入维持在100 mg/d左右，当氮摄入从

0.9 g/d增至12 g/d时，其粪钙均降低，而从12 g/d增至24 g/d时，粪钙则无变化。使用放射性47钙进行试验，4名受试者摄入的钙量分别稳定在0.2 g/d，0.8 g/d，1.1 g/d和2.0 g/d。当每日蛋白质摄入从1 g/kg体重增至2 g/kg体重时，发现钙的吸收没有变化。由高蛋白日粮引起鼠的低血钙症的程度与含硫氨基酸的量呈一定的比例关系，这表明，日粮蛋白质摄入对钙代谢的影响与含氨基酸有关。

4. 相关激素

甲状旁腺素（PTH）是由甲状旁腺分泌的蛋白性激素，分泌水平受血钙浓度负反馈调节。PTH只有在维生素D_3和维生素D_3代谢产物存在情况下，具有促进十二指肠CaBP生成的作用。此外PTH具有促进骨组织中的间充质细胞转化为破骨细胞，抑制成骨细胞生成和转化的作用，通过骨钙动员，提高血钙水平。同时还加强肾小管对钙的重吸收，增加磷排泄，造成血钙增高，血磷下降。钙缺乏可以促进继发性甲状旁腺功能亢进，并引起细胞钙超负荷，诱发人体多种非骨骼性疾病。肾性骨质营养不良患者完全甲状旁腺切除术后，及时给予钙补充可以纠正术后患者的低血钙症。甲状旁腺功能以及钙元素与人体健康的关系，特别是与非骨性疾病的关系，是今后需要进一步深入研究的课题。

雌性激素通过促进1，25-（OH）$_2$$D_3$的生成，促进钙的吸收和代谢，促进肾脏钙的重吸收，抑制溶骨作用导致血钙和血磷的双升高，促进骨化和骨骺成熟。但当妇女经绝后由于雌激素减退，会导致骨质疏松。用雌性大鼠切除卵巢，并饲喂缺钙饲料，来模拟人类女性绝经后骨质疏松症，结果大鼠大腿骨超声传导率和骨矿物密度显著低于正常大鼠。雌激素替代疗法可以有效地减少女性骨质疏松症的发生，目前对雌激素受体的研究，尤其是选择性雌激素受体调节剂的开发研究，是防治女性钙缺乏症的又一研究热点。

甲状腺素促进骨骼新陈代谢，增加溶骨，促成骨母细胞分裂并转化为前破骨细胞。增加尿磷、尿钙和粪钙的排出量。

糖皮质激素抑制胶原蛋白的合成，并促成胶原蛋白和骨基质的分解。抑制肾小管对磷的重吸收，抑制肠道钙的吸收功能，增加尿钙排泄，降低血钙。

生长激素与催乳素分子结构中氨基酸排列顺序相似，提示生长激素可能类似于催乳素的作用。生长激素缺乏时，1，25-（OH）$_2$$D_3$生成减少。生长激素促使间充质细胞转化为破骨细胞，介导胶原蛋白和硫酸软骨素的合成，促进成骨过程。增加肾小管对磷的重吸收，维持钙磷适当比例，表现为儿童血钙高于成人。

雄性激素促成骨基质合成和其中的骨盐沉淀，促进长骨的骨骺融合。

5. 酪蛋白磷酸肽

食物中的钙在胃中与胃酸结合为最有利于吸收的可溶性$CaCl_2$，但一旦进入肠道碱性环境就会使等电条件破坏，甚至与弱酸结合产生沉淀而干扰吸收。酪蛋白是奶中蛋白质之一，该蛋白质经消化与磷酸结合成为酪蛋白磷酸肽。酪蛋白磷酸肽在小肠可与钙结合成可溶性钙盐，有利于吸收，因此奶类是补钙的首选食品。

6. 降钙素

降钙素是由甲状腺滤泡旁细胞（又称C细胞）分泌的一种多肽激素。与血钙水平成正反馈调节。其生理功能与甲状旁腺素的作用相反。二者的靶组织均为骨和肾脏。降钙素抑制间充质细胞转化为破骨细胞，抑制破骨过程。同时还抑制肾小管对钙的重吸收，减少磷排泄，造成血钙降低，血磷增高。降钙素是唯一降低血钙的激素。

7. 其他

钠、钾、氟、镁等元素，中草药和抗生素，抗癫痫药和利尿剂及过量的维生素D治疗均可阻碍钙吸收。恶性肿瘤、肝病和肾脏疾患均会影响到钙的吸收与代谢。

（三）钙离子过量

由于膳食钙的小肠吸收过程受到机体多方面的调节和控制，一般不会出现钙过量。我国膳食调查结果表明，我国居民每日膳食中的钙含量在 $0.8 \sim 1.0$ g的水平。WHO资料证实，正常人每日摄入2 g以内的钙是安全的。但如果直接通过静脉注射钙剂，会由于血钙的骤然升高，钙随浓度梯度"被动转移"进入细胞，产生渗透压的急剧变化，同时产生多种生理功能的改变，对机体造成严重损害，因此不能静脉快速注射大量钙剂。

钙在维持细胞正常功能，结构方面起重要作用。在生理状态下，胞浆内钙浓度约为10^{-7} mol/L，而细胞外钙浓度为10^{-3} mol/L。细胞浆内的钙贮存系统，如内质网和线粒体，其钙浓度也为10^{-3} mol/L。正常时细胞通过一系列转运机制可保持这种巨大的浓度梯度，以维持细胞内低钙状态，但一些有害因素可引起钙平衡系统功能失调，钙分布紊乱，导致细胞内钙浓度异常性升高，即钙超载。钙超载时可损伤细胞膜和线粒体，引起细胞损伤，从而加速了不可逆转的细胞死亡。

钙超载引起细胞受损，其机制主要有以下两个方面：①线粒体功能障碍。线粒体通过多种钙转运机制，从内膜摄取和释放钙，调节细胞内局部和整个细胞的钙离子浓度。在细胞内钙超载时，线粒体的Ca^{2+}转运器摄取细胞内钙。当线粒体对钙的摄取量达到一定程度时，引起线粒体通透性转运孔（PTP）的开放。PTP是近年来发现的一种位于线粒体膜上的复合物，结构非常复杂，研究发现，它含有CyP-D，也可能包括肌酸酐激酶，线粒体外膜蛋白或VDAC通道以及己糖激酶。PTP开放时许多大分子非选择性地由胞浆向线粒体扩散，导致线粒体膜电位的破坏和功能障碍，细胞内钙超载时，Ca^{2+}也可与PTP相结合，导致线粒体肿胀，功能失调，均能引起细胞死亡。②酶的激活。细胞内钙超载时，Ca^{2+}激活Ca^{2+}依赖的磷脂酶，能引起膜磷脂的分解，在分解过程中产生游离脂肪酸、前列腺素、白三烯、溶血磷脂等，均对细胞产生毒害作用。Ca^{2+}还可直接激活钙蛋白酶，促使作为细胞骨架成分的胞衬蛋白裂解，在Ca^{2+}的刺激下，核支架蛋白酶使分离核中的纤层蛋白降解，从而直接损伤细胞。钙蛋白酶是各种细胞毒物质造成细胞死亡的重要中介，用线粒体抑制剂抗霉素A作用于近端肾小管细胞时，钙蛋白酶活性增加并引起外钙内流，接着钙蛋白酶从胞质中转移到细胞上，从而引起Cl⁻内流和细胞溶解死亡。钙蛋白酶的激活在细胞损伤过程中发挥双重作用。起始的钙蛋白酶激活导致胞外Ca^{2+}经硝苯地平敏感的钙通道内流，接着转移到胞膜上，引起Cl⁻内流和细胞死亡。

（四）钙离子排泄

钙的排泄，是生物代谢的一个必然过程。关键是供吸收的钙量要远远大于排泄的钙量，这样才会有充足的钙在人体所需部位发挥作用。正常情况下，人体摄入的钙经过体内代谢后，多余的钙需要排出体外。钙的排泄途径主要有肾脏、消化道、乳汁、汗液四种。

肾脏对人体内钙的平衡起主导作用，包括肾小球的过滤，肾小管对钙的重新吸收。在正常情况下，只有离子钙与小分子物质结合，钙才能从肾小球过滤。血液中的游离钙在循环到肾脏时必然有一部分会从肾小球滤出，但是滤出的钙绝大部分还会在钙调节激素的影响下根据机体钙平衡的需要，再经肾小管重吸收而回到血液中去。因此，尿钙的排泄主要与肾小球的过滤和肾小管的重吸收两个过程密切相关。肾小球滤液中的钙浓度可达到血浆钙浓度的60%。除了血浆中的蛋白结钙外，离子钙和可扩散结合钙都可以经肾小球滤出。肾小球每日滤过钙量约为10 g。当血浆中钙离子浓度增加时，肾小球对钙的滤过就增加，血钙浓度的增加与肾小球滤过成正相关的关系。血钙每增加10.0 mg/dL，每100 mg肾小球滤液排出的钙就会增加0.3 mg。但正常人通过肾小管对钙的重吸收调节作用，每日仅有200 mg左右的滤过钙可由尿排出，称作尿钙。肾小管的不同部位，对钙离子的重吸收能力及方式不完全相同。各种因素引起的肾小管重吸收功能的改变均可以导致尿钙排泄量的改变。一般情况下，每日尿钙量，在2岁时约为40 mg；到13岁时，约为80 mg，尿钙量随着年龄的增加；到成人时每日约200 mg，通常不超过每日250 mg。人体对粪便钙无调节作用，一般每日人粪便排出的钙量，在2岁时为40 mg；到成年人时为110 mg。从母乳中排出的钙约为34 mg/100 mL。通过出汗每日从皮肤表面排泄的钙量，2岁时约20 mg；成年人约60 mg。此外，人体还可以通过皮屑、头发、月经等途径，排泄出少量的钙。

五、钙缺乏与健康

（一）骨代谢性疾病

原发性骨质疏松是一种以低骨量和骨组织微结构破坏为特征，骨的脆性增加，易发生骨折的全身性疾病，最常见的表现是身高缩短、驼背、腰背疼痛和骨折。龋齿和老年性牙周病又称为"牙质疏松症"，即发生在牙齿和牙槽骨之间的骨质疏松症，是人类最普通的疾病之一。人体内缺钙，唾液中的钙含量也随之减少，这一保护作用也将随之减弱，易发生龋齿。

（二）内分泌系统疾病

当人体内分泌系统紊乱时，出现假性甲状旁腺素（PTH）分泌降低，致使病人血钙浓度不能维持在正常水平。为了维持血钙浓度，饥饿中枢兴奋性增加，使人有饥饿感，从而进食较多的食物，引起肥胖症。研究表明，补充钙剂后，血液中钙浓度增加，反射性作用与下丘脑的饱和中枢，使机体产生饱感，饮食要求下降，持续可达到减肥目的。另外，饮食中高水平的钙能抑制贮存脂肪激素的作用。

（三）心脑血管系统疾病

钙离子有缓解平滑肌痉挛，参与血液凝固等作用，而且，细胞内Ca^{2+}增加，对心脏有加强心肌收缩力的作用。另外，钙调节激素，严格控制着血钙的水平，同时间接地起着血压调节作用，饮食钙摄入可影响这些激素水平。研究发现，高血压病人饮食中钙的摄入量普遍低，饮食中钙离子不足的地区较饮食中摄取钙离子充足的地区比，高血压的病人多。此外钙对脂代谢的作用也明显，钙在肠道中可以阻碍脂质的吸收，充足的钙的存在，会减少胆固醇的吸收。血压和血脂二者都是冠心病的易患因素。

（四）神经系统疾病

钙维持神经肌肉的正常兴奋性，细胞外K^+与Ca^{2+}比例失调，也是引起惊厥的一个重要原因。当Na^+—K^+泵功能紊乱，细胞K^+外流，可使神经元兴奋性增高而出现癫痫活动。Ca^{2+}在神经递质的释放、神经肌肉的兴奋、神经冲动的传导、激素分泌、肌肉收缩等生理活动中担当细胞兴奋—收缩或兴奋—分泌的耦联介质。正常人血钙含量$9 \sim 11$ mg/100mL，血钙降低时，可出现神经肌肉兴奋性升高。可发生感觉异常、手足抽搐、喉痉挛、肌肉痉挛、惊厥等现象，常需静注钙盐以缓解症状。因此，Ca^{2+}是维持神经系统的完整性所必需的元素，在神经系统传递信息，维持神经细胞兴奋等方面具有重要作用。在积极治疗神经系统疾病的同时，合理应用钙剂有一定的临床意义。

（五）泌尿系统疾病

近年来对结石与钙代谢关系的研究结果证实，高钙饮食可以减少肾结石的危险。缺钙是引起肾结石的主要原因，因饮食中含有人体不能代谢利用的草酸盐，通常与钙结合成不溶性草酸钙，随大便排出体外。当饮食中钙不足，就会使多余的草酸盐经肠吸收入血，最后经尿中排出，造成形成结石的条件。

（六）生殖系统疾病

钙与性功能有一定关系，尤其是男性的性能障碍。钙与NO的协同作用在控制细胞内环境方面起着重要作用，NO与海绵体平滑肌的舒张有着密切关系。钙可以激活鸟苷酸环化酶（GC），被激活的GC催化三磷酸鸟苷（GTP）转化为环磷酸鸟苷（cGMP）导致细胞内cGMP水平迅速升高。cGMP可通过很多途径抑制肌球蛋白的结合，导致血管平滑肌舒张，保持大量的血流量和阴茎的勃起。钙离子也参与精子与卵子的结合，辅助完成受孕过程。目前钙振荡在卵受精过程中的作用已被广泛认可。精子的周围和其他细胞一样，细胞内外钙浓度差是$1 : 10\ 000$倍，正是因为这种极大的浓度差，细胞才会接受外来的信号并开始活动。因此，钙缺乏会影响性功能和生育能力。

（七）感受器疾病

当机体钙显著缺乏时，可导致眼球巩膜弹力减退，晶体内压力上升，使眼球前后径拉长，角膜、睫状肌也会发生细微变化，易发生成轴性近视眼。我国规定13～15岁的少年，每日钙的供给量为1000 mg，但实际上仍不足。当人体内钙和维生素D摄入缺乏时，可引起成人耳蜗性耳聋，表现为耳鸣、听力下降。其原因可能是下列因素有关：（1）由于钙质分布异常，耳蜗骨质变形影响传导；（2）血钙水平降低，细胞内ATP水平下降，影响耳内蜗神经动作电位，从而影响到声音传导。轻者发生听力障碍，重者可致耳聋。钙也具有营养和治疗皮肤病的作用。在皮肤病治疗过程中，钙具有降低毛细血管通透性、增加管壁致密度，使渗出液减少，故有消炎、消肿和抗过敏作用。临床用于荨麻疹、渗出性水肿和瘙痒性皮肤病等的治疗。

六、钙剂的应用

（一）钙剂的分类

钙剂可分为两种：一种是根据钙盐性质分为4类，即无机钙制剂类、有机钙制剂类、中药钙制剂类和钙调节剂类。另一种是依据钙剂的发展将其分为3代，第1代为乳酸钙、葡萄糖酸钙等制剂及中药龙骨、牡蛎等，其特点是钙含量较低、吸收较差；第2代为活性钙及其以活性钙为主要原料的制剂，如盖天力、益钙灵、活力钙等，其特点是大部分活性钙均含氧化钙，碱性较大，服用时需大量饮水，否则会引起胃肠道不适使其生物利用度降低，而且大多含有超标的砷、铅、镉等有害元素；第3代为超微粉化碳酸钙制剂和氨基酸钙制剂，如999纳米钙、钙尔奇D、氨基酸螯合钙（乐力）等，其特点是溶解性、吸收度好、生物利用度高等，对胃肠刺激性小。

钙的吸收与维生素D有关，因此，一些辅以维生素D的制剂大大提高了钙的吸收率，如钙尔奇D、凯思立D等；另外钙的吸收还与氨基酸有关，赖氨酸、精氨酸、色氨酸、蛋氨酸、组氨酸等均能促进钙的吸收，如佳加钙、阿胶钙等均含有多种氨基酸成分，大大改善了人体对钙的吸收，乐力胶囊中钙更是以氨基酸螯合物的形式存在于制剂中，有效钙含量高，而且有多种人体必需微量元素，对钙在肠道的吸收、利用有协同作用，故有良好的溶解度、吸收率和生物利用度。

（二）钙剂的选择标准

选择钙剂时应符合下列标准：（1）含钙量大；（2）溶解度大；（3）肠道吸收率高；（4）生物利用度好；（5）重金属含量低；（6）经济。应根据年龄大小和机体状况选择合适的剂量和剂型，补钙量应按钙元素含量来折算，儿童可选口感好、水溶性好的制剂。

（三）口服钙剂的方法

口服钙剂以清晨和临睡前各服用1次为佳。若采取每天3~4次用法，最好是在饭后1~1.5 h服用，以减少食物对钙吸收的影响。若是选用含钙量高的制剂，采用每天1次的用法，则以每晚临睡前服用为最佳。对于需长期补钙者，以间歇补钙为佳，可采取服钙剂2个月，停1个月，再重复使用。补充钙剂的同时应当补充维生素D，须在医生指导下按照剂量、疗程、间隔时间服用，因为维生素D是一种脂溶性维生素，如过量进入体内，使其不易排出容易引起中毒。

综上所述，补钙应以膳食为基础，增加富含钙食物的摄取，必要时可加服钙剂，并要经常晒太阳和进行适量运动，以增强钙的吸收和增加体内骨钙含量。

第二节　心肌细胞内的钙转移系统

细胞内Ca^{2+}的分布与转移是形成Ca^{2+}信号的基础，只有对此有所了解之后，才能讨论Ca^{2+}信号产生与终止过程。

通常细胞钙（总钙）以结合态和自由离子态（Ca^{2+}）两种形式存在。一般认为大多细胞外Ca^{2+}浓度0.1~10 mmol/L。当然多细胞高等动物体内不同组织器官中，细胞外的Ca^{2+}浓度可以相差数十倍，如无核红细胞较低，肌肉及骨细胞则较高。细胞内钙分布不均匀，在静止（非激活）状态时，细胞溶质Ca^{2+}浓度估计约为10^{-8} ~ 10^{-7} mol/L，一般代表性取值为0.1 μmol/L左右。细胞溶质中Ca^{2+}如果太高，会使磷酸根沉淀，而后者是细胞能量及物质代谢的重要性，因而Ca^{2+}过高对细胞有害，甚至会致死。因此有人认为细胞内Ca^{2+}稳态失控是许多外界因素引起细胞坏死的共同机制，所以细胞溶质Ca^{2+}处于极为严格的调节控制之中。细胞溶质本身对Ca^{2+}缓冲能力提供初步调节，例如有人估计静止胰腺泡细胞中，钙库Ca^{2+}在被激素动员之后释放入细胞溶质可使其从0.1 μmol/L左右增加到0.5~1.0 μmol/L，但实际上中增加到

1.0~1.5 μmol/L，细胞内溶质内的许多蛋白质、核苷酸、酸性磷脂都可以与Ca^{2+}结合形成这种缓冲能力。

钙信号系统作为一种细胞内普遍存在的信号转导机制，对细胞功能正常发挥起到至关重要的作用。心肌细胞由于独有的生理特性，其内钙浓度分布及时相变化等直接影响细胞收缩功能、节律变化、细胞生长及死亡。钙稳态失衡会引起细胞功能障碍和代谢紊乱，尤其是钙调节紊乱与心血管疾病密切相关。维持心肌钙稳态的系统庞大而复杂，其中主要涉及细胞膜、肌浆网Ca^{2+}转运通道，以及充当钙浓度缓冲系统的线粒体等细胞器。

一、细胞膜钙离子流通途径

细胞膜上有两个Ca^{2+}转移系统将Ca^{2+}排至细胞外：Ca^{2+}泵（Ca^{2+}–ATP酶）与Na^+/Ca^{2+}交换体；Ca^{2+}从胞外内流是通过细胞膜钙离子通道。

（一）离子通道

Ca^{2+}从胞外内流是通过质膜钙离子通道。离子通道是一种膜结合蛋白，它通过构象变化呈开发或关闭态，从而控制Ca^{2+}流动。在钙通道关闭时，胞外Ca^{2+}以非特异渗漏形式（亦称渗漏Ca^{2+}通道）进入细胞，数量甚微；钙通道开放时，Ca^{2+}以扩散形式按一定的扩散压差从胞外涌入胞内。目前已知的质膜Ca^{2+}通道种类较多，但对其分子结构大多还不完全清楚，因此，仅根据控制启闭的因素主要分为电压门控及激动剂—受体门控通道两类。

1. 电压门控钙通道（voltage–gated Ca^{2+} channel）

电压门控钙通道受控于膜电压的变化，但也能被神经递质、G蛋白、信使依赖激酶所调控。L型电压依赖性钙通道是存在于大多数可兴奋细胞膜上的蛋白质，L型钙通道电流（I_{Ca-L}）主要在快速去极化时引起动作电位的传播，参与心肌动作电位平台期的形成和维持。每一次心肌搏动都需要Ca^{2+}经L型钙通道进入胞浆内，然后触发肌浆网释放大量的Ca^{2+}，这一放大过程被称为钙诱发的钙释放（Calcium induced Calcium release, CICR）。此过程引起细胞内Ca^{2+}浓度的迅速增加（由–100 nM水平上升到–1μM水平），恰好满足肌钙蛋白结合Ca^{2+}的需要，进而引起收缩，在心肌的兴奋收缩耦联过程中起着重要作用。因此，I_{Ca-L}对于心肌细胞动作电位平台期内向电流和启动心肌细胞兴奋—收缩耦联都有着重要意义。

（1）电压门控钙通道分子结构与功能

在心肌细胞，电压门控型钙通道由5种亚基组成：α_1亚基、β亚基、钙调蛋白（Calmodulin，CaM）、α_2-δ亚基复合体和γ亚基，如图2-2-1。

①α_1亚基（190～250 kDa）为孔道组成蛋白亚基。现已发现有十种亚型（α_{1A}～α_{1I}）。心脏主要为α_{1A}、α_{1C}和α_{1H} 3种亚型。电压门控型钙通道α_1亚基（170～240 kD）由四组基本相似的跨膜区域（序列I～IV）组成，每一跨膜区域均由6个跨膜α螺旋（S1～S6）组成。在序列I～序列II膜内连接链，即I-II loop上，有一含多个氨基酸的片段，称为α_1亚基结合区域（α_1-interaction domain，AID），能与多种蛋白结合。α_1亚基的N-末端和C-末端均位于胞浆内侧。C-末端存在多个重要功能结构，包括两处钙调蛋白（Calmodulin，CaM）的结合序列：异亮氨酸-谷氨酰胺（isoleucine-glutamine，IQ）序列和pre-IQ序列。

②β亚基（55 kD）为胞浆蛋白。目前已发现有8种亚型（β_{1a}、β_{1b}、β_{2a}、β_{2b}、β_{2c}、β_{2d}、β_3和β_4），心脏主要表达β_{2c}。α_1、β主要通过α_1亚基的AID结构连接，各β亚基与AID结合的亲和力顺序为：$\beta_4 > \beta_2 > \beta_1 > \beta_3$。$\beta$亚单位主要与$\alpha_1$亚基的AID结构连接，然而$\beta$亚基也存在自身的$\beta$亚基结合区域（$\beta$-interaction domain，BID），位于α_1亚基的N-末端。β亚基存在多处蛋白激酶A、蛋白激酶C、蛋白激酶G的磷酸化位点。磷酸化的β亚基能增强通道对电压和钙的敏感性，并减慢通道失活过程。β亚基也在α_1亚基装配及表达中起着重要的作用。另外，许多药物，如二氢嘧啶类，都是通过对β亚基的调节而实现其疗效的。

③α_2-δ亚基复合体（170 kD）。δ亚基为单一跨膜蛋白，α_2为膜外蛋白，两者以双硫键形式相连。α_2-δ亚基增加钙通道电流，但其作用机制尚不明确。新近发现，α_2-δ亚基主要分布在细胞膜富含胆固醇小体的脂质层部分。而细胞膜凹穴（caveolae）就是富含胆固醇小体的细胞膜特殊结构，是细胞内的信使传导系统的中心环节。因此，α_2-δ亚基复合体可能是一种锚蛋白（anchor protein），起到连接钙通道蛋白与细胞膜凹穴的作用。这种通道—凹穴复合结构，对通道功能调节具重要意义。

④γ亚基（33 kD）为单一跨膜蛋白。共有8种亚型（γ_1～γ_8）。心肌主要为γ_6亚基。心肌钙通道γ亚基的功能不明。在骨骼肌上，γ亚基不影响钙通道电流激活及峰值，但加速通道失活，使通道电流—电压曲线右移。

⑤钙调蛋白（CaM）为一种钙离子结合蛋白。由于能与钙通道结合并有很强的调节功能，很多文献将其归于钙通道亚基的一种。钙调

蛋白的N-端、C-端各有一对Ca^{2+}结合位点（称为EF-hand结构），形如一对担子。N-端钙结合位点亲和力低（分别为$Kd \approx 50$ nmol/L和$Kd \approx 20$ μmol/L）；C-端钙结合位点的亲和力较高，其中位于IQ区域的亲和力最高（$Kd \approx 2$ nmol/L）。

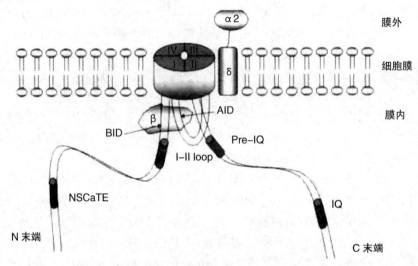

图2-2-1 电压门控型钙通道分子结构模示图

BID：N末端上与β结合的序列；

AID：I-II loop上与β结合的序列；

Pre-IQ，IQ和NSCaTE：CaM结合序列；

IQ，NSCaTE和*：CaBP1结合序列；

IQ：calpastatin结合序列

（2）电压门控型钙通道分型

电压门控型钙通道种类繁多。根据钙通道对电压激活的敏感性、门控特点及在组织中的分布，可分为：L型钙通道、N型钙通道、P/Q型钙通道、R型钙通道和T型钙通道。与心肌有关的电压门控型钙通道有3种类型，见表2-2-1。

①L型钙通道（L-type Calcium channel，LTCC）LTCC广泛存在于心肌细胞。开放持续，是钙内流的主要途径。内流Ca^{2+}增加进一步促进肌浆网释放Ca^{2+}。参与心肌兴奋收缩耦联。

②P/Q型钙通道仅存在于心脏特殊传导系统及蒲氏纤维。参与这些细胞的兴奋传递和介质释放。与其他钙通道不同的是P/Q型钙通道对一价阳离子有一定的通透性。其通透顺序为：$Rb^+ > Na^+ > K^+ > Li^+ > Cs^+$。

③T型钙通道存在心肌、窦房结自律细胞中。开放短暂，对TTX有一定

敏感性。现有资料表明它参与起搏细胞的自律性、肌浆网Ca^{2+}释放及心脏的发育。

表2-2-1　心脏各型钙通道电生理特点

钱式分类	L-型	P/Q型	T型
国际药理联合会分类	Cav1.2	Cav2.1	Cav3.2
α_1亚基	α_{1C}	α_{1A}	α_{1H}
基因名称	CACNA1C	CACNA1A	CACNA1H
电压依赖性	高	高	低
阈电位	$-30\ mV$	$-60\ mV$	$-80\ mV$
峰值电压范围	$0 \sim +10\ mV$	$0 \sim +10\ mV$	$-40 \sim -30\ mV$
失活电压范围	$-60 \sim -10\ mV$	—	$-100 \sim -60\ mV$
失活时间常数	>500 ms	—	$20 \sim 50\ ms$
单通道电导	25 pS	$10 \sim 20\ pS$	8 pS
离子通透选择性	$Ba^{2+} > Ca^{2+}$	$Ba^{2+} > Ca^{2+}$	$Ba^{2+} = Ca^{2+}$
二价阳离子阻滞	$Cd^{2+} > Ni^{2+}$	$Ni^{2+} > Cd^{2+}$	$Ni^{2+} > Cd^{2+}$
特异性阻滞剂	二氢嘧啶类	ω-conotoxin MVIIC	Mibefradil

（3）电压门控钙通道钙依赖性调节

钙调蛋白（CaM）是普遍存在的主要的Ca^{2+}结合蛋白，直接或间接地调控着许多重要的生理功能，例如酶的调控、基因的表达、神经中枢的活性和肌肉的收缩。CaM是由两个小叶（分别称为N-lobe和C-lobe）和连接二者的连接链结构（称为interlobe）组成的蛋白多肽。每个小叶（即N-lobe和C-lobe）包含两个Ca^{2+}结合位点（称为EF-hand结构），每个EF-hand结构能够结合一个Ca^{2+}。N-lobe和C-lobe在序列上具有高度同源性，然而它们对Ca^{2+}的亲和力却不同。N-lobe的EF-hand结构结合Ca^{2+}的亲和力较低，而C-lobe的Ca^{2+}亲和力较高。CaM能够与$Cav_{1.2}\alpha_1$亚单位的多个部位结合，包括$Cav_{1.2}$的C末端的IQ区域，pre-IQ区域和$Cav_{1.2}$序列I $\sim$ II loop等，从而调节L型钙通道的活性。CaM主要通过参与两个相反地机制来控制Ca^{2+}的流入：钙依赖性失活（CDI）和钙依赖性易化（CDF）。CDI是指通道开放后，细胞内Ca^{2+}的增高使通道的Ca^{2+}通透性反而衰减，是钙通道失活的主要机制。CDF作用是指细胞内Ca^{2+}促进通道的Ca^{2+}内流。在$Cav_{1.2}$上，与CDI有关的Ca^{2+}/CaM结合部位称为I，与CDF有关的Ca^{2+}/CaM结合部位称为F，而EF区域是引起继发性CDI的内在Ca^{2+}结合区域。在$Cav_{1.2}$的F区域游离的情况下，即使在低浓度Ca^{2+}的情况下，通道也能处于run-down状态（通道关闭）。在低浓度Ca^{2+}或无Ca^{2+}，CaM浓度适度增加的情况下，$Cav_{1.2}$易化区域F区域与无钙CaM（apoCaM）结合，而失活区域I区域则是游离的，此时我们称为CaM依赖性易化（CaMDF）。当CaM浓度进一步上升的时候，$Cav_{1.2}$的失活区域I区域也同CaM结合，此时我们称为CaM依赖性失活（CaMDI）。近年研究发现了一个新的Ca^{2+}/CaM结合序列，即NSCaTE（N-末端立体的钙离子转化元件），也能够参与CDI的调节过程，该序列仅存在于$Cav_{1.2}$和$Cav_{1.3}$的细胞质的氨基酸末端。而钙结合蛋白1（Calcium-binding protein 1，CaBP1）作为钙调蛋白同系物钙结合蛋白（CaBPs）家族中的一员，能够抑制$Cav_{1.2}$由CaM介导的CDI，并且能够介导CDF。同CaM结构相似，CaBP1同样含有C-lobe、N-lobe和连接二者的interlobe。每个lobe都含有两个EF-hands结构，是Ca^{2+}的结合部位。

钙蛋白酶抑素（Calpastatin，CS）是Ca^{2+}活化的半胱氨酸蛋白酶calpain的内源性抑制剂。CS在细胞的粘附，形状的改变，迁移和凋亡等过程中起着关键的作用。CS分子是由4个重复的同源的结构域（domains 1~4）和N末端的结构域（domain L，即CSL）组成的。研究表明CSL具有恢复L型钙通道活性的作用，此外CSL是CaM结合部位的部分激动剂。CS能够调控$Cav_{1.2}$通道的活性，主要通过以下两个方面：一方面，CS的domains 1~4能够抑制Calpain的功能。Calpain能够被体内升高的Ca^{2+}所激活，进而导致通道蛋白的裂解，使通道呈现不可逆的run-down状态。CS能够抑制Calpain，因此能够阻止通道蛋白的裂解，并且直接与通道相互作用而共同调控通道的活性。另一方面，CSL具有钙通道的活化功能。经研究表明，CSL能够与$Cav_{1.2}$C末端的IQ区域以部分Ca^{2+}依赖的方式相互作用，即CSL在有Ca^{2+}和无Ca^{2+}存在的条件下均能够与IQ结合，并且在有Ca^{2+}存在的条件下，CSL与IQ的结合更多。

钙通道的钙依赖性易化作用与钙依赖性失活具重要生理意义。当细胞内游离Ca^{2+}浓度低的时候，Ca^{2+}/CaM首先结合在高亲和力的IQ区段，使钙通道活性增强，钙内流增高。当细胞内游离Ca^{2+}浓度高的时候，Ca^{2+}也能与低亲和力位点结合，产生钙依赖性失活，反馈抑制钙内流。在正常情况下，钙依赖性失活的比重大大高于电压依赖失活。因此，钙依赖性失活功能的丧失，可导致动作电位平台期延长及诱发触发活动。这种病理生理现象在钙通道功能重建的心肌组织中尤为明显。

2. 激动剂——受体门控钙通道（receptor gated Ca^{2+} channel）

激动剂——受体门控钙通道主要由激素、神经递质等配体激动剂结合于其受体后调控。如N-甲基-D-天冬氨酸受体钙通道是在递质结合和膜去极化情况下Ca^{2+}进入神经细胞的通道；ATP受体调节Ca^{2+}通道是ATP结合于其受体后，阳离子与Ca^{2+}进入并激活平滑肌的通道。

3. 机械操纵型钙通道，又称为牵张激活钙通道

质膜上还有一种机械操纵型钙通道，又称为牵张激活钙通道，它对机械牵张敏感，主要与血管内皮细胞感受血液压力，分泌相关因子以影响血管紧张状态有关。

（二）细胞膜钙泵（PMCA）

静息状态下，心肌细胞内游离钙浓度（$[Ca^{2+}]i$）小于0.2 μmol/L，相对于1 mmol/L的细胞外钙来说有着10 000倍的差距，这种差距的维持有赖于细胞膜上的PMCA（Ca^{2+}-ATP酶）与Na^+/Ca^{2+}交换体的正常运作。细胞膜内、外巨大的Ca^{2+}差异，即使少量的Ca^{2+}进入细胞内也可显著增加$[Ca^{2+}]i$而发挥生理或病理作用，所以Ca^{2+}也是细胞外信号传递进胞内的一种灵敏的方式和载体。PMCA催化细胞膜内侧的ATP水解，释放出能量，每水解1个ATP转运一个Ca^{2+}到细胞外，通过磷酸化和脱磷酸化反应引起蛋白构象的变化、转换来完成Ca^{2+}的转运，驱动细胞内的Ca^{2+}排出细胞，形成细胞膜内、外$[Ca^{2+}]$梯度。

PMCA广泛分布在各种类型细胞中，由4个基因编码产生4种亚型。PMCA泵是一条含有10个跨膜α螺旋的肽链，C端有一个能与Ca^{2+}和钙调蛋白（Calmodulin，CaM）复合物相结合的结构域，该部位对PMCA的活性具有抑制作用，即所谓自抑制作用。当$[Ca^{2+}]i$升高时，生成较多的Ca-CaM复合物，后者可以和该部位结合，并解除其对PMCA的抑制作用，从而提高PMCA对Ca^{2+}的亲和力和转运速率，加速Ca^{2+}的外排，这就是"钙内流促进钙外排"，是维持细胞内钙稳态的一个负反馈机制（图2-2-2）。除了CaM，PMCA的活性还受多种因素的调控，如酸性磷脂、蛋白激酶磷酸化、酶解、G蛋白，以及形成寡聚体、心肌梗死等病理因素也显著影响PMCA功能。PMCA和Ca^{2+}有较高的亲和力，但对Ca^{2+}的转运能力却有限，也就是说PMCA是一个低容量高亲和力的酶蛋白，这种特性决定了它无法快速排出大量的Ca^{2+}，因此，心肌中PMCA的功能常常被Na^+/Ca^{2+}交换体所掩盖。但

PMCA可以和低浓度的细胞内Ca^{2+}结合，实现对$[Ca^{2+}]i$持续、精细的调节。

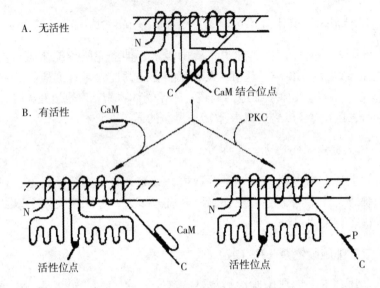

图2-2-2　PMCA结构与活化模型

　　PMCA工作的分子机制如图2-2-3所示，其水解ATP与转运Ca^{2+}是紧密耦联的。PMCA可以有两种状态：E_1态（Ca^{2+}高亲和态）和E_2态（Ca^{2+}低亲和态）。2个Ca^{2+}结合在E_1态酶上（Ca^0E_1），产生稳定的构象，促进与ATP的结合（Ⅱ），使蛋白磷酸化，形成磷酸化中间产物，同时发生Ca^{2+}从膜外侧向内侧移位（Ⅲ），随着酶与Ca^{2+}亲和力降低，导致Ca^{2+}释放到膜内（Ⅳ），在Mg^{2+}参与下，在膜内侧酶磷酸化中间产物水解，形成MgE_2（Ⅵ），它又可与膜外Ca^{2+}结合，恢复到E_1态。在上述反应中，Ca^{2+}对酶的磷酸化EP的生成及Mg^{2+}对EP水解是必需的。

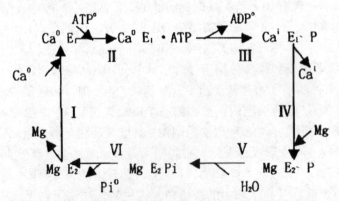

图2-2-3　PMCA工作分子机制（Ca^0：膜外Ca^{2+}；Ca^i：膜内Ca^{2+}）

细胞膜钙泵活性受下列机理调控：（1）钙调素激活。这是一个最主要的调节机制。胞内Ca^{2+}在浓度增加时与CaM结合并使其活化，活化的CaM可进一步与钙泵蛋白C末端结合，使其C末端移开暴露出活性部位而活化，将Ca^{2+}排出细胞。这是一种反馈调节机制。（2）4，5-二磷酸磷脂酰肌醇（PIP_2）激活。当细胞受到某些激素刺激时，使PIP_2水解。首先，PIP_2减少使钙泵活性降低，Ca^{2+}排出量减少；其次，PIP_2水解产物1，4，5-三磷酸肌醇（IP_3）将胞内钙库内质网内Ca^{2+}释放出来，使细胞溶质Ca^{2+}量增加。（3）有限水解活化。胰蛋白酶将钙泵切去C端一个肽段后，暴露出活性中心，使钙泵活化。（4）依赖Ca^{2+}及磷脂的蛋白激酶（PKC）和依赖cAMP的激酶（PKA）均可使钙泵C末端CaM结合区域磷酸化而移开，暴露出活性部位而活化。

（三）Na^+/Ca^{2+}交换体（sodium calcium exchanger，NCX）

NCX是一种广泛分布于膜性结构（细胞质膜、线粒体膜、内质网、分泌小泡膜等）上的阳离子转运蛋白，具有两种转运Ca^{2+}和Na^+的模式：介导Na^+内流、Ca^{2+}外排的前向模式（forward mode）和作用相反的反向模式（reverse mode）。通过这种双向模式，NCX可以对胞质内Ca^{2+}浓度进行快速精确的调节，继而影响细胞内信号转导、细胞生长发育、可兴奋细胞的兴奋及兴奋耦联的相关功能等一系列生理活动，如心肌和骨骼肌细胞的收缩、神经递质的释放、神经胶质细胞的迁移分化、免疫细胞的活化，以及细胞因子与激素的分泌等。1990年心肌NCX（NCX1）被分离和克隆，它主要表达于心脏、肾脏和脑组织，在其他组织也有分布。随后发现NCX1是参与维持心肌钙稳态的重要转运体。近年来，随着研究的不断深入，NCX1成为研究心肌细胞保护的新靶点。

细胞膜内、外Ca^{2+}的巨大梯度差造成了细胞外Ca^{2+}的内向性渗漏，静息状态下，这种Ca^{2+}渗漏被PMCA和NCX的Ca^{2+}外排作用所抵消。在培养的心肌细胞中，由PMCA排出的Ca^{2+}的量占到Ca^{2+}外排总量的10%，而相关研究也表明NCX对Ca^{2+}外排的贡献占到75%。由此看来，PMCA在Ca^{2+}外排的贡献中相对较小，而NCX处于比较重要的地位。NCX在舒张期降低$[Ca^{2+}]i$的作用也因种属而异，在大、小鼠所起作用约占7%，兔、豚鼠、人的心肌约占25%～30%，这与兴奋时经LTCC进入细胞内的Ca^{2+}量基本相等。如上所述，PMCA是一个低容量、高亲和力的酶蛋白，转运Ca^{2+}能力有限，它的功能似乎更多偏向于维持细胞内低钙的环境。同时PMCA也可通过调节神经型一氧化氮合酶活性来调节细胞信号转导通路而调控心肌功能。

1. NCX1基本结构特征

NCX1是糖基化的多次跨膜蛋白，完全成熟后氨基端在膜外，羧基端在膜内，由970个氨基酸残基组成，分子量为110 kD（$\approx 11 \times 10^4$ U）。其大约一半的氨基酸残基构成跨膜部分，剩下的氨基酸残基（约550个）形成一个暴露在细胞质中的部分。拓扑学研究显示（如图2-2-4），NCX1最初有10个跨膜片段（transmembrane-spanning segments，TMs），其中第一个跨膜片段（TM0）会在分子成熟时被信号肽酶（signal peptidase，SPase）裂解，剩下的9个跨膜片段被一个大的胞内亲水性f环（f loop）分为氨基端和羧基端，这个大的胞内亲水性环位于TM5和TM6之间。在NCX1的跨膜片段上，有两个内部重复序列，称为α1和α2重复序列，分别位于TM2～TM3和TM7～TM8之间。此外，f环上存在有Na^+、Ca^{2+}的结合调节位点及一个与Ca^{2+}具高亲和力的次级Ca^{2+}调节位点。在f环的氨基端（219～238氨基酸残基），发现有许多碱性氨基酸散布在疏水性氨基酸之间，氨基酸的这种分布与许多蛋白质上的钙调素结合区域结构相似，具有自动抑制作用，即与结合区域相应的一段肽链对整个蛋白质的功能具有抑制作用。根据这个发现合成了一段与219~238氨基酸残基相应的短肽，这段短肽能作用于TM5和TM6之间疏水性区域中的酸性氨基酸，具有从胞内抑制NCX1的功能，被命名为交换体抑制肽（exchanger inhibitory peptide，XIP）。

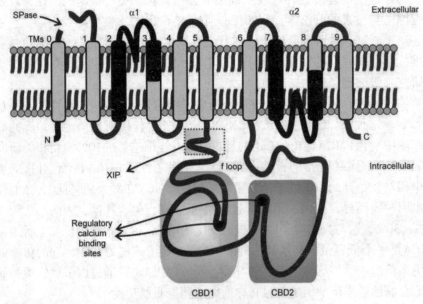

图2-2-4　NCX1的拓扑学模式图

2. NCX活动对胞内Ca^{2+}浓度的调控

NCX1是一种非ATP依赖的双向转运蛋白，它转运的比例是3个Na^+和1个Ca^{2+}，且具有2种工作模式：①Ca^{2+}外流模式，即3个Na^+内流伴随1个Ca^{2+}外流，称为正向Na^+/Ca^{2+}交换；②Ca^{2+}内流模式，即1个Ca^{2+}内流伴随3个Na^+外流，称为反向Na^+/Ca^{2+}交换。两种模式都是生电性的，分别产生内、外向电流$I_{Na+/Ca2+}$，电流方向与Na^+流动方向相一致。NCX1的工作模式及电流强度取决于Na^+、Ca^{2+}的跨膜浓度梯度和膜电位：$I_{Na+/Ca2+}=g_{Na+/Ca2+}$（$Vm-E_{Na+/Ca2+}$），$g_{Na+/Ca2+}$为电导，$Vm$为膜电压。$E_{Na+/Ca2+}$（NCX逆转电位）$\approx 3E_{Na+}-E_{Ca2+}$。$E_{Na+}$、$E_{Ca2+}$分别是$Na^+$、$Ca^{2+}$的平衡电位。静息状态下心室肌细胞$E_{Na+/Ca2+}$为$-10\sim-50$ mV，正于膜静息电位，因此在心肌舒张期NCX1以Ca^{2+}外流模式工作，Ca^{2+}被排出细胞，直到这种模式被打破甚至反转。这种模式是除肌浆网钙泵（SERCA）外舒张期降低$[Ca^{2+}]i$的重要方式。当细胞膜去极化时，细胞膜的电位发生改变，Na^+通过钠通道快速进入细胞内并逐渐积累，细胞内Na^+浓度的升高加剧了NCX1以反向交换模式排出Na^+，使Ca^{2+}内流。实验显示，生理情况下动作电位时程的大部分NCX1都以Ca^{2+}外排模式工作，Ca^{2+}内流模式只发生于动作电位早期，并持续约10 ms。但在一些情况下，比如心肌再灌注损伤NCX1反转模式可得到增强并引起损伤，而通过减少这种反转模式或直接阻断NCX1可产生细胞保护作用；抑制Na^+-K^+-ATPase提高细胞内Na^+浓度或抑制肌浆网的内钙释放以及延长动作电位时程都会增加Ca^{2+}经过NCX1内流。经NCX1内流模式进入胞内的Ca^{2+}诱导引起的内钙释放（以钙促钙）的作用十分微小，大多数人认为主要通过由LTCC内流的Ca^{2+}引发内钙释放。

3. 影响NCX作用的相关因素

（1）膜电位及胞膜两侧的Na^+、Ca^{2+}浓度

当膜电位高于逆转电位，NCX表现为Ca^{2+}外流模式，为正向转运。反之呈现Ca^{2+}内流模式，为逆向转运。Na^+可与NCX上的XIP位点相结合介导Na^+-依赖性失活过程，而Ca^{2+}可与Ca^{2+}调控位点结合去除NCX的Na^+-依赖性失活状态。相关研究发现胞内Na^+浓度3 mol/L的差别就足以造成NCX介导Ca^{2+}内流的显著性差异。在兔心肌细胞中，当胞内Na^+浓度达10 mol/L时，NCX介导的Ca^{2+}内流参与了动作电位的大部分时程，但是当Na^+浓度达7 mol/L时，NCX介导的Ca^{2+}内流仅参与动作电位去极化的起始阶段。相关研究也发现胞内Na^+的种属间的变异性和病理状态下（如心力衰竭、心肌肥大等）升高的胞内Na^+浓度对NCX诱发钙诱导钙释放（Calcium-induced-Calcium-release,

CICR）的效应显得尤为重要。

（2）蛋白激酶

研究发现胞内信号传导复合物对离子通道如LTCC、K⁺通道及ryanodine受体都有调控作用。这些复合物是由激酶、磷酸酶及激酶锚定蛋白（AKAPs）构成。研究发现在体外NCX可被蛋白激酶A（PKA）依赖性磷酸化，提示NCX大分子调控复合物的存在。NCX分子调控复合物包括PKA催化及调控亚基。PKC、丝氨酸/苏氨酸蛋白磷酸酶、PPI、PP2A、PKA锚定蛋白、mAKAPs等调节酶也都可与NCX集合形成复合物。相反，巨膜片钳记录NCX电流发现，在胞内端添加PKA或PKC催化亚基对心肌NCX的调控并没有功能上的改变。目前，关于蛋白激酶对NCX的研究众多，但差异较大，争议较多，蛋白激酶的具体传导通路及作用途径尚未明确。

（3）肾上腺素刺激

目前，β肾上腺素能的刺激是否能对NCX起调节作用仍然存在争议。对β肾上腺素能可增强NCX活性的研究大多局限在细胞水平，亚细胞水平研究较少。近来研究表明酶解分离豚鼠、小鼠、大鼠心脏细胞后，运用电压钳技术记录受到肾上腺素能刺激的NCX电流，发现Na⁺敏感性电流（近似等同于NCX电流）幅度增强。

（4）ATP、温度、pH

NCX的转运取决于胞膜内外的浓度差，不需要ATP耗能。但相关研究发现NCX与K_{ATP}（ATP敏感性钾通道）一样，其活性都会受到ATP磷酸化的影响，相关机制可能通过二磷酸磷脂酰肌醇（PIP2）的介导，而且ATP的效应可以被磷脂酶C（PLC）水解磷脂酰肌醇（PI）所抑制。采用膜片钳全细胞记录豚鼠心室肌细胞NCX电流发现，温度从22 ℃升至34 ℃，NCX电流增大约4倍，而pH的改变对电流没有明显的影响。在22～24 ℃时，同时耗竭胞内ATP和胞内酸化对NCX双向转运功能影响程度小；而在34～37 ℃时，发现电流内向成分抑制程度高于外向成分抑制程度。表明同时耗竭胞内ATP和胞内酸化对NCX的作用具有温度依赖性。

二、肌浆网钙离子流通途径

（一）心肌肌浆网Ca²⁺——ATP酶（SERCA）

肌浆网也存在类似质膜上的钙泵，它靠水解ATP将细胞溶质Ca²⁺逆浓度梯度泵入肌浆网。肌细胞内的肌浆网含有丰富的SERCA，其单体分子量为

$100 \sim 110$ kD，不对称地分布于膜内外，结构与质膜钙泵相似。SERCA活性需要Mg^{2+}，但与Ca^{2+}亲和能力最高，分解1个ATP可以泵入2个Ca^{2+}。研究发现，依赖CaM和cAMP的蛋白激酶可以使屏蔽SERCA活性中心的磷酸蛋白磷酸化后，使其从SERCA活性中心移开，暴露出活性中心，从而使SERCA活化。SERCA在细胞快速转移Ca^{2+}上起主要作用。据测算，当介质Ca^{2+}为0.1，1和10 μmol/L时，SERCA转移Ca^{2+}分别占总量的69%、90%和47%。被泵入的Ca^{2+}可以氧化钙或磷酸钙形式存在，也可被集钙蛋白等Ca^{2+}高亲和力蛋白结合，因而肌浆网总钙可高达5 mmol/L。SERCA也有几个亚类，分别在不同组织或器官的细胞中存在。

SERCA是肌浆网（SR）上的Ca^{2+}摄取通道，包括3个亚型（SERCA1、SERCA2和SERCA3），SERCA2包括SERCA2a和SERCA2b两个亚型，其中SERCA2a在心肌钙调控中受到广泛关注。当[Ca^{2+}]i升高并超过阈值时（$10 \sim 7$ mol/L），SERCA可将胞浆中的Ca^{2+}重新摄取到SR中，使心肌细胞舒张，同时为下一次心肌收缩储备Ca^{2+}。有报道指出，心脏的每一次收缩都是Ca^{2+}协调进出胞浆的过程，细胞钙稳态失衡会导致组织器官功能障碍。SERCA2a的活性控制着胞浆中Ca^{2+}再摄取的速度和SR Ca^{2+}贮量，是心肌收缩和舒张的根本保证。因此，SERCA在心肌心肌兴奋—收缩耦联（excitation contraction coupling，ECC）机制中起着不可替代的作用。此外，受磷蛋白（phospholamban，PLB）作为SERCA的内源性调节因子能够抑制SERCA，通过磷酸化和去磷酸化调节SERCA的活性。新近研究发现，磷酸化的PLB可增强SERCA的活性，进而增加SR中Ca^{2+}摄取的速度，减轻细胞内钙超载，发挥心肌保护作用。

（二）肌浆网Ca^{2+}通道

已证实肌浆网释放Ca^{2+}，也是通过Ca^{2+}通道。肌浆网Ca^{2+}通道蛋白已被提纯，其电流值很高，即Ca^{2+}释放能力很强。肌浆网Ca^{2+}通道调节机制如下（如图2-2-5）：

Ca^{2+}释放通道—兰尼碱受体（RyR）是一个由4个565 kD单体构成的同源四聚体，具有多个亚型，包括RyR1、RyR2及RyR3。RyR分布非常广泛，在中枢神经系统、平滑肌、淋巴细胞，以及胰腺β-细胞中均有表达。

RyR2是广泛存在于心肌细胞SR上介导ECC主要的Ca^{2+}释放通道，通过调节心肌细胞中游离Ca^{2+}的浓度（[Ca^{2+}]i）来控制心肌舒缩。舒张期，胞浆内的低Ca^{2+}浓度使RyR处于关闭状态，随后动作电位扩散到细胞膜并激活LTCC产生去极化，少量的Ca^{2+}由胞外进入胞内，与RyR结合后使之激活，贮存在SR内的Ca^{2+}通过RyR大量释放，最终导致细胞内Ca^{2+}升高引起

心肌细胞收缩。研究表明蛋白激酶A（protein kinase A，PKA）、钙调蛋白
（Calmodulin，CaM）和钙/钙调蛋白依赖的蛋白激酶II（Ca^{2+}/Calmodulin-
dependent protein kinase II，CaMKII）等均是RyR2大分子复合物的一部分，
参与RyR2的调控。如CaMKII在细胞内钙超载时能够被Ca^{2+}激活进而磷酸化
RyR2，诱导RyR2开放。

1，4，5-三磷酸肌醇受体（IP3R）主要位于肌浆网（SR）/内质网
（ER）上，是第二信使三磷酸肌醇（IP3）跨膜转导体系的重要成员。
IP3R有3种亚型（IP3R1、IP3R2和IP3R3），以同源四聚体形式存在，在
血管、胃肠道平滑肌，以及呼吸道平滑肌内都有表达。胞浆内游离的Ca^{2+}
能触发IP3R通道开放，释放SR贮存的Ca^{2+}，使$[Ca^{2+}]i$升高。研究表明，当
细胞内IP3浓度增加时，3个分子的IP3与1个分子的IP3R结合使其受体通
道开放进而释放Ca^{2+}，释放出的Ca^{2+}可扩散到周围进一步激活IP3敏感的
钙库释放Ca^{2+}。然而，在无钙条件下，IP3几乎不能诱导其受体通道开放。
因此，IP3R介导的Ca^{2+}释放受IP3与Ca^{2+}的双重调节。当IP3R的功能特性改
变时，升高的$[Ca^{2+}]i$会活化一系列的Ca^{2+}依赖性蛋白酶，引起相应的病理生
理改变，如心肌肥大、心力衰竭（HF）等。此外，IP3R还参与了调节细胞
增殖、新陈代谢、平滑肌舒缩和细胞凋亡等多种生物学活动。

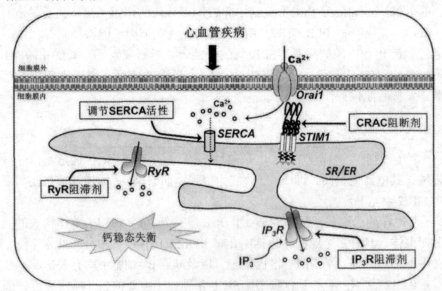

图2-2-5　SR和ER钙调控靶点

此外，SR钙离子感受器-基质交感分子1（STIM1）和Ca^{2+}释放激活Ca^{2+}
通道蛋白质1（Calcium release-activated Calcium channel protein 1，Orai1）
共同组成一类钙库操纵性钙通道——Ca^{2+}释放激活的钙通道（Ca^{2+} release

activated Ca^{2+} channels，CRAC），调节细胞内钙稳态。真核生物可表达两种STIM蛋白：STIM1和STIM2，其中STIM1起主要作用。研究指出，STIM1是SR/ER钙离子"感受器"，通过感受钙库中Ca^{2+}浓度的变化介导CRAC的开放。在静息状态下，STIM1和Orai1分别位于SR和细胞膜上，但当细胞内钙库耗竭时，STIM1聚合形成"斑"状结构向细胞膜靠近，并与Orai1通道相互作用，两者在SR-细胞膜形成功能性CRAC，促使细胞外Ca^{2+}内流。当细胞钙库充盈时，STIM1的活性降低，CRAC通道介导的钙内流途径受到抑制，Ca^{2+}内流减少。研究发现，siRNA消除乳鼠的STIM1基因能降低心肌舒张期Ca^{2+}的水平，降低心肌肥厚发生。也有报道指出，CRAC通道阻断剂GSK-7975A能有效地阻断钙库耗竭引起的外Ca^{2+}内流，降低细胞内钙超载。因此，阻断CRAC通路，抑制外Ca^{2+}内流有望成为治疗心血管疾病的有效途径。

三、线粒体钙离子流通途径

线粒体作为细胞内的能量工厂，其提供的能量约占细胞生命活动所需能量的95%。此外，线粒体还参与细胞凋亡、细胞周期调控及细胞发育调节等生理活动。研究发现，无论是分离的还是体内的线粒体都可以自发吸收和释放Ca^{2+}。研究表明，Ca^{2+}不但能被线粒体吸收和释放，而且线粒体的钙吸收和释放在维持胞浆钙稳态中起到十分重要的作用，线粒体内自由Ca^{2+}的浓度与其能量代谢水平和膜的通透性改变密切相关，线粒体的钙吸收和释放过程也会对细胞内的钙信号进行修饰，该过程的异常与心脏病、癫痫和神经退行性疾病等的发生关系密切。

线粒体是具有双层膜的钙存储细胞器，Ca^{2+}分布在其膜间隙和线粒体基质中。由于线粒体外膜的Ca^{2+}高通透性，膜间隙内的Ca^{2+}浓度与胞浆内的钙浓度相当。在静息状态下，线粒体基质内的Ca^{2+}浓度（-100 nmol/L）与胞浆内相当。当细胞处于兴奋时，胞浆内的Ca^{2+}浓度可以达到$2 \sim 3$ μmol/L，而此时，线粒体基质内的钙浓度可以上升至10 μmol/L，甚至更高（500 μmol/L）。

（一）Ca^{2+}穿梭线粒体外膜

线粒体外膜上的电压依赖性阴离子通道（VDAC）是受线粒体外膜电势调控的一类选择性通道。目前，发现人源线粒体中构成通道的蛋白存在VDAC1 ~ VDAC3三种形式，它们有着组织表达差异性，且能够与不同的调节蛋白相互作用而行使功能。VDAC是许多阴离子、阳离子和线粒体代谢底物的转运通道，这其中也包括Ca^{2+}。脂质体实验表明，开放状态的VDAC直径大小在3~4 nm，能够允许小于5 kD的分子自由通过；鼠VDAC1-Ca^{2+}晶体结构及叠氮化钌（AzRu）结合显示VDAC1中的两个谷氨酸即为Ca^{2+}结合位点。相关研究在HeLa细胞和骨骼肌细胞中过表达VDAC1时发现，在激动剂诱导内质网Ca^{2+}释放的同时，线粒体内Ca^{2+}浓度升高的幅度高于对照组；反之，消除VDAC1则线粒体内的Ca^{2+}浓度会降低。结合上述现象，认为Ca^{2+}可以自由穿梭VDAC，VDAC的拷贝数决定线粒体外膜转运Ca^{2+}的能力。

（二）Ca^{2+}由膜间隙进入线粒体基质

1. 依赖线粒体Ca^{2+}单向吸收体（MCU）的单向钙吸收

在依赖MCU的单向吸收过程中，Ca^{2+}是单一的被吸收而不伴随其他离子的跨膜转运；无论是氧化磷酸化、ATP水解还是K^+载体——缬氨霉素（valinomycin）建立的内膜跨膜电势都可以激活此吸收过程；单向吸收动力学方程具有电化学扩散过程特征。因此，Ca^{2+}依赖MCU进入基质的过程是一个依赖于线粒体内膜电势、不需要额外能量、Ca^{2+}顺电化学梯度扩散的过程。依赖MCU单向吸收的过程除了转运Ca^{2+}外，其活性还受胞浆Ca^{2+}浓度的调节，特别是当胞浆Ca^{2+}浓度持续上升时，其活性会受到抑制。此外，其他离子、化合物及药物类分子也可抑制此吸收过程，主要有：（1）可以被单向吸收方式所转运的竞争型抑制剂，如锶离子（Sr^{2+}）、锰离子（Mn^{2+}）、钡离子（Ba^{2+}）、亚铁离子（Fe^{2+}）及镧系元素离子（La^{3+}、Gd^{3+}和Pr^{3+}等），MCU对它们的选择为$Ca^{2+} > Sr^{2+} \geqslant Mn^{2+} > Ba^{2+} > Fe^{2+} > La^{2+}$。（2）不能被单向吸收方式所转运的抑制剂，包括：①镁离子、氢离子和聚氨类，它们可能通过结合或屏蔽转运位点而抑制Ca^{2+}的转运；②钌红、钌360和六胺合钴等强效型抑制剂，它们可结合MCU的Ca^{2+}结合位点，从而起抑制作用。虽然目前已经鉴定出了MCU及其部分调节蛋白的基因，但仍需要进一步深入研究。

2. 快速线粒体钙吸收（RaM）

细胞内的钙信号通常是以钙脉冲的形式出现，钙脉冲峰值通常在1 μmol/L。通过模拟细胞内的钙离子脉冲，可以测定鼠肝脏线粒体在不同Ca^{2+}浓度下的钙吸收曲线。结果表明，所有吸收曲线都很好地吻合单向吸收过程。然而，如果将吸收曲线的时间轴外推至零点，就会发现线粒体在每一个脉冲开始的短时间内会吸收大量的Ca^{2+}；此吸收模式在哺乳类及鸟类的心脏、肝脏和大脑等组织中广泛存在。此外，估算发现，此吸收模式的速率为单向吸收的1000倍以上，由此人们称之为快速线粒体钙吸收RaM。RaM可以被线粒体外高浓度的Ca^{2+}所抑制，而当Ca^{2+}浓度降低到一定值（鼠肝脏线粒体为100 nmol/L）时，RaM就可以在短时间内再次被激活。因此，根据RaM具有转运速率高、可以被低浓度Ca^{2+}反复激活的特征，有实验推测不处于钙微区的线粒体在不能利用MCU单向吸收钙离子的情况下，可以利用RaM调控ATP合成的速率，以满足细胞的能量代谢需求。目前，RaM所依赖的分子机制研究进展缓慢，通过对比RaM与MCU抑制剂及其动力学过程，人们推测RaM可能为MCU的不同构象。

3. 依赖线粒体兰尼碱受体（mRyR）的钙吸收

兰尼碱受体（ryanodine receptor，RyR）是内质网/肌质网上负责将Ca^{2+}释放至胞浆中的一种钙通道，且是已知最大的钙通道（>2 MD）。目前已鉴定出三种兰尼碱剪切形式，分别是RyR1、RyR2和RyR3，它们会形成同源四聚体来行使通道功能；三种剪切形式有着不同的药理学特征和组织表达特异性。相对于内网上存在RyR的事实，线粒体内膜（嵴）上是否存在RyR目前仍处于争论之中。利用免疫电镜和免疫杂交等手段，相关实验发现存在一个600 kD大小的线粒体兰尼碱受体mRyR定位在鼠心脏线粒体嵴上，且与RyR1相似；由于线粒体存在内膜负电势，研究认为mRyR在生理条件下行使线粒体Ca^{2+}吸收功能，线粒体Ca^{2+}过载时则会介导线粒体Ca^{2+}的释放，且其活性受胞浆内Ca^{2+}浓度的调节。然而，有研究认为鼠心脏线粒体嵴上不存在mRyR。此外，也有相关实验报道在鼠脾脏静脉窦上皮细胞线粒体嵴上也存在mRyR，并与RyR3相似。因此，是否存在mRyR还需要进一步的验证。

（三）线粒体的Ca^{2+}释放

1. Na^+依赖的Ca^{2+}释放（mNCX）

mNCX主要存在于心脏、大脑、骨骼肌、腮腺等兴奋组织，以及大多数癌症组织中。mNCX介导Ca^{2+}与Na^+交换的过程中，Ca^{2+}可以被Sr^{2+}替代，Na^+可以被Li^+替代。通过大量的研究认为mNCX介导Na^+与Ca^{2+}交换的过程中，Na^+与Ca^{2+}的比例为3而不是2。地尔硫䓬、氯硝安定及苯并硫氮杂䓬类化合物（例如CGP37157）可以作为mNCX的抑制剂，其中CGP37157最为常用。但是，这些化合物的抑制效果具有细胞类型依赖性。此外，K^+和质子对mNCX也具有一定的调节作用，这种调节作用依赖于膜电势。虽然已鉴定出线粒体mNCX的基因——NCLX，但目前关于NCLX的功能和结构研究很少，存在许多急待解决的问题。

2. Na^+非依赖性的Ca^{2+}释放（NICE）

在发现mNCX的同时，研究者发现在肝脏、肾脏、肺和平滑肌等非兴奋组织中存在Na$^+$非依赖的Ca^{2+}释放途径，即NICE。NICE除了能够介导释放Ca^{2+}，还能够释放Sr^{2+}、Ba^{2+}和Mn^{2+}。因此，人们认为NICE不仅仅是Ca^{2+}释放的方式，而且是线粒体内二价离子释放的统一模式。研究表明，NICE介导Ca^{2+}释放是一个电中性的过程——即它介导两个H$^+$和一个Ca^{2+}的相对转运，因此，人们认为NICE介导Ca^{2+}释放所需能量完全等价于质子运输过程中释放的能量。但是，计算表明NICE释放Ca^{2+}所需的能量是质子电化学梯度的3.5~47倍，因此推测NICE介导Ca^{2+}释放的过程中还需要其他的能量来源。据报道，NICE除了可以被一些氧化抑制剂和解耦联剂抑制外，还可以被钌红抑制。迄今为止，关于NICE的分子机制研究进展缓慢。

3. 其他Ca^{2+}释放途径

膜片钳实验研究发现，在人脑线粒体中，二酰基甘油（diacyl glycerol，DAG）能够激活对镧敏感的阳离子通道，说明存在DAG激活的阳离子通道DCC（DAG-activatedcation-selective channel）。虽然体内实验表明DCC能够介导线粒体释放Ca^{2+}，但在DCC单独重组的脂质体实验中，并没有发现其具Ca^{2+}转运活性。结合电导和抑制剂实验，研究者推测DCC参与的线粒体Ca^{2+}释放需要除DCC以外的其他分子参与。已有的动力学数据表明，线粒体内膜上已知的Ca^{2+}释放途径的释放速率小于其吸收速率，因此，必然存在其他的Ca^{2+}释放途径，以避免正常线粒体的钙过载。有人认为线粒体通透性转变孔道mPTP可以通过在短暂的开放和关闭之间进行跳跃（Flicker），来参与正常线粒体的Ca^{2+}释放。但是，mPTP是否行使Ca^{2+}释放仍然是一个疑问——mPTP是一个高通量、低选择性的激活孔道，它可以被高浓度Ca^{2+}激活而开放；然而，当mPTP被持续性激活后就有可能导致细胞凋亡。因此，研究者认为即使mPTP以Fliker形式参与正常线粒体的Ca^{2+}释放，它也需要精确的调控。

四、钙转移系统与心血管疾病

Ca^{2+}在心肌细胞和平滑肌细胞的功能与代谢活动中发挥着关键性的调节作用，它不仅是细胞兴奋—收缩耦联中的重要因素，而且参与细胞内的信号转导、动作电位的形成和各种代谢活动。因此，钙稳态失衡可引起细胞功能障碍和代谢紊乱，甚至导致细胞死亡。

（一）心力衰竭

心力衰竭是指心肌的舒缩功能障碍而导致泵血功能降低，其发病机制与心肌钙转运失常密切相关。心力衰竭动物和患者心肌细胞内Ca^{2+}的周期性变化异常，例如扩张性心肌病患者静息水平Ca^{2+}浓度比正常人明显升高〔（165±61）nmol／L对（96±47nmol／L）〕，而钙增高的峰值却明显降低〔（367±109）nmol／L对（764±249）nmol／L〕；而且心力衰竭患者细胞内Ca^{2+}上升与下降所需的时间都明显延长。正常情况下心肌收缩时，需要细胞膜钙内流和肌浆网钙释放引起胞浆Ca^{2+}浓度快速上升；而心肌舒张时，需要细胞外钙内流和肌浆网摄取使胞浆Ca^{2+}浓度迅速降低，心力衰竭的钙转运异常主要表现为细胞膜钙内流、钙外排和肌浆网钙转运障碍。

1. 肌浆网钙转运功能障碍

由于肌浆网是心肌收缩所需钙的主要来源，也是心肌钙储存的主要场所，所以肌浆网的钙转运失常在心力衰竭的发生与发展中起关键作用。

（1）肌浆网钙释放功能的改变

心肌肌浆网RyR的含量远高于IP3R，肌浆网RyR钙诱发的Ca^{2+}释放是心肌收缩所需Ca^{2+}的主要来源，而IP3R的Ca^{2+}释放受激素影响，调节心肌收缩力的强弱。除因LTCC异常使Ca^{2+}内流减少造成肌浆网Ca^{2+}释放减少外，晚期心力衰竭患者心脏RyR2 mRNA和蛋白表达量亦降低，而IP3R mRNA却升高。例如，缺血性心肌病患者左室RyR2 mRNA降低29％，IP3R mRNA增加98％；扩张性心肌病患者左室RyR2 mRNA降低32％，IP3R mRNA增加143％，这表明心力衰竭晚期表现出RyR2下调和IP3R。在狗、兔和大鼠的心力衰竭模型，也观察到RyR2 mRNA降低和IP3R升高。结扎大鼠主动脉造成心肌肥大的模型，发现RyR2 mRNA表达降低出现在有明显血流动力学异常之前。RyR功能抑制和数量减少使肌浆网钙释放不足，心肌收缩力降低。由于心脏自身功能障碍，心脏更依赖交感神经系统提供有效的收缩动力，IP3R mRNA上调可能是衰竭心脏增加对激素调节敏感性的一种机制。但动物实验和临床研究也发现心力衰竭时RyR含量可以无变化。

（2）肌浆网钙摄取减少

心力衰竭时心肌钙调节紊乱的最主要环节是肌浆网钙泵功能障碍。在轻度损伤的心肌，肌浆网钙泵的功能可代偿性升高，而随着心肌损伤的加重，钙泵功能逐步降低。临床研究中发现，无论是缺血性、肺源性、瓣膜性、扩张性或是肥厚性心脏（肌）病，多数心力衰竭患者钙摄取率、ATP酶活性和钙泵蛋白含量均降低，特别是所有检测了SERCA2 mRNA表达的患者，均显示其钙泵mRNA水平比无心力衰竭者降低36％～60％，这提示肌浆网钙泵基因转录异常造成的钙泵数量减少是引起钙泵功能障碍的重要机制。在非衰竭心脏，虽然SERCA2 mRNA水平无显著降低，但钙泵功能已明显抑制，这表明肌浆网钙泵功能改变除了基因转录和蛋白质翻译水平的异常外，翻译后功能的调节也起着重要作用。肌浆网钙泵功能的降低往往与左心室射血功能抑制呈正相关。提示肌浆网摄钙异常是心力衰竭时心肌舒缩功能障碍的主要原因。心力衰竭时心肌受磷蛋白可以减少或不变。相关研究发现衰竭心脏钙泵蛋白水平比受磷蛋白水平下降更为明显，这提示钙泵与受磷蛋白之间的比例发生了改变，受磷蛋白对衰竭心脏比对非衰竭心脏钙泵功能的抑制作用更加明显。对心力衰竭的动物和患者的研究发现，calsequestrin和calreticulin的mRNA和蛋白水平均无变化，提示肌浆网钙储存不参与钙转运功能降低的发病机制，也说明心力衰竭时细胞对不同蛋白质表达的调控机制是不同的，心房肽水平升高；肌浆网RyR和钙泵水平多降低，而钙结合蛋白无明显变化。

2. 肌膜钙转运功能障碍

（1）钙内流障碍

细胞膜钙内流的数量和持续时间是触发肌浆网钙释放的关键。此外，钙内流还参与心肌细胞去极化、产生动作电位平台期并介导起博活动和冲动传导。心力衰竭时钙内流减少的机制是：①钙通道数量减少。有实验报道，在心肌梗死引起的中晚期心力衰竭大鼠，LTCC密度降低，且与心功能进行性下降呈平行关系，提示钙通道减少引起的钙内流减少与心力衰竭的发展有关。在缺血性或扩张性心肌病所致心力衰竭患者也发现心肌LTCC mRNA表达降低。②钙通道开放减少。β肾上腺素受体活化后经Gs刺激腺苷酸环化酶，增加cAMP生成，通过蛋白激酶A增加钙通道磷酸化，促进钙通道开放并延长开放时间。心力衰竭时心肌局部去甲肾上腺素含量减少，特别是β肾上腺素受体减敏使儿茶酚胺介导的钙通道磷酸化程度降低，Ca^{2+}内流减少。

（2）钙外排障碍

为了维持胞浆和细胞器Ca^{2+}浓度稳定，在动作电位期间由细胞外进入的Ca^{2+}必须被泵出细胞，这是通过钠钙交换和细胞膜钙泵完成的。实验表明，心力衰竭时的钙外排减少主要是由于细胞膜钙泵功能抑制或钙泵数量减少，钠钙交换蛋白变化不大，甚至可能代偿性增高。在心功能障碍早期就可见细胞膜钙泵蛋白水平和mRNA水平下降，而钠钙交换蛋白mRNA无明显变化。因扩张性心肌病而致心力衰竭患者，钠钙交换蛋白mRNA增加55%；冠状动脉缺血所致心力衰竭患者mRNA增加41%，而细胞膜钙泵mRNA表达均减少。蛋白水平有相似变化，但蛋白量的变化不如mRNA改变明显。糖尿病大鼠心肌细胞膜钙泵功能比对照鼠明显降低，Ca^{2+}-ATP酶活性也受到抑制，使用胰岛素治疗可使细胞膜钙泵功能得到改善。心肌细胞膜钙内流减少，对肌浆网钙释放的刺激降低；钙外排减少促进钙超载的发生和发展，导致心肌舒张功能障碍。

综上所述，心力衰竭时肌浆网钙泵功能异常造成其摄钙量减少，胞浆游离Ca^{2+}水平升高，使心肌舒张不全。随心力衰竭程度的加重，SERCA2转录和翻译受损、钙泵数量降低、肌浆网摄钙能力进一步降低，胞浆游离Ca^{2+}明显升高。除心肌舒张不全外，肌浆网摄钙能力的降低还影响到下一个心动周期的肌浆网钙释放，加之钙释放通道的损伤，使肌浆网释放钙减少，心肌收缩力减弱。因而，肌浆网钙转运异常是心力衰竭时心肌舒缩功能障碍的重要的细胞和分子机制。细胞膜LTCC和钙泵功能损伤也对心功能抑制起辅助作用。

（二）心肌缺血—再灌注损伤

短暂缺血后再灌注使缺血性损伤进一步加重的现象称为缺血—再灌注损伤，心脏是易于发生缺血—再灌注损伤的器官之一。研究表明钙超载、自由基增加和白细胞激活是缺血—再灌注损伤的主要发病机制。再灌注早期，大量细胞外钙进入细胞内，使胞浆游离Ca^{2+}浓度升高，进而造成心肌收缩力降低、心律失常甚至心肌坏死。再灌注时钙内流的机制是：

1. Na^+–Ca^{2+}交换蛋白的过度激活

（1）缺血期ATP含量减少，Na^+—K^+—ATP酶抑制，使细胞内Na^+浓度升高。再灌注使缺血细胞重新获得氧和营养物质的供应，细胞内Na^+升高迅速激活胞膜Na^+—Ca^{2+}交换蛋白，以加速Na^+外运，同时使大量Ca^{2+}内流。

（2）缺血期酸中毒使细胞内H^+浓度升高，激活Na^+—H^+交换蛋白，将H^+外运，Na^+内移。细胞内Na^+浓度增加进一步激活Na^+—Ca^{2+}交换蛋白。

（3）缺血—再灌注时儿茶酚胺释放增加，亦可通过激活PKC促进Na^+—Ca^{2+}交换蛋白磷酸化，增加Ca^{2+}内流。

2. 细胞膜通透性增加

缺血—再灌注时生成的自由基和激活的磷脂酶均可破坏细胞膜磷脂，使膜的通透性增加而流动性降低，细胞外Ca^{2+}顺浓度差大量流入细胞，胞浆Ca^{2+}浓度升高。缺血—再灌注时，心肌肌浆网钙泵功能也受到抑制，促进钙超载的发生和发展。钙超载可从多个方面造成心肌损伤，例如抑制线粒体氧化磷酸化、引起再灌注性心律失常和产生心肌顿抑等。

（三）心肌肥厚

心肌肥大是血流动力学超负荷的一种代偿性反应，是临床上许多心血管疾病共有的病理过程。研究表明心肌肥大涉及细胞内钙失衡、蛋白激酶活化及代谢紊乱等因素，其中钙失衡是关键因素。研究发现，CaMKII在肥厚心肌中的表达增加，可诱导RyR过度磷酸化，引起胞内钙紊乱，给予CaMKII抑制剂KN-93和RyR阻滞剂雷尼丁均能明显抑制肥厚心肌的触发活动和室性心律失常的发生。用RyR2转基因（RyR2$^{+/-}$）小鼠复制心肌压力超负荷模型后，发现与正常组比较，RyR2$^{+/-}$组心脏中SERCA2的活性增加，Na$^+$—Ca^{2+}交换体的活性降低，心肌重构减轻，提示RyR2在压力超负荷诱导的心肌肥大中发挥重要作用。下调RyR2的表达，能有效地减少心肌肥大的发生。另有实验证实大鼠发生心肌肥厚时，由于IP3R释放的Ca^{2+}增多，肥厚心肌细胞对心律失常的敏感性上升，是肥厚心肌易触发心律失常发生的重要机制。STIM1是钙库操纵性Ca^{2+}内流（store operated Calcium entry，SOCE）通道激活必不可少的因子。在血管紧张素II诱导的大鼠心肌肥厚模型中，STIM1依赖性SOCE能够激活钙调磷蛋白磷酸酶，触发活化T细胞核因子核转位，引起相关基因蛋白的表达增加，介导心肌重构和肥大发生；而下调STIM1能显著抑制心肌肥厚的生长。SERCA作为SR内Ca^{2+}转运泵，将胞浆钙摄入SR储存是一个高度耗能的过程，健康大鼠高表达的SERCA有助于提高心肌的舒缩功能，而在肥厚心肌内SERCA高表达带来的益处会因能量供应不足而受到限制。

第三节　心肌细胞钙信号与心肌兴奋—收缩耦联

一、钙信号的产生与终止

钙信号的产生与终止是细胞内Ca^{2+}增减、波动的结果。当某种外界刺激达到细胞表面时，处于细胞膜上及内质网（或肌浆网）膜上的钙通道开放，胞外或内质网钙库中Ca^{2+}释放至细胞溶质中，使细胞溶质内的Ca^{2+}浓度增高，这是钙信号产生的途径。

在某些细胞，细胞膜Ca^{2+}通道的开放是产生钙信号的主要途径。如神经末梢，Ca^{2+}是释放神经递质的信号。动作电位到达神经末梢，引起电压门控Ca^{2+}通道的开放使胞外Ca^{2+}进入胞浆，引起一系列导致递质释放的生化反应。而在另一些细胞如肌细胞，胞内钙库（主要是肌浆网膜）Ca^{2+}通道的开放是产生钙信号的主要途径。在某些情况下，可能需要两种形式的配合。一些资料表明，线粒体内膜上释放Ca^{2+}的Na$^+$/Ca^{2+}交换体在Ca^{2+}信号发生时似乎不起作用，因为线粒体内Ca^{2+}浓度不高，释放Ca^{2+}十分缓慢，IP3也不能引起线粒体释放Ca^{2+}。

钙信号的终止可能首先与细胞溶质缓冲Ca^{2+}能力有关，即当Ca^{2+}进入细胞溶质引起局部Ca^{2+}浓度升高，随后即被细胞溶质中可结合Ca^{2+}的物质所缓冲，使其不能任意扩散，从而具有空间时间局限性质，这对分别调控依赖Ca^{2+}的各种功能是必要的。但是细胞溶质这种缓冲能力十分有限，对终止强而持续Ca^{2+}信号，需要将细胞溶质Ca^{2+}排出胞外或进入胞内钙库，即质膜上和内质网上的钙泵起到这种作用。细胞溶质中Ca^{2+}浓度增加到1 μmol/L左右即可与CaM结合，进而直接或间接地激活这两种钙泵，将细胞溶质Ca^{2+}降到细胞静止状态的水平。线粒体由于内向转移Ca^{2+}系统与Ca^{2+}亲和力低，常常在细胞溶质Ca^{2+}达到5~10 μmol/L以上才能有明显转移的能力，因此，它在终止激活细胞的Ca^{2+}信号方面作用不大。

二、钙瞬变——发生于心脏兴奋收缩耦联时的全细胞性钙瞬时性增高

在研究心肌细胞钙转运时，除了以细胞内静息钙浓度（resting $[Ca^{2+}]i$）作为指标外，这些年来较为热门的是观察心肌细胞的钙瞬变（瞬时性钙增高，Calcium transient）。

（一）钙瞬变信号的表现形式

1. 钙火花

"钙火花"是细胞钙信号转导的一个基本单位，由程和平、Cannell和Lederer于1993年在心肌细胞中首次发现并命名。当内质网"钙释放单位"（含50~300个簇状排列的钙释放通道分子）激活时，胞浆自由Ca^{2+}浓度局部瞬态增高，即产生钙火花。钙火花广泛参与心脏搏动、血管张力、骨骼肌收缩、神经递质释放、细胞迁移等重要生命活动过程的调控，而钙火花异常则与心力衰竭、心律失常、高血压、肌萎缩等重大疾病直接相关，与细胞和机体衰老也有一定关联

（1）钙火花种类

①自发性钙火花

在静息的心肌细胞中，钙火花会突然随机出现在本来十分平静的钙信号背景中，其荧光信号可在10 ms内陡升一倍，然后在20 ms内消失；直径大小约2 μm，体积约8 fL。自发钙火花并不需要通过L型钙通道（L-type Ca^{2+} channel，LTCC，也称为二氢吡啶受体，dihydropyridine receptor，DHPR）或其他跨膜通路进入胞内的钙离子来触发。除去胞外的Ca^{2+}或用药物特异阻断LTCC后，短时间内仍可在-80 mV的静息电位下观察到自发钙火花。自发钙火花的产生

甚至不需要完整的质膜，因为在皂角苷处理破坏心肌细胞膜后，也能观察到自发钙火花。假设一个细胞中通常含106个兰尼碱受体（ryanodine receptor，RyR），若在该细胞中每秒观察到有100个自发钙火花，那么我们计算得到RyR的开放频率10^{-4} S^{-1}。因为钙火花直接反映RyR开放，我们可以在实验中通过检测钙火花的发生来显示RyR在细胞中的活动。我们发现RyR的开放频率（P0）受到亚空间钙浓度（$[Ca^{2+}]subspace$）、肌浆网钙浓度（$[Ca^{2+}]_{SR}$），以及作用于RyR的药物影响。也有报道称自发钙火花是由某个肌浆网终池钙超载而引发的，但到目前为止还没有直接的证据证实这一假说。

②受激钙火花

心肌细胞兴奋—收缩耦联时，经电压门控的LTCC内流的Ca^{2+}可通过钙致钙释放（Ca^{2+}-induced Ca^{2+} release，CICR）机制触发钙火花。受激钙火花与自发钙火花相比，个性特征几乎完全一样，但在触发机制上有其自己的特点。去除胞外Ca^{2+}（以Ba^{2+}代替胞外Ca^{2+}）或在钙离子流的反转电位（+80 mV）以上，是检测不到诱发性钙火花的。这些发现证明，在心肌细胞电兴奋过程中，钙火花是由通过LTCC进入细胞的Ca^{2+}激发的，如图2-3-1。

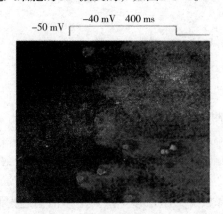

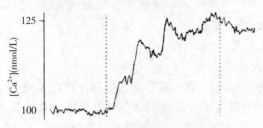

图2-3-1　去极化引发的钙火花

应用全细胞膜片钳技术和胞内定位的钙指示剂fluo-3，小范围去极化（钳制电压从-50 mV到-40 mV）引起时间空间随机发生的钙火花。这些散在钙火花的总和决定了全细胞钙信号的时程和振幅。

钙火花广泛存在于各类动物的心室肌细胞中，包括大鼠、小鼠、兔子、貂、几内亚猪、狗、鸟类和人；在心脏肌条及完整的灌流心脏中已记录到了类似钙火花的信号。心房肌细胞中的自发钙火花的频率更高，时程更长（在12 ms内有300 000个Ca^{2+}释放，心室肌中7 ms内有100 000个Ca^{2+}释放），且多出现在细胞边缘；动作电位可直接激发膜下的钙火花，膜下钙火花进一步激活CICR产生向细胞内传播的钙波（Ca^{2+} wave）。窦房结细胞中存在节律性的钙火花，可引起心脏舒张期的去极化，后者是通过激活生电性的Na^{+}/Ca^{2+}交换而实现的。因此，一种观点认为钙火花是调控心脏起搏的"Ca^{2+}钟"，与传统的"电生理钟"一起参与调控心脏节律。在体外培养的由干细胞分化而来的心肌细胞中也同样检测到了钙火花信号，在RyR2基因敲除后，这些钙火花则不复存在。在心脏纤维原细胞及H9c2等心肌细胞系中，也发现有钙火花。因此，几乎所有种类的心脏细胞都能产生钙火花。

③其他种类细胞中的钙火花

由胞内钙释放引起的微区域钙信号几乎在所有细胞中都存在，特别是在骨骼肌、平滑肌、神经分泌细胞（如嗜铬细胞）及含有不同亚型RyR的神经元细胞中。在爪蟾卵母细胞中由IP3R产生的离散的钙信号和其他相关的更小的钙释放事件被分别称为"钙烟"（Ca^{2+} puff）和"钙斑"（Ca^{2+} blip）。即便是在非可兴奋性细胞中，如内皮细胞、少突祖细胞和HeLa细胞等，局部钙释放事件也呈现与钙火花类似的特点，这些钙释放事件被认为是由RyR或IP3R或两者共同介导的。

（2）钙火花的产生机制

①钙火花的触发

LTCC与RyR的耦联：RyR为四聚体，在心肌细胞中，钙通道蛋白与RyR蛋白的比例约为1：5～1：10，它依赖于不同的种属。陷入细胞内的横管上的钙通道蛋白与肌浆网的RyR蛋白紧密相邻，形成二联体。两者之间的距离在12 nm左右，这个结构对钙火花的触发至关重要。

RyR的开放数量：RyR在肌浆网上呈簇状分布，多少RyR开放产生一个钙火花，至今仍有争议。人们将RyR重组到人造脂双层膜上，测量通过单个RyR通道的电流大小，结合钙火花的信号大小，估算一个钙火花包含一个或若干RyR。一些人支持钙火花来自于单个RyR开放的观点。首先，实验观察到的钙火花是独立的。如果一个钙释放单位内存在多个RyR通道，如果没有有力的协同开放机制，通道的开放必然会有时间上的差别。Song et. al 对大鼠心肌细胞实验认为，钙火花更有可能是单个RyR的钙释放所引起，因为肌浆中Ca^{2+}显著耗竭后，钙火花仍然存在。Lipp et. al 应用双光子技术对豚鼠心肌细胞进行研究，记录到了小于钙火花20～40倍的信号，这种信号可以被肌浆网钙耗竭所抑制，据此推论存在一种幅度低于钙火花的肌浆网钙释放事件，命名为钙夸克（Calcium Quark），来源于单个RyR的开放。

近年来的研究认为，钙释放单位内存在多个RyR通道。Lopez et. al 对心肌细胞的实验结果显示，钙火花是由一个或少数几个成簇状分布的RyR开放产生的。Bridge等人在小鼠心肌细胞上应用动作电位触发钙火花，通过噪声分析一个钙火花至少有18个RyR开放，且它们的开放是"全和"的。Wang et. al 记录到了单个LTCC开放的信号——钙小星（Calcium Sparklet），并且计算得出一个钙小星触发4～6个RyR开放。

一簇RyR的钙释放被认为是由一个LTCC的开放所触发。一旦钙火花发放，其时程就由钙释放通道的内在特性所决定。LTCC在去极化过程中可以继续或再开放，但并非每次LTCC开放都激发一个钙火花。在兔子心肌细胞上测得钙通道密度为18个/μm^2，在最大电流时仅有3%的钙通道是开放的。因此，每次LTCC开放是否触发钙火花由许多因素所决定，如每次通过钙通道的Ca^{2+}的数量，RyR的敏感性及RyR的不应期等。

在去极化过程中，钙火花的发生时间、位置变化很大，其发生率直方图呈非有序分布，即钙火花的触发是随机性。由于在正常情况下，RyR对胞内的钙敏感性低，它产生的钙火花并不激活临近区域RyR的钙释放，那么当LTCC开放概率很低时（静息膜电位下），钙火花的发放应当是随机的低概率事件并符合Poisson分布。相关实验表明，在静息状态下（–80 mV），自发性钙火花存在LTCC依赖性和非依赖性两种激活机制，且钙火花发生频率各占一半，并估算LTCC的开放概率约为10^{-5}，但LTCC非依赖性激活机制并不十分清楚。

此外，基本钙释放事件的概念也适用于其他主要细胞钙信号通路，如IP3受体。在这个通路中，空间局部的瞬变信号（Ca^{2+} puff）非常相似于钙火花。但是puff并不是IP3调节钙释放的基本单位，因为还有更小的瞬变（Ca^{2+} blips）被探测到。Blips一定是通过多通道引起的钙释放，它类似于心肌上的钙夸克。关于多少Ca^{2+}与一个RyR结合触发一个钙火花的问题仍然有争议。一些实验表明如果两个Ca^{2+}激活一个RyR开放的假设成立，钙火花的发放频率与LTCC单通道电流（或局部钙浓度）的平方正相关。可是，峰电流与钙瞬变最大上升速率之间呈线性相关，这意味着只有一个Ca^{2+}激活一个RyR引起钙释放。

②钙火花的终止

钙火花的终止主要通过RyR失活，使钙不能再释放，其机制仍不清楚，有如下假说：

随机关闭：如果LTCC和所有的RyR同时关闭，局部的钙浓度将下降很快，否则又被激活。它只适用于一个LTCC和1~2个RyR。如果钙火花的来源是单个RyR的开放，那么其终止过程即为单通道的随机关闭。通道关闭之后，由于Ca^{2+}的迅速扩散，在ms量级的时间内，局部钙浓度降至胞浆水平，不会再度触发通道的开放。如果一个钙释放单位包含一簇RyR，RyR可以彼此之间互相触发。这时信号终止的建立依赖于所有钙释放通道的关闭时间互相重叠，从而在某一时间同时关闭。

肌浆网局部耗竭：由于RyR和肌浆网钙泵处于肌浆网不同部位，钙释放可能使肌浆网内Ca^{2+}局部耗竭而来不及补充，引起钙释放终止。但这不能解释钙释放的关闭，因为看到有非常长的钙火花，它们并不随着时间的延长而下降，因此从肌浆网其他区域扩散的钙能够阻止局部肌浆网钙耗竭。可是在钙瞬变时整个肌浆网内的钙都下降，由于肌浆网内的钙调节RyR闸门，因此肌浆网内的钙下降能够关闭整个肌浆网钙释放。这就是为什么在很大的钙释放时肌浆网内钙含量不低于50%，这也是为什么不能完全解释钙火花的关闭或肌浆网钙释放的终止。

RyR通道的钙依赖性失活和适应性：已报道RyR失活有两种类型，两者都依赖于胞内钙浓度。一种类型失活像Na^+通道一样，RyR直到它完全恢复后才能开放。第二种类型被称为适应性，RyR在激活后达到很低的开放概率，但它仍然能被高浓度的胞内钙激活。目前已知在细胞和钙火花上存在不应期，此时单通道电流幅度增加几倍仍然不能激活局部的肌浆网钙释放。RyR的恢复有两个时间常数，一个快的，另一个慢的（几秒）。实际上钙火花的熄灭可能是上述一种和几种因素共同作用的结果。

（3）钙火花调节因素

①Ca^{2+}调节

有人认为钙火花频率随细胞浆内Ca^{2+}浓度和肌浆网中Ca^{2+}储备的增加而增加，胞内Ca^{2+}及肌浆网中Ca^{2+}增加，可以激活RyR通道。但更多的结果表明胞内总体Ca^{2+}的浓度对钙火花频率影响不大。心肌细胞中，毒胡萝卜素（25~125 nmol/L）能够在时间和剂量依赖性地耗竭肌浆网中Ca^{2+}而不改变静息状态胞内Ca^{2+}水平，肌浆网Ca^{2+}耗竭过程中仍观测到钙火花，但其幅度和频率均下降。这是因为当钙火花幅度变小后淹没在背景噪声中，增加了探测的难度，使人们过高估计了频率的下降而已。经计算机偏倚校正后，发现钙火花频率并不依赖肌浆网中Ca^{2+}储，而钙火花幅度则与肌浆网的钙充盈程度呈正比。

②膜电位调节

平滑肌细胞自发一过性外向电流（spontaneous transient ourward

currents，STOCs）的频率随膜的去极化而增加，而STOCs的频率也反映了钙火花的频率，因此推测RyR通道及钙火花将受膜电位引起的电压依赖的LTCC活性的调节。Jaggar et. al 通过完整的脑动脉肌条实验发现，膜电位去极化增加了钙火花的频率和幅度。将小动脉肌条从6 mmol/L的K^+溶液换至30mmol/L高K^+溶液中，并用玻璃插管法和wortmannin（1 μmol/L）抑制其在高K^+溶液中的收缩。这使膜电位产生了去极化（–60mV～–40mV），钙火花频率增加了4.3倍，幅度增加约2倍，胞内Ca^{2+}浓度增加1.7倍。地尔硫唑能浓度依赖性地降低胞内Ca^{2+}浓度及钙火花的幅度频率。心肌细胞膜电位的去极化（–60 mV～–40 mV）也可升高其钙火花频率。这很可能是由于电压依赖的LTCC的局部Ca^{2+}内流触发RyR产生钙火花所造成。动脉平滑肌平稳的去极化，增加了电压依赖的LTCC的开放概率，也增加了细胞内Ca^{2+}浓度以及肌浆网中Ca^{2+}储备。因此，膜电位去极化诱导的钙火花频率增加，可能是通过LTCC的局部Ca^{2+}内流增加、胞内总体$[Ca^{2+}]i$增加或肌浆网中Ca^{2+}负荷的增加所产生，但该机制需进一步证实。

③cAMP/PKA和cGMP/PKG的调节

cAMP与cGMP介导了许多药物及内源性物质的血管舒缩，如腺苷、CGRP、NO、ANP、合成硝基类血管扩张剂等。有多种机制参与了该舒缩作用，包括刺激肌浆网对Ca^{2+}的摄取，直接激活Kca通道及KATP通道，改变舒缩过程的Ca^{2+}敏感性等。

④其他调节

受体介导的血管收缩剂对钙火花的影响比较复杂。大多数受体介导的血管收缩剂可使细胞膜去极化，因而增加电压依赖的LTCC Ca^{2+}内流，同时也可直接激活电压依赖的LTCC而增加钙火花频率。上述作用能增加胞内Ca^{2+}浓度和肌浆网中Ca^{2+}储备并因此提高钙火花频率。血管收缩剂又可引起IP3的短暂升高，引起肌浆网上IP3敏感的Ca^{2+}通道释放，IP3诱导的Ca^{2+}释放能增加或减少钙火花活动，这取决于RyR受体附近的胞内Ca^{2+}浓度的升高程度及肌浆网中Ca^{2+}耗竭的程度。血管收缩剂通过二酰基甘油（DAG）激活PKC而引起钙火花频率的下降。再者，PKC的激活可能抑制IP3的形成。因此，血管收缩剂对钙火花特征的总体影响是上述综合因素的结果。另外，镁离子可以通过改变胞内钙释放通道的关闭时间来影响钙火花的频率。

2. 钙波

钙波（Calcium wave）是指心肌细胞内Ca^{2+}负荷增高、细胞内Ca^{2+}在局部自发性释放增加并伴转导的现象。其特点是在激光共聚焦显微镜下可见心肌细胞内Ca^{2+}在某个区域瞬时性增高，并以较快速度在细胞内传播，反映了细胞内高Ca^{2+}负荷后的反应。钙波可见于所有哺乳动物的心肌细胞，且与正常兴奋–收缩耦联关系较小。

由于钙触发钙释放（Ca^{2+}-induced Ca^{2+} release，CICR）机制的作用，当几个邻近的钙火花在相近部位出现时，其Ca^{2+}浓度可能足以扩散到下一个释放位点引起其释放Ca^{2+}，这一过程连续发生就形成钙波。因此，钙火花和钙波是心肌细胞中钙瞬变信号的基本表现形式。静息状态下，单个钙火花不能触发钙波，因为钙火花释放的Ca^{2+}一方面向周围扩散，另一方面由钙泵回收，使到达下一个邻近钙释放位点的Ca^{2+}浓度不能达到其释放阈值。当数个钙火花在释放空间、时间相近时，则易激发钙波。新近发现，钙泵回收使肌浆网出现钙超负荷，引起RyR钙敏感化而产生钙波。因此认为，心肌细胞钙波的产生不仅仅由CICR引发。钙波的传播不受胞膜钙通道离子流控制，一旦发生，就会传播到整个细胞。有报道少量钙波可在细胞间相互转导，其发生概率较低（13%），可能与心肌细胞间钙的通透性低有关。增加细胞外Ca^{2+}浓度、牵拉等可增加钙波频率，但不能增加钙波在细胞间传播，因此认为钙波对细胞间转导不起重要作用。

3. 钙振荡

细胞内钙信号传播存在时间和空间的组合形式，始发于胞浆中某一局部的Ca^{2+}跃升，以一种反复瞬变的方式在细胞中传递，称为钙震荡（Calcium oscillation）。在正常心肌细胞内，胞核和胞浆均存在小幅度钙震荡。有报道称ATP诱发的钙信号与1，4，5–三磷酸肌醇受体（IP3R）有关，而肌浆网上Ca^{2+}泵主动摄取Ca^{2+}的能力具有ATP浓度依赖性。实验发现，ATP使心肌细胞产生钙震荡，因此，推测钙震荡的产生可能与IP3R和Ca^{2+}泵有关；加入氯化钾可使产生的钙震荡消失，提示钙震荡也依赖于正常膜电位的维持。另外，胞核中也可观察到钙震荡，提示心肌细胞核可能存在与胞浆钙库相似、受ATP调节的钙释放和摄取系统；而异丙肾上腺素引起心肌细胞核钙震荡幅度明显增加。但胞浆与胞核并非同时出现钙震荡，胞核与胞浆Ca^{2+}变化不同步，提示心肌细胞核上可能存在相对独立的Ca^{2+}转运系统，其机制尚待深入研究。

4. 钙星

钙星（Calcium sparklet）是单个LTCC口处微区域内发生的钙瞬变。钙星通常无法被共聚焦荧光显微镜直接探测到。当胞外Ca^{2+}浓度达10～20 mmol/L，用LTCC激动剂FPL64176延长通道开放时间，并用RyR阻滞剂使肌浆网失去钙释放能力时，用共聚焦荧光显微镜可观察到通过单个LTCC内流的钙信号，即钙星。心肌细胞中可观察到钙星，早于钙火花出现。钙星在心肌兴奋—收缩耦联中发挥重要作用，其提供的Ca^{2+}可激活交界区的RyR，当心肌动作电位传至T管时，少量LTCC开放产生钙星，继而引起$10 \sim 15$个RyR开放而触发钙火花。但钙星并非总能触发钙火花，从钙星产生到触发钙火花的潜伏期约为6.7 ms，表明LTCC-RyR耦联由一级动力学控制。

5. 钙空穴

在兔、大鼠、小鼠心室肌细胞中，伴随钙火花的产生，在肌浆网中出现低亲和性钙指示剂（fluo-5N）信号的短暂变暗，这一信号被称为"钙空穴"（Calcium blink）。其本质是钙火花产生所伴发的肌浆网腔中Ca^{2+}浓度迅速下降。钙空穴出现在Z带附近，即连接肌浆网处，心肌细胞中可观察到钙空穴。钙空穴发生时，肌浆网中Ca^{2+}浓度迅速下降，在（24 ± 11）ms内达到最低点，恢复需（29 ± 20）ms，其恢复过程主要由Ca^{2+}从单体肌浆网移入连接肌浆网所致。钙空穴达最低点时间比同一细胞钙火花达峰值的时间长，表明连接肌浆网钙释放是一个随时间递减的过程。应用LTCC阻滞剂硝苯地平后，行扫描记录发现，去极化使多个连接肌浆网同时出现钙空穴，而以等摩尔浓度的Ba^{2+}替代胞外Ca^{2+}时，钙空穴不会出现，提示钙空穴的产生与LTCC活化有关。钙空穴的存在体现了肌浆网腔内局部钙瞬变信号的动力过程，并为钙信号转导的特异性和多样性提供新证据。

（二）钙瞬变信号生理效应

一般来说，钙瞬变的大小与心肌细胞的收缩力相对应。钙瞬变的幅度及时程由三种蛋白质调控，它们分别是细胞膜LTCC、肌浆网膜RyR操纵的钙通道和Ca^{2+}-ATPase（钙泵）。钙瞬变发生的过程是：细胞膜的去极化使细胞膜LTCC开放而引起外钙内流，后者可激活肌浆网膜RyR操纵的钙通道导致网内的钙大量释放，既通过所谓的外钙内流致内钙释放（CICR）的机制，从而触发细胞的收缩，舒张期通过钙泵将细胞内的钙水平恢复。因此，同步观察心肌收缩和钙瞬变，可分析和研究心肌兴奋—收缩耦联的规律。根据钙瞬变的发生机制可以推断：钙瞬变的幅度反映了细胞膜上LTCC和肌浆网膜上RyR操纵的钙通道的活性，而钙瞬变的时程则反映了钙泵的活性。

心肌细胞的兴奋—收缩耦联是由Ca^{2+}介导、将细胞膜去极化与细胞收缩联系起来的胞内信号转导过程。心肌收缩时，细胞内Ca^{2+}与肌钙蛋白结合，使肌动蛋白与肌球蛋白之间的横桥形成，导致肌丝收缩。在钙耦联位点上，膜去极化使LTCC开放，在局部产生高强度的钙脉冲（钙星），作用于邻近肌浆网终末池上的RyR，钙耦联位点通过由钙星随机激活的RyR以钙火花形式释放钙，这些钙在全细胞水平上总和即形成钙瞬变。因此，钙星触发钙火花构成了兴奋—收缩耦联的基本事件。Ca^{2+}有自身调节功能并维持一种稳态，钙瞬变信号可影响动作电位时程（action potential duration，APD）和心肌内激动传导。当心率增快时，舒张期缩短，心肌细胞复极不全，胞内Ca^{2+}不能完成其循环，扰乱了钙稳态并发生钙瞬变，钙瞬变可导致APD交替。研究表明采用豚鼠离体灌流心脏同步记录心外膜APD、心电图和胞内钙，显示APD交替与胞内钙交替一致，且胞内钙循环与APD交替的滞后相关，即当刺激频率减慢时APD仍保持快频率刺激时的状态。

（三）测量钙瞬变

1. 细胞样本准备

用急性分离所得的细胞或培养的细胞均可。在心肌细胞电生理学研究中常需要制备理想的单个细胞标本，要求分离所得的细胞形态结构完整和具有钙耐受性。选取和锁定好的细胞是电生理学研究中至关重要的一步。一般常用在Langendorff装置上对离体心脏用无钙台式液液冲洗及含酶的无钙台式液液灌流两步即可快速得到理想的单个细胞。所配制的无钙台式液还可用于细胞的保存和培养。所获得的细胞具有良好的功能状态，方法简单，快速，经济，易于推广应用。

2. 指示剂负载

新分离的细胞要在常温下放置1~2 h后开始负载，一般用加样器取带少许细胞的原液放入试管中，加入指示剂（如Fura 2–AM）的终浓度为1~5 μmol/L，在25 ℃的常温下孵育30~35 min。离心并冲洗3遍，以尽可能减少细胞外液中的背景污染。细胞的数量不能太多也不能太少，足够当天的实验所需即可。数量太多可浪费负载的指示剂的浓度，数量少对完成实验不利（在实验中寻找理想细胞的机会减少）。另外，若数量过少，细胞可能会发生染料中毒而影响细胞的功能。对一些培养贴壁的细胞，可在培养皿里直接负载指示剂，并将培养皿直接放在显微镜下进行测定。

3. 荧光测定仪检测

按仪器使用的规则有步骤的开机使用，实验室应有技术人员协助。首先，要调定激发的波长、指示剂的发光波长。如对于Fura 2来讲，它适用于比值法测定的指示剂，其所需的紫外激发的波长是510 nm，测定的是340/380 nm波长时的荧光比值。其次，要测定细胞外液的背景荧光量，再将显微镜的视野对准细胞进行测量，实际所得的340/380 nm荧光比值应该是扣除了背景的荧光量，该比值代表了细胞内的含钙量。该扣除过程应有计算机控制系统自动完成。340/380 nm的荧光比值在静息状态下并不是一条直线而是一条频率高而波幅低的相对平整的曲线，反映了细胞内钙在动态中的相对稳定，该曲线波幅的荧光比值一般应在0.03以下。如果波幅太大可能会影响测定效果，一些小的荧光变化则可能被掩盖。波幅太大的原因多是细胞状态不好（如细胞发生染料渗漏）和指示剂负载欠佳所致。在处理一些尚能辨认出的结果时，可用主机所携带的滤波功能将噪声去除。所测得的340/380 nm的荧光比值就代表心肌细胞内的静息钙水平，如果此时给细胞以电场刺激，则可致细胞收缩，同时340/380 nm的荧光比值可出现快速的变化，此即代表钙瞬变。理论上讲，每次实验完毕后都应对实验结果进行定标，因为两次实验的负载情况并不一样。由于定标十分麻烦，现在国际上都直接用荧光量或荧光比值来直接代表$[Ca^{2+}]i$的水平，如用340/380 nm的荧光比值来反映心肌细胞内$[Ca^{2+}]i$水平。

三、钙信号的持续

胞外刺激引起的细胞的反应有瞬时反应（如在神经细胞分泌和肌肉收缩过程中刺激和反应都是转瞬即逝的），也有持续反应（如细胞增殖分裂、发育和分化，肾小球胰岛、P细胞分泌活性等）。但无论是何种刺激引起的何种反应，Ca^{2+}的增加总是短暂的。对于细胞内发生的瞬时反应，这很容易解释；而对于持续反应，这很难理解。

为此，Rasmussen et. al 提出了一个Ca^{2+}信号的"时空模型"（spatial-temporal model）来解释持续反应，如图2-3-2。他认为（1）Ca^{2+}作为信号有严格的时间顺序、空间隔和限制。在反应的初始阶段和持续阶段，Ca^{2+}信号起作用的空间区域不一样。（2）在持续反应中，Ca^{2+}内流与Ca^{2+}外流形成的Ca^{2+}循环起基本的作用。（3）Ca^{2+}信使要和其他信使如DG，可能还有cAMP一起，通过激活依赖Ca^{2+}及磷脂的蛋白激酶（PKC）等激酶，完成持续反应。

在细胞的静止状态，Ca^{2+}内、外流处于低水平，整个细胞溶质区域的Ca^{2+}浓度低，PKC以非活性态存在于细胞溶质（A）；细胞受到刺激后进入初始阶段（B），Ca^{2+}跨膜内流量上升，细胞溶质区域Ca^{2+}浓度瞬时增加，一方面通过CaM，使细胞一些特殊蛋白质磷酸化，调节初始阶段的细胞反应。另一方面使PKC转移到细胞膜上，在肌醇磷脂代谢产生的DG作用下，转变为Ca^{2+}敏感型PKC；在反应持续阶段（C），由于Ca^{2+}外流加强，整个细胞溶质Ca^{2+}浓度下降，但跨膜Ca^{2+}内、外流水平仍很高，细胞膜内表面亚膜系区域局部Ca^{2+}仍较高，Ca^{2+}敏型PKC被其激活，使另一些特异蛋白质磷酸化，调节持续阶段的生理反应。

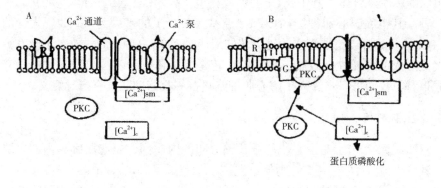

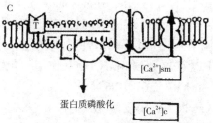

图2-3-2 钙信号持续作用模型

四、心肌细胞兴奋—收缩耦联过程中钙离子信号

把肌细胞的电兴奋与机械收缩联系起来的中间过程称为兴奋-收缩耦联（excitation-contraction coupling）。兴奋—收缩耦联是通过胞质Ca^{2+}浓度的升高耦联起来的一个高度有序的、十分复杂的信号传导过程。

（一）心肌细胞兴奋—收缩耦联过程中钙离子信号上游调控

在上游调控中，当心肌细胞膜去极化后，细胞外液Ca^{2+}经过激活的LTCC进入胞浆中，然后触发肌浆网（sarcoplasmic reticulum，SR）释放大量Ca^{2+}，使胞浆中的Ca^{2+}浓度从静息状态的10–7 mol/L提高到10–6–10–5 mol/L，引起全细胞性的钙瞬变（calcium transient），在心肌细胞兴奋—收缩耦联过程中起到重要作用，这一过程称为钙诱导的钙释放（Calcium induced Calcium release，CICR）。

1. LTCC

LTCC是心肌细胞膜上最主要的Ca^{2+}通道，由α1、β、α2/δ异四聚体组成的多肽复合体，其中α1主要形成孔道。编码Ca^{2+}通道α1亚基的基因有10种，其中编码心肌细胞LTCC α1亚基（α1c）的基因为Cav1.2。大量的LTCC的开放可以增加潜在的钙火花的形成，而单一LTCC的开放对于激发钙火花形成的可能性比较小。由于钙火花是内钙释放的基本单位，这一研究成果对与我们进一步深入了解心肌细胞兴奋—收缩耦联具有指导意义。

2. 肌浆网（SR）

肌浆网（SR）是沿心肌纤维长轴分布的内质网，是心肌细胞内的主要钙池。SR上有两种主要的钙释放通道：兰尼碱受体（ryanodine receptor，RyR）通道和三磷酸肌醇受体（inositol triphosphate receptor，IP3R）通道。细胞外的Ca^{2+}内流，与RyR上的Ca^{2+}高亲和位点结合，大量Ca^{2+}从SR内释放出来，这一过程由调节蛋白进行调节，例如胞浆蛋白FK-506 - binding protein（FKBP）。FKBP蛋白在胞浆和RyR相互作用，包含两个家族成员：FKBP12.0（12.0 kD）和FKBP12.6（12.6 kD）。

血管紧张素Ⅱ（AngⅡ）、内皮素-1（ET-1）等经G蛋白耦联受体途径和受体酪氨酸激酶途径最终产生IP3，IP3与IP3R结合促进肌浆网内钙释放。相关实验证明IP3R在SR中位于RyR附近，IP3R的激活可以增加胞浆中钙火花产生的频率；肌浆网Ca^{2+}-ATP酶（sarcoplasmic reticulum Ca^{2+}-ATPase，SERCA）是肌浆网膜上的钙摄取通道，在心肌细胞钙稳态的调节中起重要作用。

（二）心肌细胞兴奋—收缩耦联过程中钙离子信号中心调控

由CICR引起的胞浆内Ca^{2+}浓度的升高（由0.1 μmol/L水平上升1~10 μmol/L水平），恰好满足肌钙蛋白C结合钙离子的需要。肌钙蛋白是一个三聚复合体，含有三个亚基：肌钙蛋白T（troponin T，TnT）、肌钙蛋白C（troponin C，TnC）、肌钙蛋白I（troponin I，TnI），心肌肌钙蛋白（Cardiac troponin，cTn）在心肌细胞兴奋—收缩耦联中起到中心调控的作用。TnI通过抑制肌动—肌球蛋白ATP酶，从而阻止肌球蛋白运动。蛋白激酶D（PKD）和蛋白激酶A（PKA）可以使TnI的两个丝氨酸残基（Ser22，Ser23）磷酸化，降低肌丝对Ca^{2+}的敏感性，改变PKD活性，可以影响心肌的收缩力。TnC是Ca^{2+}结合亚基，研究表明如果TnC羧基端小叶的159位甘氨酸突变为天冬氨酸，就可以抑制由TnI丝氨酸残基（Ser23，Ser24）磷酸化引起的肌丝对Ca^{2+}的低敏感性。该研究表明，TnC羧基端小叶与TnI氨基端相互作用，在肌丝收缩的调节中发挥着特殊的作用。TnT可以与原肌球蛋白结合，有研究表明缺血再灌注损伤的心肌细胞中TnT和TnI会发生降解，热激蛋白27（heat shock protein 27，Hsp27）通过与cTn结合，阻止TnT和TnI的降解，促进缺血再灌注损伤的心肌细胞的收缩能力，这也是首次发现的Hsp27的一个新功能。

（三）心肌细胞兴奋—收缩耦联过程中钙离子信号下游调控

下游调控主要是指依赖于钙的横桥循环，最终完成心肌细胞的收缩。当胞浆中Ca^{2+}浓度升高，Ca^{2+}与cTnC结合，引起cTnC和cTnI构型发生改变，从而使原肌球蛋白发生旋转，暴露出了与肌动蛋白的结合位点。同时胞浆中Ca^{2+}浓度的升高使肌球蛋白头部的ATP酶发生水解，释放能量，肌球蛋白头部发生定向偏转，与肌动蛋白上的受点结合，形成横桥，细肌丝沿着粗肌丝向肌节中央滑行，引发心肌收缩。这样的一个过程完成了从化学能向机械能的转化，形成一次兴奋—收缩耦联。心肌肌球蛋白结合蛋白（Cardiac myosin–binding protein C，cMyBP-C）是在肌小节中表达的一种调节蛋白，是粗肌丝的主要成分，不仅参与正常肌小节和肌丝的组装，而且通过磷酸化等调节横桥循环。有研究表明，PKA对cMyBP-C的磷酸化可以加速横桥循环，增加心脏收缩力，但对于经基因改造，不表达cMyBP-C的小鼠，PKA则没有这种功能。

第三章　心肌细胞钙信号测定方法

第一节　钙离子及其信号概述

Ca^{2+}作为一种最广泛而又最重要的细胞内第二信使参与了各种细胞的病理生理过程。在心肌细胞的收缩、舒张过程中，每一次的兴奋—收缩耦联都伴随着细胞内Ca^{2+}浓度改变，这种浓度变化的时间及空间效应形成了心肌细胞内的钙信号。由于Ca^{2+}在生物体内具有十分重要的地位及作用，钙信号的调节机制是非常复杂的，钙信号与心血管疾病密切相关。

随着20世纪90年代中期激光共聚焦显微镜配合细胞内荧光染色技术运用于心血管方面的研究以来，由于其精确性、高分辨性等特征，大大提高了细胞内影像观测及三维重组的能力；为功能学研究提供了方便直观的图像，使人们对细胞内钙信号调控机制的探讨向纵深跨进了一大步。众所周知，在心脏收缩时正常的信号标志是细胞内游离Ca^{2+}浓度的增高。目前，运用激光共聚焦显微镜可以观察到多种形式的与兴奋收缩耦联相关或密切相关的细胞内Ca^{2+}浓度的瞬时性增高。

一、钙信号与心肌细胞

（一）心脏兴奋收缩耦联的基本功能单位——钙"闪烁"和钙微粒

钙闪烁（Calcium sparks）是指细胞内钙的自发的、局限的、非传播性增高的现象。在激光共聚焦显微镜下已发现从心肌细胞肌质网内释放的钙可在细胞内产生局限性的、类似点火花状的自发性增高，因而称之钙闪烁。这种局部的钙增高，可见于静息状态的心肌细胞，由肌质网的钙释放通道将钙释放出来。或通过除极时由L型钙通道内流入的钙诱发肌质网的钙释放所致。

钙闪烁的特点是细胞内钙局限在很小（约2 μm）的亚细胞区域，不能传导，可以单个散在或成簇状发放，亦可由邻近部位触发。静息时的钙闪烁反映了肌质网的释放通道的情况。经过推算与钙闪烁相应的钙离子流与单个肌质网钙释放通道离子流比较，提示钙闪烁可能是由于单个或一簇临近的肌质网钙释放通道的自发开放所致。Parker 和臧伟进 et. al 采用高分辨率的自制激光共聚焦显微镜，首次发现并提出了肌质网上钙释放形式与钙闪烁关系的新学说。我们的研究认为钙闪烁还不是可见的局部钙释放的最小成分，尚有更小的钙释放的单位。这个新学说，随着近年更高分辨率的双光子新型激光共聚焦显微镜的问世，已得到了进一步的验证。Lipp 和 Niggli et al. 的研究发现一种比钙闪烁更小的、局部的钙释放形式，即 "钙微粒"（Calcium quark），它是目前发现的心肌细胞钙信号系统的最小功能性释放单位，理论上认为它是由单个钙释放通道释放出的钙量。由钙微粒空间上的总和，构成了钙闪烁。这方面的工作是近年飞速发展的研究热点。

在心肌细胞不同钙释放部位的自发钙闪烁现象，其频率和特征有一定的差异。由心肌细胞膜上钙通道诱发引起的电压依赖性的钙闪烁的特征与自发的基本相似，均由膜上钙离子流诱发。与静息时散在的钙闪烁相比，经钙通道离子流诱发的钙闪烁密度要大得多，综合起来给予时间—空间上瞬时性钙的增高，从而引起心肌细胞收缩，它是形成兴奋—收缩耦联的基础。钙闪烁的局限性和不传导性可能与受 L 型钙通道影响的肌质网的钙释放有关，从而使得后者随着钙通道的失活而终止。使钙闪烁下降的原因与以下诸多因素有关：如肌质网钙释放通道的关闭、钙与细胞内缓冲液结合、钙从释放点扩散进入游离缓冲液中、由肌质网的 Ca^{2+}-ATP 酶泵回肌质网、钙蓄积在线粒体中或由 Na^+/Ca^{2+} 交换机制及胞膜上的 Ca^{2+}-ATP 酶排出细胞之外等。Gomez et. al 的研究认为主要原因是钙从释放源扩散离去。钙闪烁现象除了在心肌细胞内可以见到之外，在平滑肌细胞及骨骼肌细胞等均可见到。

（二）心肌静息状态下细胞内钙水平可传播性的增加——钙波

钙波（Calcium wave）指在某些情况下（如病理状态缺血或细胞内钙负荷增高等）心脏细胞内钙在局部自发性释放增加并伴以传导的现象。其特点是在激光共聚焦显微镜下可见心肌细胞内钙在某个区域瞬时性增高，并以很快的速度（约 100 μm/s）在细胞内传播，似乎反映了细胞对高钙负荷后的反应。但钙波与后面要介绍的在正常兴奋—收缩耦联时的钙释放不同，钙波的传播不受膜上钙通道离子流的控制，一旦发生，就会传播到整个细胞。虽然钙波一般认为与兴奋—收缩耦联关系不大，但可见于所有哺乳类动物的心脏细胞。钙波来自于钙从肌质网中自发性的释放，其频率取决于动物心脏种类、电活动形式、细胞外钙浓度及是否存在各种药物或激素。

在舒张期出现的钙自发性释放将会降低下次正常心跳时的钙释放量，亦可影响舒张期张力，此外经Na^+/Ca^{2+}交换或非特异性钙通道排出过量的细胞内钙亦可产生去极化电流，引起心律失常。

（三）发生于心脏兴奋——收缩耦联时的全细胞性钙瞬时性增高

由心肌细胞膜上兴奋冲动到来时的电除极所诱发的全细胞性的瞬时性钙增高（Calcium transient），即钙瞬变，也是主要由肌质网释放的，与正常的收缩功能密切相关，是心肌细胞内"正常"的钙信号。它与钙波和钙闪烁不同，只是在兴奋——收缩耦联时出现钙瞬时性增高。除了最初几秒钟之外，几乎是全细胞内均一性的钙增高。近年运用激光共聚焦显微镜主要采用线性扫描的方法结合膜片钳技术已研究了在兴奋——收缩耦联中的钙瞬时性增高与钙闪烁等的关系。在正常心肌细胞内，细胞内钙呈"钟型"的电压依赖性变化及复极化时钙瞬时性增加，表明肌质网的钙释放是受L型钙通道控制的，实验还表明通过一个或小量的膜上L型钙通道可以激起与这些L型钙通道直接相关的肌质网的钙少量释放，即诱发电压依赖性的钙闪烁（evoked Calcium sparks），而这些小的局部钙释放（钙闪烁）聚集在一起可以总合成全细胞性钙瞬时性增高。在兴奋——收缩耦联的过程中，由于Ca^{2+}通过膜上钙通道局部内流使得钙闪烁的发生几率大大增加。一旦这些释放通道被激活，钙闪烁中钙的释放量就由肌质网上钙释放通道来决定，而与钙通道离子流的膜电位及周期关系不大。

尽管上述几种钙信号的形式不同，但都与心肌细胞的肌质网的钙释放有关。在心肌肥大和心力衰竭的动物模型上，可以观察到心脏肌质网释放钙的特征发生改变。由于这类细胞膜上钙通道触发钙从肌质网上释放的能力降低，使得钙瞬时性增高的幅度下降，从而导致肥大心肌细胞的收缩力下降。

二、细胞内钙离子浓度测定方法

钙信号的发生是基于细胞溶质中的Ca^{2+}浓度时空依赖性的变化，因此测定静止态和激活态细胞溶质中的Ca^{2+}浓度十分重要。理论上对细胞内Ca^{2+}测定方法有如下要求：在使用Ca^{2+}特定指示剂时，指示剂对Ca^{2+}专一结合性强、亲和力高，可以测定低Ca^{2+}浓度，应该能获得Ca^{2+}浓度绝对值；对Ca^{2+}水平改变的反应必须比细胞内Ca^{2+}信号引起相关生理反应要快；指示剂与Ca^{2+}结合不损害细胞内正常生理生化过程；容易进入细胞内并在溶质内扩散，且指示剂不应跨内膜系统而进入细胞器；有可能显示细胞内Ca^{2+}分布。

实际上完全符合上述要求是很困难的，只有根据实验的不同而选择不同的方法。

（一）金属铬指示剂

1. 紫脲酸胺（murexide）类有机显色剂

20世纪60年代后期开始出现了采用有机显色剂测定胞内Ca^{2+}浓度的方法。第一次使用紫脲酸胺类有机显色剂测定肌浆的Ca^{2+}是在1966年，研究了受刺激后的肌浆中Ca^{2+}的浓度变化。但紫脲酸胺对Ca^{2+}的灵敏度还不够，因此难以测定静息态下正常细胞内的Ca^{2+}的变化。在此后紫脲酸胺的一系列衍生物相继出现，其衍生物有：tetramethyl murexide（TMX），purpurate-3，3'-diacetic acid（PDAA）和1，1'-dimethy purpurate-3，3'-diacetic acid（DMPDAA）。这些有机显色剂对Ca^{2+}的亲和力都比较低，只能将其应用在测定肌纤维受到刺激时产生了大量游离Ca^{2+}的瞬息变化。紫脲酸胺最大的优点在于响应速度快，并且测定Ca^{2+}的量的范围宽，可以测定从微摩尔至毫摩尔数量级Ca^{2+}变化。

2. 偶氮类显色剂

偶氮胂Arsenazo-Ⅲ和antipyralazo-III是偶氮有机显色剂最主要的代表物质。早在1975年第一次使用注射Arsenazo-III的方法，测定了鱿鱼巨轴突细胞内Ca^{2+}浓度的变化。随后Arsenazo-Ⅲ便得到了广泛的应用，Arsenazo-Ⅲ等偶氮类显色剂与紫脲酸胺类显色剂相比较，Arsenazo-Ⅲ类对Ca^{2+}有更高的灵敏度，但是Arsenazo-III对pH比较敏感，吸光度随pH变化比随Ca^{2+}浓度变化更灵敏。因此，在实验中很难清楚辨别到底是pH变化还是Ca^{2+}浓度变化引起的响应。在实际应用中需要严格控制pH，因此增加了操作的难度。

钙有机显色剂有一个共同点，即与Ca^{2+}结合速度极快，其弛豫时间小于2 μs。与Ca^{2+}的结合也是可逆的，有机显色剂在与Ca^{2+}结合过程中不会失去活性，因此可以用于检测快速生理反应。缺点在于此类显色剂无法透过细胞膜，在应用时必须应用微注射方法直接将其注射进细胞内部，因而极易给细胞造成损伤。

（二）微电极法

Ca^{2+}选择微电极是一种特殊的电化学传感器，它的原理是利用内充液和组织细胞之间存在的电位差。理想状态下，内充液和组织细胞之间的电位差与Ca^{2+}活度的对数成线性函数关系。

在1967年第一次使用了选择微电极，后来将离子交换膜钙微电极技术应用于细胞内Ca^{2+}活度的测定，进一步推动了Ca^{2+}选择微电极的发展。该方法最大的优点是不需要指示剂，并且能够直接、迅速、敏感的测定细胞内或者是组织内部的Ca^{2+}，并且能够实时地提供钙动态变化的信息，其线性范围宽（$10^{-8}\sim10^{-2}$ mmol/L）。该方法的缺点在于对细胞有一定程度的损伤，并且电极响应时间较长（通常需要几秒）。比一般生理过程慢，因此仅适用于静息状态下细胞内Ca^{2+}测定，不能用于连续、动态的测定瞬间细胞内游离Ca^{2+}的浓度。

（三）Ca^{2+}光学传感器法

Ca^{2+}光学传感器，即Ca^{2+}选择性probes被固定在传感器的探头上。然后将探头插进细胞内，通过检测探针的荧光强度的变化，得到细胞内Ca^{2+}浓度的变化。目前较为理想的传感器响应时间已达0.6 s，传感器的直径已接近0.1 μm。但是这种方法依然存在着不足之处，传感器体积较大，并且响应时间较长，因此未能得到广泛应用。

（四）核磁共振法

核磁共振法（19F-NMR），需要一种含有氟元素的指示剂，是一种新颖的测定细胞内Ca^{2+}的非光学方法。1983年合成出了含氟指示剂nF-BAPTA，并用该指示剂对小鼠的胸腺细胞进行了19F-NMR检测。核磁共振法具有其他测定方法无法超越的优点：由于细胞内氟成分较少，测定时基本无本底信号干扰；磁共振法是一种非侵入的测定，因此其最大优点是不会对细胞或组织造成损伤。最大缺点在于精确度有限，同时核磁共振仪价格昂贵，增加了测试成本，因此限制了其普遍使用性。

目前，常用的指示剂为nF-BAPTA [nfluoro-l, 2-bis-（2-aminophenoxy）ethane-N，N，N'，N' tetraaeeticacid]衍生物。此类衍生物不能直接透过细胞膜而进入到细胞的内部，必须经过化学修饰成AM（acetoxymethyl-ester）的形式。因为乙酸甲酯形式极易透过细胞膜进入到细胞内部，进入细胞内部后极易水解成羧酸负离子的形式。此羧酸负离子形式的指示剂能够与细胞内游离的Ca^{2+}结合形成一种络合物即Ca^{2+}-nF-BAPTA。根据Ca^{2+}与nF-BAPTA的解离常数的差异，可以将nF-BAPTA与Ca^{2+}的结合分为快交换和慢交换这两种。因此，用核磁共振法检测具有快交换性质的5F-BAPTA时，在核磁共振谱图上可以看到Ca^{2+}5F-BAPTA和未结合Ca^{2+}的5F-BAPTA两个峰。而出现单峰的是慢交换性质的即4F-BAPTA。

（五）Ca^{2+}荧光探针法

Ca^{2+}荧光探计是在对Ca^{2+}具有高度选择性和专一性的EGTA络合物的基础上开发的一类荧光指示剂。Ca^{2+}荧光探针是目前发展最为迅速的一类测定Ca^{2+}浓度的方法。基于一些能够与Ca^{2+}特异性结合并且具有荧光性质的分子与Ca^{2+}结合后，在一定波长的光激发下其荧光的强度变化与溶液中Ca^{2+}的浓度成一定的相关性的原理。因此，可以通过检测荧光分子荧光强度变化来间接测定Ca^{2+}的浓度。Ca^{2+}荧光探针法主要包括人工合成小分子荧光指示剂和发光蛋白法两种。

1. 人工合成小分子荧光指示剂

20世纪80年代初合成了一系列类似于EGTA结构的Ca^{2+}荧光指示剂。此类Ca^{2+}荧光指示剂因对Ca^{2+}选择性高、响应速度快，以及无损伤等特点。成为目前普遍采用的测定细胞内Ca^{2+}浓度的方法。

2. 发光蛋白法

1962年从多管水母中分离出一种蛋白质，水母发光蛋白。随后第一次将其应用到活细胞内Ca^{2+}浓度测定上并且获得了成功。其原理是水母蛋白与Ca^{2+}结合后可以释放出氧分子，释放出氧分子能够氧化辅基而发出波长为465 nm的蓝色荧光。该水母蛋白对生物体内Ca^{2+}浓度变化很敏感。在0.1~10 μmol范围内，水母蛋白的荧光强度与Ca^{2+}浓度呈正比。水母蛋白对细胞无毒性，不会干扰细胞内的正常生理功能。同时检测便利，仅用肉眼或者借助荧光显微镜就能清楚地看见变化。因此，水母蛋白成为应用最为普遍的一种生物发光指示剂用于测定Ca^{2+}浓度变化。但也有不足之处，比如当处于高浓度Ca^{2+}中时水母蛋白会不可逆的失效，荧光强度较弱等缺点限制了水母蛋白的应用。

三、Ca^{2+}荧光探针

Ca^{2+}作为细胞内重要的信使分子，在细胞内起着传递信号的作用。当Ca^{2+}有机会与其受体相结合时，激活蛋白酶，进而引起一系列生理反应。Ca^{2+}荧光指示剂检测方法，是目前发展最为迅速的一类检测手段。用以检测细胞或者组织内部Ca^{2+}浓度及分布。原理是当Ca^{2+}荧光探针与Ca^{2+}结合后，用一定波长的光去激发钙探针时，该探针的光谱性质相比于未结合Ca^{2+}之前会发生变化，表现为荧光强度增强或减弱，或者荧光光谱发生蓝移。总之荧光探针的光谱性质变化与溶液中Ca^{2+}浓度呈一定的相关性。因此，可以从探针光谱性质的变化推断出相应Ca^{2+}浓度的变化。

在理论上，判定一种Ca^{2+}荧光探针是不是理想的Ca^{2+}荧光探针。该探针除了能够顺利导入到组织内部或者细胞内部、对细胞或者组织无毒副作用、与Ca^{2+}结合快速、选择性高、线性范围宽、灵敏度好等基本特征外，还应该具有以下特性：

（1）具有靶向性，即进入特定的亚细胞结构中，如线粒体、溶酶体、高尔基体、细胞核等；

（2）具有一定的水溶性，即能够顺利地通过细胞膜进入到细胞内部，并且能够快速地水解成羧酸负离子的形式；

（3）荧光光谱处于可见光或近红外光区，即能够长波长激发，以避免细胞内部背景荧光的干扰或者由于紫外光激发对细胞带来的光毒性。

（一）紫外光激发的Ca^{2+}荧光探针

目前常见的紫外光激发的Ca^{2+}荧光探针是：BCBCE、indo-1、Mag-indo-1、Quin-2、methxyquin MF、Fura-2、Bis flira-2、Mag-ftira-2、Mag-fura-5、BTC等。

1. Quin-2（喹啉-2）

1982年，第一代Ca^{2+}荧光探针诞生，一共成功地合成出了八种Ca^{2+}荧光探针，具有代表意义的是喹啉-1（Quin-1）、喹啉-2（Quin-2）、喹啉-3（Quin-3）。其中性能较佳的是Quin-2，其最大的优点在于对Ca^{2+}具有相当高的亲和力，因此有利于测定静息态下的Ca^{2+}浓度。当Ca^{2+}浓度较高（10^{-6} mol/L）时，Quin-2测定不再准确。Quin-2也存在不足：与Ca^{2+}结合前后发射光谱没有明显的蓝移，因此无法采用双波长比率法测定；配体结构对Ca^{2+}的专一性不如BAPTA强，会受到Mg^{2+}等的干扰；本身荧光强度不够，测定时用量较大；发射波长极短，需要用更短的紫外光激发，因此对细胞有光毒性，并且无法避免细胞自身背景荧光的干扰。

2. Fura-2和Indo-1

1985年出现了第二代荧光指示剂，包括Fura-1、Fura-2、Indo-1等六种突光探针。其中性能最好的是Indo-1和Fura-2，Indo-1和Fura-2是在第一代Ca^{2+}荧光探针的基础之上发展起来的，因此相较于第一代Ca^{2+}荧光指示剂Quin-2，以Indo-1和Fura-2为代表的第二代荧光指示剂具有以下优势：选择了BAPTA做配体，相较于Quin-2中的氮杂环配体，具有更高的选择性；与

Ca^{2+}结合后荧光增强30倍，具有更高的灵敏度，对试剂需要量较少；Fura-2是典型的采用双波长比率法测定Ca^{2+}浓度的探针；Indo-1是既能用双光子激发，又能采用双波长比率法测定的Ca^{2+}荧光探针。

虽然第二代Ca^{2+}荧光指示剂具有一些优势，但是同样存在着一些不足之处，比如，发射波长仍较短，均需要在紫外光区激发，因此对细胞的光损伤以及无法避免背景荧光这些缺点仍待解决。

3. Mag-indo-1、Mag-fura-2、Mag-fura-5

Mag-indo-1、Mag-fura-2和Mag-fura-5三种荧光指示剂的共同点在于采用了相同的Ca^{2+}螯合剂APTRA，因此属于三羧酸盐类的Ca^{2+}荧光探针。Mag-indo-1与Indo-1有相同的荧光发色团，区别在于选用了不同的配体，Mag-indo-1选用的配体为APTRA，而Indo-1选用的配体为BAPTA。因此Mag-indo-1与Indo-1有相似的光谱性质，但是与Ca^{2+}的亲和力较Indo-1低，同样Mag-fura-2、Mag-fura-5和Fura-2共用同一种荧光发色团，分别选用APTRA和BAPTA作为配体。因此，它们和Fura-2有相似的光谱性质，而具有较低的Ca^{2+}亲和力。

4. BTC

BTC是典型的双波长比率Ca^{2+}荧光指示剂，它的结构是通过配体BAPTA与苯并噻唑基香豆素相连接而得到的。BTC与同样有着双波长比率性质的第二代Ca^{2+}荧光指示剂Fura-2和Indo-1相比有明显的优势：有机会测定细胞内浓度较高的Ca^{2+}；激发波长较长，对细胞基本无光毒性，有效避免背景荧光；更大的解离常数，更精确的测定。但是BTC具有光降解效应，不能长时间曝光，因此给使用带来不便。

（二）可见光激发的Ca^{2+}荧光探针

相比于以上介绍的紫外光激发的Ca^{2+}荧光探针，可见光激发的Ca^{2+}荧光探针具有更多的优越性：可以降低样品自发荧光或者细胞背景荧光的干扰；可减少由紫外光激发给细胞带来的光毒性；能够与更多更先进的仪器相匹配，如流式细胞仪、激光共聚焦显微镜等；可以和其他紫外吸收的试剂同时使用。目前，常用的可见光激发的Ca^{2+}荧光探计是：Fluo-3、Fluo-4、Rhod-2、Ca Green、Ca Orange、Ca Crimson、Fura Red、STBT、Cyanine、Fluo rhod-2、Mag green、Mag-fluo-4、Fhio-5F等。

1. Fluo-3 和Rhod-2

1989年，第三代Ca^{2+}荧光指示剂在第一代和第二代Ca^{2+}荧光指示剂的基础上诞生。第三代Ca^{2+}荧光探针一共有五种，而Fluo-3和Rhod-2是其中性能较好的代表。该类试剂具有激发波长较长，对Ca^{2+}亲和力较低的特点。尤其Fluo-3是如今最常用的胞内Ca^{2+}动态及浓度测定的Ca^{2+}荧光探针。Fluo-3最大的特点在于，激发波长较长处于可见光区，不仅能够有效地避免细胞本身的背景荧光，而且不会给细胞带来如紫外光而造成的光毒性。Fluo-3和Rhod-2荧光染料作为Ca^{2+}指示剂的不足之处在于：它们与Ca^{2+}结合后，不发生荧光光谱位置的移动，因此不能采用双波长比率法测定Ca^{2+}浓度，测定细胞内游离Ca^{2+}的浓度准确性大大降低。

2. Ca Green、Ca Orange、Ca Crimson

Ca Green、Ca Orange、Ca Crimson的螯合剂部分总是通过苯环和硫脲、磺酰胺、酰胺等与荧光发色团相连接，相较于Fluo-3或者Rhod-2有更长的空间长度，降低了BAPTA与荧光发色团之间的作用。因此，Ca Green、Ca Orange、Ca Crimson对Ca^{2+}有更高的亲和性，同时荧光量子产率较高。Ca Green、Ca Orange、Ca Crimson具有的显著优点是其激发、发射波长较长，避免细胞的自发荧光，并具有较好的光稳定性质。但是与Ca^{2+}结合之后，其发射光谱位置没有明显的变化，因此，不能使用双波长比率法这种更加准确的方法测定胞内Ca^{2+}浓度。

为了改善Ca Green、Ca Orange、Ca Crimson所存在的缺陷，随后相继出现了其同系物如Ca Green-2、Ca Orange-5N等。为了降低荧光指示剂对Ca^{2+}的亲和力，研究者们在Ca Green-2、Ca Orange-5N等配体部分，即BAPTA结构中引入了吸电子基团，或者将BAPTA改造为APTRA这种比BAPTA少3个羧酸基团的母体。

3. Fluo-4、Fluo-5F

Fluo-4的结构与Fluo-3极为相似，只有细微的差别，即将Fluo-3中的氯原子换为氟原子。而Fluo-5F是Fluo-4的衍生物，即将Fluo-4中BAPTA结构中的甲基替换为氟原子，相似的还有Fluo-5Cl、Fluo-5N。Fluo-4与Fluo-3有着相似的光谱性质，同时对Ca^{2+}的亲和力也极为接近，而Fluo-4比Fluo-3有更强的荧光强度。Fluo-5Cl、Fluo-5N是一类比Fluo-4和Fluo-3具有更低的Ca^{2+}亲和力的衍生物，但是同属于长波长激发Ca^{2+}荧光探针。

4. Fura Red、Fluo rhod-2

Fura Red是在Fura-2的基础上演变得到，即将Fura-2中的荧光发色团（恶唑环）替换为可以长波长激发的荧光发色团。研究表明Fura Red的荧光量子产率低，使用时需要的量较大，并且进入细胞后会出现不同程度的分散。

1993年设计并成功合成出Fluo rhod-2，是一种双波长的Ca^{2+}荧光探针。并且与Ca^{2+}结合的亲和力较低，虽然具有这些优点，但是目前并没有报道其作为Ca^{2+}突光指示剂的应用。

5. Cyanine

Cyanine是一种可红外光激发的Ca^{2+}荧光探针，目前基本没有更多的报道。

综上所示，目前应用较为广泛的Ca^{2+}荧光示剂，仍然是第三代试剂（Fluo-3）和第二代（Fura-2）。但它们仍然存在不足之处，激发Fura-2波长太短，Fluo-3不能采用双波长比率法测定，因此发展性质更为优越的Ca^{2+}荧光探针十分必要。

四、使用Ca^{2+}荧光指示剂测定细胞内Ca^{2+}

（一）Ca^{2+}荧光探针的导入

能否将合成的Ca^{2+}荧光探针顺利的导入到细胞内部，使其有机会结合Ca^{2+}，决定了Ca^{2+}荧光探针是否具有应用价值的关键一步。因此，找到合适导入Ca^{2+}荧光指示剂的方法也很重要。目前，常用的Ca^{2+}荧光探针的导入方法有酯导入、微量注射、酸性负载、电穿孔等，其中以AM酯导入法应用最为广泛。

1. 酯导入法

酯导入法又称孵育法，其一般过程为：首先，将所合成的Ca^{2+}荧光指示剂酯化，即得到乙酰羟甲基酯（AM）形式的钙探针。由于AM酯的亲脂性，使其具有顺利透过细胞膜而进入到细胞内部的性质。其次，AM酯形式的Ca^{2+}指示剂在细胞内水解酶的作用下很容易水解成羧酸负离子的形式，能够与细胞内游离的Ca^{2+}结合，从而可以检测Ca^{2+}浓度，发挥其作为Ca^{2+}荧光探针的作用，其原理如下图3-1-1所示。

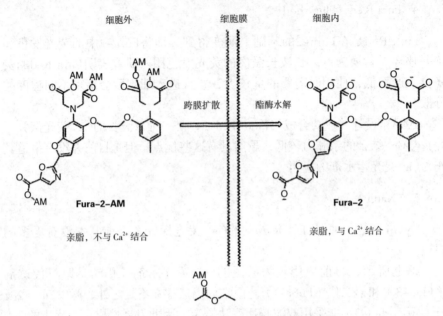

图3-1-1　Fura-2-AM导入细胞示意图

2. 微量注射法

微量注射法主要包括微量电泳法、压力注射法和膜片钳技术三方面的内容。该方法最大的优点是可以将试剂迅速的导入细胞内某一特定的区域，降低染料残留在细胞外的损失。同时可以阻止染料进入其他亚细胞器带来的干扰，但是微量注射法对仪器设备有较高的要求，因此技术难度与成本大大增加。

3. 酸负载法

所谓酸负载法，即在弱酸条件下（pH=4.5），将Ca^{2+}荧光指示剂在此环境中孵育一段时间。Ca^{2+}荧光探针以羧酸的形式存在，因此可以透过细胞膜。进入膜后，在细胞质较高的pH环境中再解离成羧酸负离子的形式，从而可以和细胞质中游离的Ca^{2+}结合，此方法对细胞没有损伤。

4. 电穿孔法

电穿孔法又称电极法，即在高强度的电脉冲作用下，引起细胞膜的自修复的开孔。而将荧光染料导入到细胞膜内，因此该方法对细胞膜有一定程度的伤害。

（二）荧光强度的测定

目前，常用的测定仪器：荧光分光光度计、流式细胞仪、激光扫描共聚焦显微镜、双光子激光扫描共聚焦显微镜、IonOptix细胞动缘探测和细胞内离子成像系统等。

1. 荧光分光光度计

利用比色法测定悬浮液中细胞群体的平均荧光强度，其结果受细胞密度、大小、状态、Ca^{2+}指示剂装载量、着色细胞所占比例等因子影响，很难得到准确数值，现在已很少使用。

2. 流式细胞仪

流式细胞仪法用于测量流动溶液中悬浮细胞的荧光和散射光，其原理是利用压力使细胞悬浮液通过一根极细的小管，使之成为单细胞液流。利用激光作为激发光源使细胞产生荧光，利用灵敏的光电管对单个细胞的荧光进行检测，还可以设置2~3个光路系统同时获得多个信息，可以用于Ca^{2+}浓度测定，特异蛋白含量测定以及在细胞多参数定量分析的基础上将群体中特定的细胞亚群单独分选出来。

3. CLSM（激光扫描共聚焦显微镜）

CLSM是一种新的三维成像设备，可获得普通光学显微镜无法达到的分辨率。同时具有深度识别能力及纵向分辨率，可对200~400 μm的切片进行扫描，因而能看到较厚生物标本中的细节。它利用置于光路中与激光焦点位置共轭的针孔抑制离焦区荧光和杂散光，通过在样品上移动扫描点，收集通过针孔的发射荧光而获得图像，因而提高成像的纵向空间分辨率（<1 mm）实现对目标区域三维成像。其主要优点是：成像清晰，可以对单细胞进行测量，可进行活体实验，三维重组功能。主要的局限在于激发波长有限（常用光源为氩离子或氩氖激光器）和时间分辨率不高。采用紫外激发共焦扫描显微术，时间分辨率可提高到图像速率30帧/秒。在Ca^{2+}测定方面，CLSM主要应用于单波长Ca^{2+}荧光指示剂的测定。

4. 双光子激光扫描共聚焦显微镜

分子的多光子激发需要的光子能量比单光子低，例如，双光子激发需要的光子能量大约是单光子激发所需能量的一半，因此多光子激发能够用红外或者近红外光代替紫外光。实际测量中只在焦点附近激发并产生荧光，具有固有的三维成像能力，大大减弱离焦区的光化学作用，减少对活细胞的损伤作用。在CLSM基础上发展起来的双光子激光扫描共聚焦显微镜具有成像穿透深度深、光学三维分辨率高等特点，为实时原位观察生物活体提供了最佳方法。

5. 比率荧光成像

比率荧光成像法不同于一般的显微镜成像法，主要应用于双波长荧光指示剂的测定，它使用的仪器是比率荧光光谱仪，其光源为普通的氙弧灯，可产生适于双波长Ca^{2+}指示剂的两种不同波长，这两种波长以交互的方式激发置于倒置显微镜载物台上的样品，样品发射的荧光由CCD同步接收从而获取高分辨率的图像。所有的系统运行都是由计算机控制，数据的采集和分析由软件完成，相应的软件还可以加工处理去除聚焦平面以外的杂光，以获得精确的聚焦效果。比率荧光成像法可对单细胞或多细胞内的离子动态变化进行实时观测，详见第四节IonOptix细胞动缘探测和细胞内离子成像系统。

（三）离子浓度计算方法

1. 单波长测定法

单波长测定法适用于与Ca^{2+}结合前后染料的发射和荧光光谱没有发生位移，仅存在荧光强度改变的荧光指示剂。根据荧光强度改变计算Ca^{2+}的浓度，可以利用如下公式进行计算：

$$[Ca^{2+}]=F_{min}-F/F-F_{max}$$

或者

$$P[Ca^{2+}]=pKd+\log[(F-F_{max})/(F_{min}-F)]$$

其中，F为待测体系的荧光强度，F_{min}为染料未与Ca^{2+}结合时本身具有的荧光强度；F_{max}为荧光染料与饱和Ca^{2+}结合时产生的荧光强度。

2. 双波长比率法

双波长比率法，一般适用于那些与Ca^{2+}结合后荧光峰有位移的Ca^{2+}荧光染料。在用单波长比率法测定Ca^{2+}浓度时，公式中的F_{min}、F、F_{max}的测量条件必须完全一致，才能保证测得的Ca^{2+}浓度误差是最小的，因为仪器的灵敏度、光程长以及荧光染料浓度的轻微改变都会给测量带来不同程度的误差。相比于单波长测定法，双波长比率测定法可以避免上述误差。

同时，由于双波长比率法是根据两个波长处染料荧光强度的比值来计算Ca^{2+}浓度，进一步减少了光漂白、细胞厚度、细胞内荧光指示剂分布不均等带来的误差。因此，在一定程度上双波长比率法比单波长比率法更准确。

当荧光探针与Ca^{2+}结合后，并且有荧光峰位置的改变时，可以利用以下公式进行计算Ca^{2+}的浓度：

$$[Ca^{2+}]=\beta \cdot Kd \cdot (R-R_{min}/R_{max}-R)$$

其中：R为实验测定两不同波长处荧光强度的比值；R_{min}为荧光染料还未与Ca^{2+}结合时所测定的荧光强度的比值；R_{max}为荧光染料在饱和Ca^{2+}浓度下测得的荧光强度的比值；β为取定义式中分母所在波长处未与Ca^{2+}结合时和与饱和Ca^{2+}结合时的荧光系数的比值。

五、Ca^{2+}测定的潜在问题和解决方法

（一）细胞内缓冲效应

所有的钙指示剂都是Ca^{2+}的螯合物。Ca^{2+}与之结合虽然会改变指示剂的发光强度或波谱性质，但反过来指示剂也会对Ca^{2+}的微弱变化进行缓冲。这一点在高亲和力染料如Quin-2、Fura-2、钙绿等尤为明显。Quin-2现在甚至经常被用来衡量细胞内的钙缓冲力。因此，在利用这些高亲和力染料进行测钙时，合适的浓度、孵育温度和时间控制很关键。切忌孵育浓度过高和时间过长造成染料的高浓度聚集。

（二）自发荧光

很多的细胞内组分可以自发荧光，如一些结缔组织成分和胶原纤维等，但它们的影响一般不大。细胞内最严重的自发荧光干扰来自腺嘌呤核苷（NADH，NADP）和黄素腺嘌呤核苷（FMN，FAD）。NADP被还原生成NADH，其自发荧光增强，而FMN被氧化生成FAD发出自发荧光。NADH的激发波长和发射波长分别是340 nm和440~470 nm，FAD的激发和发射波长分别是450 nm和530~550 nm。因此，对于一些紫外激发的短波长指示剂如Fura-2和Indo-1，自发荧光对实际测量结果的影响尤为严重。克服这一问题的一个方法就是在指示剂负载前记录待测细胞的背景荧光，而后从实际测量结果中减去此背景值。使用一些长波长指示剂也可避免自发荧光污染。

（三）细胞毒和染料的褪色

指示剂属于外来物质，长时间的滞留对细胞多少具有毒害作用。这主要表现在对细胞呼吸和增殖的抑制作用。有报道表明罗丹明-123可以滞留在癌细胞和心肌细胞的线粒体内影响其氧化还原反应的进行，而Fluo-3负载的海胆卵细胞不能进行正常的发育。另外，长时程的光照可以导致染料的褪色，即指示剂本身发生某种变化而变得对激发光或对Ca^{2+}不敏感。染料褪色的直接影响就是信号强度随时程的延长而基线下滑。这在用单波长染料测钙时表现得尤为明显。比值测定在一定程度上可以避免这一负面影响。因此，必须摸索既可以获得良好的信噪比，又可以缩短光照时间的平衡点。克服染料褪色的另一个方法就是在灌流液中加入抗氧化剂或在测定台上充盈氮气以达到隔绝氧气的作用。

（四）染料的区室化

区室化是利用化学荧光指示剂测钙时的一个非常普遍和重要的问题。它是指染料被某些细胞器捕获而没有均匀地分布在胞浆中。由于细胞器中的钙信号变化和胞浆中有很大的不同，故染料的区室化可以影响最终的胞浆钙信号。区室化受负载条件、细胞类型和染料种类的影响。同一种染料在不同的细胞中可能会聚集到不同的细胞器中。利用洋地黄皂苷或TritonX-100处理细胞增加膜的通透性，使胞浆内的染料外流就可以显示染料区室化的程度。染料区室化可能由细胞器上阴离子转运系统介导，也可以因酯质染料在胞浆内不完全水解而被动扩散至细胞器内形成。另外，当胞浆内的酯酶活性低于细胞器内时，竞争失败也可以导致染料的区室化。由于染料的区室化都是由酶—蛋白质系统介导，属生化反应，对温度很敏感。因此，预防的一个措施就是降低孵育和测钙温度。

（五）染料的渗漏

染料可以从细胞内渗漏至细胞外。其机制和区室化相似，由质膜上的阴离子转运系统和染料的不完全水解造成。克服染料渗漏的有效方法包括：（1）选择电负性弱的染料，例如钙绿由于比Fura-2多一个正电荷，其渗漏现象弱于Fura-2；（2）选择抗渗漏型染料，如Fura PE3、Indo PE3、Fluo LR等。这些染料在母体染料的基础上加上了哌嗪环，后者在细胞内可以质子化达到抗渗漏的目的；（3）选择葡聚糖耦联的染料或通过膜片尖端源源不断地负载染料。

第二节　膜片钳技术

人体细胞的新陈代谢是维持人体生命活动的重要物质基础，细胞要保持新陈代谢功能就要不断地与周围环境进行物质交换，细胞膜上的离子通道就是这种物质交换的重要途径。离子通道的活性，反映了细胞通过离子通道的开放和关闭来调节相应物质进出细胞速度的能力。膜片钳技术即是通过记录离子通道中的离子电流，来反映细胞膜单一或多个离子通道分子活性的技术，是进行细胞生物学研究的重要技术方法之一。

自从1976年德国生理学家Neher和Sakmann领导的研究小组首次建立起一种膜片钳的新记录方法，此技术点燃了细胞和分子水平的生理学研究的革命之火，在现代细胞生理学及细胞生物物理学界引起了一次新技术革命。它与基因克隆技术并驾齐驱，给生命科学研究带来了巨大的前进动力。膜片钳技术是一种以记录通过离子通道的离子电流来反映细胞膜上单一的（或多个）离子通道分子活动的技术。作为先进的细胞电生理技术，膜片钳一直被奉为研究离子通道的"金标准"。应用膜片钳技术可以证实细胞膜上离子通道的存在并能对其电生理特性、分子结构、药物作用机制等进行深入的研究。

自1981年经Hamill等及后人的进一步完善，其电流测量灵敏度已达1 pA，空间分辨率达到1 μm和时间分辨率达到10 μs，并且已发展出许多适合不同需要的记录模式。膜片钳技术为了解生物膜离子单通道的门控动力学特征及通透性、选择性膜信息提供了最直接的手段。该技术的兴起与应用，使人们不仅对生物体的电现象和其他生命现象更进一步的了解，而且对疾病和药物作用的认识也不断地更新，同时还形成了许多病因学与药理学方面的新观点。

一、膜片钳技术原理

膜片钳技术是用微玻管电极（膜片电极或膜片吸管）接触细胞膜，以千兆欧姆［gigaohm seal，10^{10}欧姆（GΩ）］以上的阻抗使之封接，使与电极尖开口处相接的细胞膜的小区域（膜片）与其周围在电学上分隔，在此基础上固定电位，对此膜片上的离子通道的离子电流（pA级）进行监测记录的方法。

膜片钳实验系统的基本组成部件包括机械部分、光学部分和电子部分。机械部分主要有防震工作台、屏蔽罩、仪器设备架和微操作仪等。光学部分主要有显微镜、视频监视器、单色光系统等，其中显微镜是膜片钳实验系统的主要光学部件。电子部件是膜片钳实验系统的重要组成部分，主要包括：膜片钳放大器、刺激器、数据采集和接口板、计算机系统，以及电源等。膜片钳实验系统总图如图3-2-1所示，图中微压力控制系统是通过电极夹持器的侧端通气管给电极尖端施加正负气体压力。

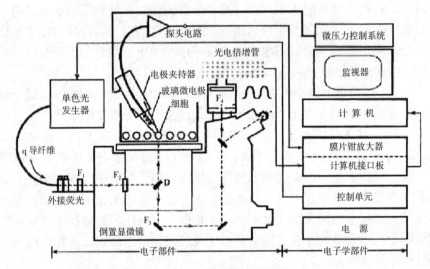

图3-2-1 膜片钳实验系统

细胞膜和离子通道的生物学结构示意图如图3-2-2所示，它的电学特性可以用一些电路原件（如电阻、电容等）来等效，图（b）是它的等效电路。等效电路中的R_m是膜电阻，表示细胞膜上离子通道的电阻；C_m是膜电容，表示细胞膜的脂质双分子层的介电特性；E_r为反向电势。

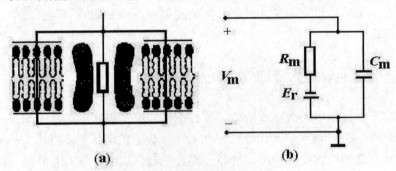

图3-2-2 细胞膜和离子通道的等效电路
（a）细胞膜和离子通道结构示意图
（b）细胞膜和离子通道等效电路图

图3-2-3是膜片钳放大器的前置电路（I–V变换电路）示意图。电路由高增益集成运算放大器A_1和A_2组成。反馈电阻R_f与A_1组成电压并联负反馈电路，A_2组成单位增益差分电路。玻璃微电极尖端的直径约为1 μm，它对细胞膜进行封接后会在封接微区形成一微小的膜片，玻璃微电极与A_1的输入端相连接。微电极通过浴池中的参考电极和放大器形成了一个完整的回路。根据负反馈放大电路的原理可知，A_1两个输入端之间形成的是一种"虚短"现象。当A_1的同相输入端被施加一个命令电压V_c（刺激方波）时，可将细胞膜的电势钳位在V_c，而且信号源电路也不会影响被测细胞的活性状态，符合生物测量的要求。

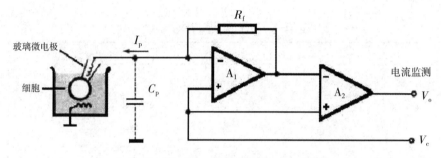

图3-2-3　膜片钳放大器的I–V变换电路

在命令电压V_c的作用下，微电极电流I_P（即离子电流通道）流经电阻R_f所产生的电压$VR_f=-IP_f$经过单位增益差分放大（A_2）之后得到的电压：

$$Vo=I_PR_f$$

可见，电路中的I_P–Vo之间的关系遵守欧姆定律，膜片钳位与这种欧姆定律关系相结合正是膜片钳技术的一个很大的优点。因为输入信号是电流，输出信号是电压，所以放大器的前置放大电路也称为电流—电压（I–V）变换器。膜片钳技术利用玻璃微电极（膜片电极或膜片吸管）接触细胞膜，在细胞膜上形成绝缘电阻在吉欧（$10^9\Omega$）以上的封接，从而使得微电极尖端开口处与细胞膜连接，在电学上和外界环境相隔绝，并通过施加外部电压对细胞膜电位进行钳制，以对微电极中膜片上的离子通道或整个细胞上的离子通道电流进行监测。膜片钳系统中放大器的一个主要功能就是在电压钳位的条件下测量通道的微小电流（pA级），它的电流电压变换器会将电流转换成模拟电压，然后再由计算机处理后输出。

膜片钳技术作为电生理研究的有力工具，广泛用于细胞膜离子通道电流的测量、细胞分泌、药理学、病理生理学、神经科学、脑科学、细胞生物学与分子生物学研究，以及植物细胞的生理研究等。

二、膜片钳操作前期准备

(一)溶液配制

膜片钳使用溶液多是模拟生理或培养细胞时细胞所处的细胞内液（intracellular solution，ICS）和细胞外液（extracellular solution，ECS）成分。ICS为全细胞记录和外向外记录时的电极内液，主要含有K^+，而ECS主要由NaCl组成。典型的细胞内外液组成如下，同时应考虑溶液的pH和等渗性防止封接出现问题（表3-2-1）。

表3-2-1　常见的细胞内外液成分

化学成分	ECS浓度（mM）	ICS浓度（mM）
Na^+	126	5
K^+	6	147
Mg^{2+}	2.5	1.2
Ca^{2+}	1.2	0
Cl^-	125	150
GTP	0	0.1
ATP	0	5
HEPES	10	20
Glucose	11	11
Sucrose	67	0

1. pH

在实际使用中，ECS的pH应与生理状态的细胞外液及培养细胞的培养液等标本的环境一致。pH一般用缓冲液保持，多数情况下，细胞外液选择4-羟乙基哌嗪乙磺酸（HEPES）作为缓冲液，但是用碳酸盐缓冲液可能更利于新鲜分离的细胞或组织切片。电极内液的缓冲液的选择则需要考虑更多方面，因为其必须暴露在空气中则不能选择碳酸盐缓冲液，进一步ICS还需要用EGTA结合Ca^{2+}，这将造成电极内液偏酸，所以需要较高浓度的HEPES或其他缓冲液，这些情况都可能造成不良反应影响膜片钳的记录。多数脊椎动物的ECS生理pH为7.4，而ICS则应稍微偏酸一些，约为7.2~7.3，而溶液的酸碱度直接影响细胞膜通道的动力学特征，因此必须严格控制ECS和ICS的pH。

2. 渗透压

溶液的绝对渗透压和细胞膜两侧的相对渗透压决定细胞体积的大小、细胞的状态甚至细胞的死亡。当进行渗透压敏感通道的实验时，若这两种渗透压稍有不同，可能会对实验结果产生影响。如细胞内渗透压略高于细胞外（340 vs 330 mosm/L），原本皱缩的细胞膜可以稍微膨胀而有利于封接。与pH相似，理论上ECS的值应与标本所处的环境一致，这样可使细胞外液的离子浓度很高，从而影响平衡电位。通过实践，有些实验人员倾向于用惰性比较高的蔗糖来调节渗透压，可以使离子浓度处于较低水平的同时也比较稳定，我们还可以利用渗透压测试表计算得到各部分溶剂的渗透压。

依据通道的不同，所用细胞的不同来配置相应的液体，基本原则是保持两个平衡一个洁净，即渗透压平衡和酸碱度平衡且所有液体使用前必须用微孔滤膜过滤。此外，细胞外液配成10×的贮存液，在贮存液中不加钙和葡萄糖，以防止钙盐沉淀及产生微生物。细胞内液通常含易分解变质的化学物质，因此需要分装后冷冻保存。

（二）细胞制备

能够用于膜片钳实验的细胞种类众多，且多数采用急性分离的细胞和培养的细胞。本实验室以心肌细胞L-型钙通道为主要研究对象，故以大鼠心肌细胞制备为主要讲述内容。

1. 实验准备

相关溶液配制如下（表3-2-2），所有灌流液100%氧饱和10 min。37 ℃预热灌流系统，用体积分数75%乙醇灌洗10 min，再用超纯水灌洗10 min，每次实验结束后也用体积分数75%乙醇和纯水清洗系统，确保其清洁。

表3-2-2　相关溶液配制

分离液	配方
无钙台式液（mm）	NaCl 140.0，KCl 5.4，Glucose 10.0，HEPES 10.0，$MgCl_2 \cdot 6H_2O$ 1.0，pH 7.4 with NaOH
KB液（mm）	L-Glutamin acid 120.0，KOH 80.0，KCl 20.0，EGTA 0.369，HEPES 10.0，Glucose 10.0，$MgCl_2 \cdot 6H_2O$ 1.0，pH 7.4 with KOH
酶溶液	Ⅱ型胶原酶 8 mg，BSA 10 mg溶解于40mL无钙台式液
终止液	无钙台式液50 mL加入500 μL 2.0 mmol/L的$CaCl_2$

2. 心肌细胞急性分离

大鼠腹腔注射肝素1000 U/kg，20 min后，颈椎脱臼，开胸取心脏，快速置于4 ℃无钙台式液中洗掉部分血液，迅速将心脏悬挂于Langendorff灌流装置上（如图3-2-4）进行主动脉逆流灌流。首先，用无钙台式液灌流3~5 min，解离细胞之间钙离子依赖的紧密连接，进一步洗净心脏内血液。然后换上酶液灌流消化15~20 min，待心肌组织变软，颜色变浅，换上终止液终止消化3~5 min，清除酶液。灌流全程要持续通氧，灌流流速均为6 mL/min，且全程要注意不能有气泡进入心脏内。灌流液流出端口温度要始终保持在37℃。消化完成后取下心脏，剪取心尖部左心室，置于KB液中，通氧，用眼科剪将其剪碎成1 mm×1 mm×1 mm左右的组织块，用吸管轻轻吹打，用200目的滤网过滤去除残余组织块，静置15 min，让细胞自然降沉，弃上清，再加入KB液自然降沉，反复2次，将细胞在室温下静置30 min，等待复钙。

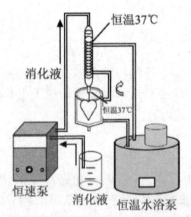

图3-2-4　Langendorff灌流装置
（用流泵恒速灌流消化液，灌流速度：6 mL/min；消化终点时心脏松软、颜色变浅）

3. 复钙

取20 mL细胞悬液加20 mL KB液，其中KB液中加入100 μL，100 mmol/L的$CaCl_2$母液，放置10 min。移去上清液20 mL，剩下的20 mL细胞悬液按照上面的方法，KB液中加入200 μL，100 mmol/L的$CaCl_2$母液，放置10 min。移去上清液20 mL，剩下的20 mL细胞悬液按照上面的方法，KB液中加入400 μL，100 mmol/L的$CaCl_2$母液，使梯度复钙最终浓度为1.0 mmol/L，然后放在室温2 h备用。采用分3次梯度复钙，防止了因复钙过快对心肌细胞造成的损失。

4. 心肌细胞的形态学观察

覆钙完毕后，将心肌细胞涂片，在倒置显微镜下观察心肌细胞的形态结构。正常急性分离出的大鼠心肌细胞呈杆状，长宽比4~5：1，边缘清楚，表面光滑，立体感强，横纹清晰，透光度好，部分细胞核隐约看见，大部分细胞处于静息状态，是实验首选的对象，如图3-2-5。而有些细胞折光性好，细胞无皱缩，但细胞表面有一个或多个凹陷，这些细胞也能用但不是实验首选。另外有部分细胞不完整，折光性差，皱缩成圆形或椭圆形，这种细胞不能用于实验。

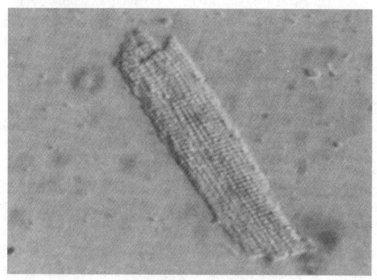

图3-2-5　成年SD大鼠急性分离心肌细胞（×400）

目前文献报道最多的分离心肌细胞的方法是Langendorff逆行主动脉灌流酶溶液消化的方法，而欲获得稳定数量和较高质量的心肌细胞是一件比较困难的事情。用Langendorff装置分离心肌细胞的方法技术已经很成熟，方法步骤大同小异，而分离出细胞的质量取决于个人在分离过程中对各个因素，如实验步骤、酶溶液、酶消化时间、细胞保存、试剂配制等各细节的调节和掌控。提高分离细胞的存活率和细胞对钙的耐受性是心肌细胞急性分离追求的目标。

"钙反常"现象是心肌细胞急性分离的难点之一。"钙反常"即当在无钙溶液中分离的心肌细胞再次进入生理浓度的钙溶液中时，细胞会不停的收缩，逐渐变圆，迅速失去原有的结构和收缩功能，直到最后溶解死亡。"钙反常"的准确机制尚不完全清楚。多数学者认为心肌细胞发生"钙反常"的机制是由于大量钙离子短暂快速进入细胞内，钠离子外流，导致细胞内钙负载有关。据报道心肌细胞的活性状态是直接导致"钙反常"的根本原因，实验的每一步都可能影响到心肌细胞的状态。

分离心肌细胞时酶消化的终止时间很重要，消化酶的浓度过高及消化时间过长都可造成细胞膜不可修复的损害。有报道认为当心脏颜色变黄，表现较松弛时终止酶消化较合适。高浓度的酶对细胞造成很大的损伤，会破坏细胞膜的结构，使细胞活性降低。在本实验室操作过程中，酶溶液中酶浓度为0.2 g/L，牛血清白蛋白浓度为0.25 g/L。降低的酶浓度能在不明显延长消化时间的前提下防止消化过度。在酶液中加入BSA可保护已经分离出的心肌细胞膜，使其免于酶的进一步消化，从而提高了分离细胞的存活率，使细胞活性更好，提高耐钙细胞的比例。最后用50 mL含500 μL的2.0 mL $CaCl_2$ 的低钙溶液终止消化，不仅可以冲洗心脏和冠脉内残存的消化酶，以免进一步消化，还可使在酶消化结束后逐步增加细胞外液中钙的浓度，从而降低了"钙反常"的发生概率。

细胞的保存方法也很重要。实验让细胞两次自然降沉，后用KB液重悬，两次的降沉除去了坏死了的细胞及细胞瓦解释放的因子，如溶酶体等对细胞有损害的因素，因此，细胞能存活更久，活性更好，更耐钙。影响细胞分离的因素很多，其中每个步骤都是可以调节和控制的，在分离时每一细节都要谨慎认真。如所选的动物要健康，悬挂心脏速度要快，各液体的pH严格测量，且使用前都要 O_2 饱和，灌流全程防止气泡生成，温度的控制及所有实验用器械和实验全程都要尽量保持清洁等。且实验时要根据当时的情况，如心脏大小、外界的温度等，综合分析，调节和控制细胞分离过程中的各影响因素，以保证分离的心肌细胞的数量和质量，为研究提供高活性的细胞。

（三）玻璃电极制备

1. 电极引线

在膜片钳实验中，记录电极所选用的材料通常有铂金丝、银或者氯化银丝、镍铬合金、不锈钢。细胞内液和细胞外液是电解液，金属电极与电解液之间随机反应将干扰电极/组织液界面的电荷层，引起噪声和基线漂移。电极材料具有电解稳定性好，极化倾向小的特点，因此多使用镀银电极。该电极是换能器，其作用是将除极/复极转变为电位，用银或氯化银电极只可在含有 Cl^- 的溶液中才能正常工作，同时裸露的银丝直接接触溶液，对组织蛋白具有毒性作用，可形成不能预测的电位，引起异常去极化，此外裸露的银丝也可使背景噪声增大。

一般情况下，探头中间的电极引线及细胞池中的地线在使用一段时间后，为确保输入信号受到外界干扰少，需重新电镀。可将电极浸入次氯酸钠溶液中30~40 min，拿出后即可镀上氯化银。

2. 玻璃电极拉制

膜片微电极是将玻璃毛细管用拉管仪（puller）拉制而成。在全细胞模式记录时，用软质的苏打玻璃管（也可以直接使用血球容量计或微升吸量管）即可，而在单一离子通道记录时，则应使用导电率低、噪声小的硬质硼硅酸盐（borosilieate）性玻璃（如Pyrex）或更硬质的玻璃（alminosilicate玻璃）。一般要求拉制微电极用的玻璃毛胚外径在1.3~1.7 mm，内径在1.0~1.2 mm，壁厚在0.2 mm以上。管壁越厚，拉制出的电极尖端管壁也越厚，电极的跨壁电容就越小，噪声也就越低。由于膜片微电极不是刺入的，其尖端形状以不锐利者为宜。因此，应尽可能地使尖颈部（靠近尖端的部分）粗些（即使电极尖部短些），这样也可减小封接阻抗。通常通过二次性拉制（或多次性）的电极比一次性拉制的电极更容易使用。一般使用的微电极尖端直径为1~5 μm，充灌细胞内液时阻抗约为1~5 MΩ。由于膜片微电极最忌沾染灰尘和脏物，更忌触碰尖端附近部位，因此，要求在当天内使用之前制作。

（1）本实验室采用Sutter公司的P-97拉制仪，也是现今十分常用的电极拉制仪之一，现做简要介绍，其结构如图3-2-6。

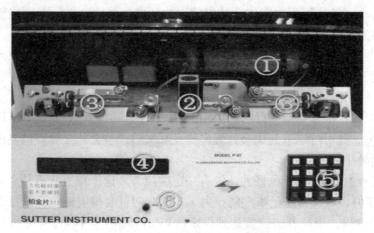

图3-2-6　P-97拉制仪结构
①干燥罐；②电极加热室；③牵拉臂；
④显示屏；⑤数字操作键盘；⑥复位按键

其可大体分为四个系统：

加热系统：在电极加热室中有铂金片通电后用来融化玻璃管；

空气冷却系统：压缩的空气进入干燥罐然后再通过管道从铂金片下的小孔吹出用于冷却铂金片。干燥的空气可以电极加热室中的湿度降低以减少空气湿度对拉制的影响；

机械拉制系统：两侧牵拉臂可以控制拉制时的力度和速度；

电子控制系统：用于控制拉制时的各种参数。

四个系统相互配合以完成精密的拉直过程，如下图3-2-7。

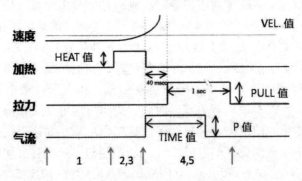

图3-2-7　P-97拉制仪物理量

拉制仪控制着四个物理量（如上图）：两臂拉开电极的速度；铂金片加热电极（HEAT的值只是一个代表并不代表温度，往往同是P97不同机器之间会有较大的差异所以都要以Ramp为标准）；拉力表示两臂拉开电极用力的大小；气流用于冷却铂金片以使融化的电极凝固断裂。下面将整个电极拉制的过程描述如下，编号与图下方的数字相对应：

编号1：启动拉制后首先会听到有喷气声，这是P97给加热盒喷入一定时间的气体，干燥后的气体由铂金片下的小孔吹入，目的是让拉制空间干燥（空气的湿度会影响电极拉制）；

编号2：喷气持续一段时间后铂金片开始加热，加热的温度即所设定的HEAT值，此时可以看到铂金片慢慢地变红发热，一会儿之后玻璃电极管就会开始融化；

编号3：由于固定电极的两臂有一定的拉力（这个拉力并不是个人设定的PULL值，可认为这是本底的拉力），因此两臂会将电极拉开并且有一个加速的过程，当拉开的速度达到设定的VEL值时铂金片就会停止加热并开始吹气冷却。

编号4：吹气的压力是在功能菜单中所设定的pressure大小，也就是显示面板上方所显示的P值。吹气的时程如图也就是设定的TIME值。

编号5：在加热停止后40毫秒（如图加热轨迹）与吹气的同时两臂还会给予持续一定力度（即设定的PULL值）拉力拉开电极。经过上述的五个步骤就完成了一步的拉制。P-97中称为一个line。一个完整的拉直过程往往包括多个line并称之为一个Loop。当拉直过程完成后会显示如下的内容：

THE PROGRAM LOOPED 01 TIMES. THE LAST
LINE USED WAS 01. HEAT ON SEC. = 6.05

上面的显示表示，一步拉制（第二行）一次（第一行）加热时间6.05 s。

（2）P-97拉制仪参数设置

P-97有多个功能参数可供设置。开机后进入任何一个拉制程序然后按<CLR>按钮，屏幕显示如下内容：

DO YOU WISH TO CLEAR ALL VALUES FROM THE
PRESENT CYCLE TO THE END? NO=0 YES=1

按<0>按钮后就进入了P-97的功能菜单，屏幕第二行会滚动显示8个功能，点击相应的数字就可以进入相应的功能设置，各功能列表如下（表3-2-3）。

表3-2-3 功能及对应的作用

功能编号	功能名称	功能描述
1	RAMP TEST	Ramp测试用于测量融化玻璃管的HEAT值
2	CHANGE AIR PRESSURE	设置气体压强，也就是P值
3	AIR MODE	设置控制喷气的方式
4	AIR TIME AT START OF PULL	电极拉制前喷气时间
5	AIR TIME AT END OF PULL	电极拉制后喷气时间
6	RESET TIME AND DATE	时间日期设置
7	WRITE-PROTECTTHE PROGRAM	锁定拉制程序
8	MEMORY TEST	内存检测

①RAMP TEST：此功能经常用到，用于测量玻璃管的熔点，当启动之后可以看到RAMP值以1为步进不断的上升，同时还可以看到铂金片逐渐变红发亮。当玻璃管受热融化在牵拉臂的作用下向两边拉开这时候拉制仪就会停止加热，这是所显示的值就是玻璃管的熔点。这一RAMP值用于确定拉制参数中的HEAT值。HEAT值的测定根据选用的铂金片而有所不同。建议：梯形铂金片为HEAT=RAMP+15，方形铂金片为HEAT=RAMP，但要注意这个值只是一个相对的值，不是真实的温度，而且不是同一台拉制仪的数值也是不相同的！当每次更换铂金片或者是更换了不同型号不同品牌的玻璃管时都要重新测量RAMP值。

②CHANGE AIR PRESSURE：此功能用于设置喷气的压强，即第一行中显示的P值。可在1到999之间设置。对于不同的玻璃管推荐如下厚壁玻璃管：500，薄壁玻璃管：300。

除以上两点功能，其余功能均可保留默认值。

（3）使用P-97制作理想的电极

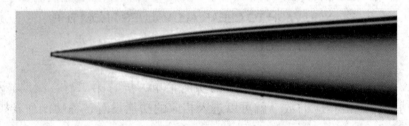

图3-2-8　膜片钳试验中所使用的电极尖端

使用胖一些（就是肚子比较大尖端比较小）的电极可以有更好的封接效果，原因如图3-2-9。

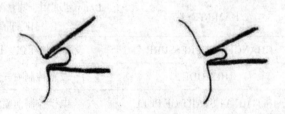

图3-2-9　细胞膜吸入电极尖端模式图

如图，左侧是较胖的电极，其相对于右侧较瘦（尖端陡峭）的电极在尖端内有较大的体积，所以当胞膜吸入电极尖端后胞膜与电极尖端内壁有较大的接触面积，因此以此类电极有较好的封接效果。

首先将pressure设为500（一般默认就是500），其次对于不同的铂金片要使用不同的参数。实验室常用的是梯形铂金片，此外还有一种方形的铂金片。首先使用RAMP功能测量玻璃管熔点（此熔点用RAMP表示）。两种铂金片对应的参数列表如下（表3-2-4）。

表3-2-4 两种铂金片对应的参数

铂金片类型	HEAT	PULL	VELOCITY	TIME
梯形	RAMP+15	0	40	200
方形	RAMP	0	40	200

先使用上述的参数设置一步进行拉制。往往这样一步是不能拉断电极的，因此P-97就会自动循环执行程序直到拉断电极。当拉制程序循环三次也就是通过三步拉断了电极后，需使用抛光仪（或者显微镜）观察电极尖端，往往三步拉断的电极尖端很陡且开口太小，这样的电极是不理想的电极。接下来只需调节拉制速度，减少拉制速度可以让电极尖端适于膜片钳记录。通常可以以"3"步间隔逐步减少拉制速度并可以做如下的记录。例如（表3-2-5）：

表3-2-5 速度与步数的调节

拉制速度	40	37	34	31	28	25	22
拉制步数	3	3	4	4	4	4	5

以同样的步数拉断的电极形状是相似的，但不同步数之间差异就比较大了。一般而言四步拉断的电极就已经比较理想了。在上面的例子中，切不可设置拉制速度为34或25，认为它们处在步数变化的临界值。由于拉制仪每次拉制多少都有一些波动，设置上述临界值很有可能在拉制的过程中出现拉制步数的变化而使拉制失败。可设置拉制速度为31或28这样就会比较稳定了。

如果已经拉制出了理想电极，那么拉制仪的设置就到此为止，以后使用这一参数拉制即可。如果使用四步拉出的电极太细，然而使用五步拉出的点击太粗的话，这就说明每一步使用同样的参数拉制已经不能满足你的要求了。这时就需要使用有差异的参数设置了。好比上面的情况四步太细五步太粗，首先需要在一个程序中设置四步参数（假设RAMP=285使用梯形铂金片），如下表（表3-2-6）：

表3-2-6 同一个程序中设置参数

HEAT	PULL	VELOCITY	TIME
300	0	28	200
300	0	28	200
300	0	28	200
300	0	23	200

注意最后一步，通过适当减少最后一步的速度可以拉出较理想的电极。

（4）P-97拉制仪干燥剂处理

当干燥罐中的干燥剂全部变为紫色时就需要更换干燥剂了，干燥剂结构如图3-2-10。

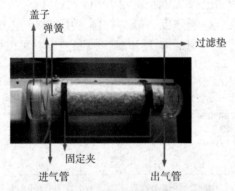

图3-2-10 P-97拉制仪干燥剂结构

干燥剂可以重复使用。将干燥剂在金属盘中摊平（尽量使用大的金属盘，可以让干燥剂铺成单层），在200 ℃干燥箱中干燥一小时。干燥完成后趁热将干燥剂放入可密闭的玻璃容器中（或使用磨砂的广口瓶封上封口膜）。待冷却后再按原顺序装入干燥罐中（隔板→过滤垫→干燥剂→过滤垫→隔板→弹簧→盖子）。注意隔板是有正反的，装入要与拆开时一致。盖子内有一圈橡胶要注意清洁以避免干燥罐密封不良。最后按拆开的顺序固定干燥罐，并装上进气管与出气管。干燥剂在干燥后就会又变为蓝色。当然，干燥剂在多次循环使用后会有损耗的，此时需重新购买。

3. 玻璃电极包衣

在极短时间内，欲记录表示高频波开闭现象的单一离子通道小电流时，除了热噪声和封接阻抗噪声等背景噪声外，最大问题来源于浸在溶液中的膜片微电极产生的浮游电容性（stray capacitance，Cs）噪声。减小Cs噪声的方法是在微电极尖颈部的表面涂一层具有疏水性、非导电性（低透点率）物质。通常使用树脂类材料涂于微电极的最尖端以外的部分，然后将其通过加热的镍铬电阻线圈而烘干变固。经过这样的处理，浸入浴液中的微电极的表面成为疏水性，其外表面形成一层水膜可防止电容的增高，同时玻璃壁电容与硅酮树脂层电容实际上是并联的，结果使微电极整体电容量骤减。

涂料选择：所选涂料应使用方便，使用时不要求复杂的装置或长时间干燥。涂料应无毒且有相当的化学惰性。涂料应当不溶于生理溶液，同时不含进入液体的溶质，涂料的介电常数比较低，这样才能有效地减少对地电容。此外，涂料不应有慢的电荷活动，否则容易产生低频噪声和在电压跃变后的瞬时电流慢成分。目前最理想的涂料是硅酮树脂。

Sylgard：Sylgard 184硅酮弹性塑料，树脂∶催化剂=10∶1，在室温2~3 h风干或烤焦稠，−10 ℃终止风干。用玻璃棒（或玻璃电极毛坯或牙签）取少许Sylgard涂在距离电极尖端约50 μm处，接触电极并迅速转动电极使其能均匀地涂在距离尖端10~15 μm，形成一条带，并烤干Sylgard以免阻塞电极尖端，微温加热在数秒内可使Sylgard凝固。

Q-Dope：聚苯乙烯漆，假漆。易涂，但易产生溶剂效应，不能均匀干燥导致机械漂移。

尽管电极尖端涂硅酮树脂有许多优点，但因为操作麻烦，在全细胞膜片钳记录中由于信号电流较大，所以除特别要求外，多数实验室已经略去了该步骤，但在进行单通道电流测定时，为了更好地消除本地噪声应涂上硅酮树脂。

4. 玻璃电极抛光

抛光一般在复合显微镜的台架上进行，用一个长工作距离的物镜经250~700倍观察，抛光用直径为100 μm的铂金丝或铂/铱合金丝作为加热丝，细丝被弯成V形，每边长3.5 mm，两端固定并与电源连接。当细丝加热变成红色，使电极穿入，待抛光电极的尖端距离细丝玻璃涂层2~10 μm处放置数秒，未抛光的电极尖端通常在视野中为清晰的开孔，抛光时开孔逐步充实，显得尖端边缘的玻璃厚度与电极壁相同。

在显微镜下，将微电极尖端接近热源、通电加热的白金丝等进行热刨光处理可提高吉欧封接的成功率。这是因为经过热刨光处理，玻璃微电极尖端表面变得更加宽阔和更加光滑。涂硅酮树脂时，由于Sylgard的溶剂易粘涂到尖端部分而阻碍吉欧封接的形成，因此为了将其除去，也须用热刨光处理。

5. 玻璃电极灌充

用于灌充微电极的液体需经微孔滤膜过滤，以便除去妨碍吉欧封接形成的灰尘。通常将一次性注射器过滤膜（0.2 μm）装在注射器内使用。灌充方法多种多样，在微电极尖端较粗的情况下，用注射针或聚乙烯的细塑料管直接从电极尾部灌充即可，这种方法叫反向充灌（back-fill）。而在尖端较细的情况下，首先将电极尖端浸于此液中，利用毛细管现象（或抽吸注射器加负压）只使尖端部分充满液体，然后再从尾部充灌（如有气泡，用手持微电极使其尖端朝下，用手指敲弹几下管壁即可除去）。电极液不要充灌太多，否则将微电极装在电极支架（electrode holder）上时液体可从电极溢出会濡湿支架内部造成各种故障。

此外，还需注意电极最好用时拉制和充灌，电极内液使用前必须过滤且以新鲜配制为好。理论上电极内外液的成分可以随着研究的不同随意调整，但实际工作中电极内液的成分、pH和渗透压应尽可能与细胞内液一致，防止细胞功能特别是细胞膜功能改变。细胞内液存在F^-、SO_4^{2-}、CO_3^{2-}等离子时，要注意二价阳离子可能与其作用产生沉淀，造成电极堵塞；有时为了防止电流衰减，在电极内液中加入较多的营养和能量成分如ATP、GTP等，可能启动细胞内信号转导通路，从而诱发离子通道的开放；有时加入多种工具药物阻断无关通道，但成分之间易发生反应，或者有的成分细胞毒性很大，细胞很容易死亡，上述情况均应引起重视。如果外液中存在细菌，一方面容易影响封接成功率，另一方面细菌可能会分泌毒素影响细胞活性，因此多数保存液中均加入双抗（青霉素+链霉素）防止细菌生长。

（四）吉欧封接形成

应用膜片钳技术进行细胞电生理实验时，需要将玻璃微电极与细胞膜表面形成吉欧封接（高阻封接），才能进行后续的实验。玻璃微电极要装入可施加正、负压力电极夹持器才能实现吉欧封接，电极夹持器通过侧端通气管与微压力控制系统连接实现对玻璃微电极和电极夹持器内腔的气体压力控制。

电极夹持器一端插入玻璃微电极，内装Ag/AgCl电极丝，它与放大器的探头通过BNC连接器插接，它既有良好的电气绝缘性，又有良好的屏蔽性和机械坚固性。电极夹持器有两种基本功能：一是将电极内液与BNC连接器的引脚在电气方面连接；另一则是便于对电极内腔施加正、负压力。电极夹持器的局部剖面图（如图3-2-11）。

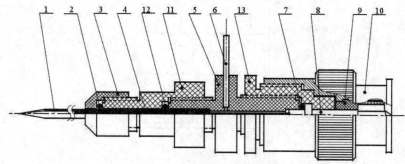

图3-2-11 电极夹持器的局部剖面图
1.玻璃微电极 2.密封圈 3.帽 4.Ag/AgCl丝 5.连接器
6.通气管 7.密封圈 8.绝缘套 9.绝缘套 10.Q9插头外壳
11.前端连接器 12.密封圈 13.后端连接器

玻璃微电极与细胞膜形成高阻封接过程主要包括玻璃微电极进入细胞溶液和吉欧封接两个过程，电极进入细胞溶液时需要提供微小的正气压，在吉欧封接过程中需要负气压。在电极与细胞膜形成封接的过程中，可以用示波器来观测对电极施加一脉冲电压时的电极电流曲线。脉冲电压由脉冲发生器（膜片钳放大器系统的硬件或软件可以提供一合适的脉冲幅度如5 mV）产生。脉冲电压产生的不同幅值的电极电流流经不同的电极电阻或封接电阻，作为电极与细胞膜封接形成的判断依据。在电极未入液以前，由膜片钳放大器系统软件生成的虚拟示波器观测到一平坦的电流波形，当电极趋近细胞膜，并形成吉欧封接时，电极电阻将进一步增大，电极电流进一步减小。为了清楚地观测电极电流大小，可以合理地设置放大器增益和虚拟示波器的灵敏度。

1. 电极入液

细胞浴池内的溶液表面有很多的灰尘和污染物，不够洁净。由于这个缘故，常需稍加一微小正气压使电极内液从电极尖端流出直至电极与细胞膜接触，避免了浴液气液界面上积集的灰尘或溶液中的粒子附着在玻璃微电极尖端而妨碍高阻封接的形成。电极入液时，外加幅值为5 mV矩形脉冲波，观测电极入液时电极电流曲线变化，随着电极靠近细胞膜表面，电极电阻随之增大，电极电流曲线幅值逐渐减小（图3-2-12 A/B）。

这一阶段很多错误可以很容易地清除，若噪声非常大，且无方波出现，可能是地线电极未接好；非常大的背景相应波，显示电极已经破损；即使电极已经进入浴液中，波形仍无变化，可能是微电极没有与电极引线接通或并联微电极中含有气泡或杂质；开始呈现出正常电流的响应，但忽然方波幅值下降很大，可能是电极被污染。

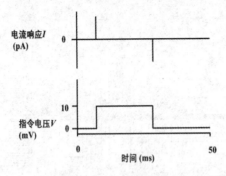

图3-2-12　A玻璃微电极浸入液体前的指令电压和电流响应

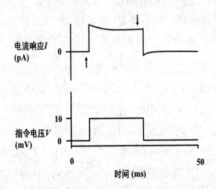

图3-2-12　B玻璃微电极浸入液体时指令电压和电流响应

2. 形成吉欧封接

电极入液后，可将电极直接引向目标细胞，此时需要准确判断电极的三维定位以及细胞间的距离。在接近细胞时，注意力应集中在电极尖端与细胞的距离上。一般的过程是，首先发现电极的阴影，此阴影较模糊，然后逐步降低电极至清晰。之后只能利用微调调节微电极的位置，此过程中电流响应没有变化。最后操纵微操纵器仔细调节电极尖端，使其完全与细胞膜接触，但不施加任何压力。

电极入液以后，要很快使之与细胞膜形成吉欧封接。根据经验，封接的成功率与电极尖端入液后的时间成反比。当电极靠近细胞膜时，脉冲电流将变小，反映封接电阻在增加。对电极稍加负气压，将促进封接电阻的进一步增加，从而形成吉欧封接，此时电流曲线变得平坦（图3-2-13）。同时使微电极电压由-40 mV变到-90 mV，有助于加速形成封接。为证实吉欧封接的形成，可以增大放大器的增益，从而观察到除了脉冲电压的首尾出现电容性脉冲尖端电流外，电流波形仍呈平坦状。电极与电极夹持器内腔的气体压力在吉欧封接实验不同阶段需要不同大小的正、负气体压力值，在不同文献中有不同的报道。陈军主编的《膜片钳实验技术》中报道电极入液时施加小于1.5 kPa的正气压，细胞封接时需要–2 kPa~–4 kPa的负气压。在Axon的MultiClamp 700B Manual中提到膜片钳实验中吉欧封接电极入液时需要正气压为3 kPa，细胞封接时需要的负气压为–5 kPa~–10 kPa。实际操作中需根据细胞类型和细胞表面条件以及经验确定。

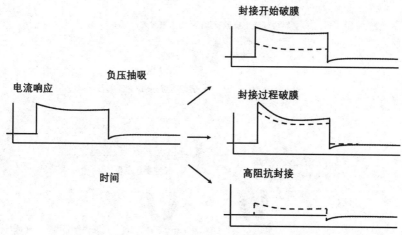

图3-2-13　吉欧封接形成及电流响应变化

为提高封接率应注意：

①获得细胞膜活性良好的细胞尤为重要；②浴槽在前次实验结束后应立即冲洗并保持干净，防止细胞碎片等物沾附在电极尖端；③为避免电极尖端被污染，电极经气—水界面时要保持电极内有正压，且每根电极在释放正压后仅可用一次。在电极接近细胞膜时，去除正压的过程中很容易引起细胞膜的波动，并容易污染电极尖端，因此微电极在接近细胞膜的时应轻轻去除正压，并轻轻地逐渐增加负压抽吸，且所使用的负压一定要均匀不宜过大；④当电极内液含有Ca²⁺时，最好用缓冲液，因用磷酸盐缓冲液时，常在电极尖端产生小的结晶而使尖端阻塞，此时应采用HEPES作为缓冲液，电极内液轻度低渗（渗透压低于正常10%）有利于高阻抗封接的形成；⑤高阻封接的稳定性随着电极批次的不同而不同，这可能是由于玻璃与细胞膜存在若干个作用力，不同批次的玻璃性质不同而引起的封接变化，因此用新一批电极时要试电极电阻是否变化较大，在不能形成高阻封接时，也应考虑到此因素；⑥只有当响应方波持续地、均匀地降低才可反映封接的质量处于较好的状态，通常在数秒内完成高阻封接，若给予负压较大，所用很长时间仍不能形成高阻封接，应考虑放弃此细胞选用新的细胞。

三、膜片钳模式

（一）膜片钳技术的基本记录模式

细胞膜是有方向性的，根据细胞膜与电极的相对位置关系可形成以下几种记录模式，如图3-2-14所示。电极与细胞膜接触后，给予轻微的

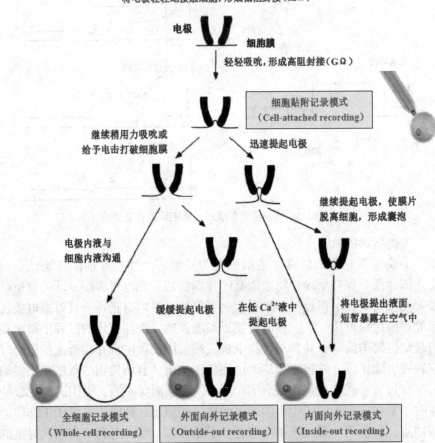

将电极轻轻地接触细胞，形成低阻封接（MΩ）

电极 — 细胞膜

轻轻吸吮，形成高阻封接（GΩ）

细胞贴附记录模式（Cell-attached recording）

继续稍用力吸吮或给予电击打破细胞膜　　迅速提起电极

继续提起电极，使膜片脱离细胞，形成囊泡

电极内液与细胞内液沟通

缓缓提起电极　　在低 Ca²⁺液中提起电极　　将电极提出液面，短暂暴露在空气中

全细胞记录模式（Whole-cell recording）　　外面向外记录模式（Outside-out recording）　　内面向外记录模式（Inside-out recording）

图3-2-14　膜片钳基本记录模式

负压开始进行封接，当封接电阻大于1GΩ时即形成细胞贴附模式（cell-attached recording）记录；此时若轻拉电极，使电极局部膜片与细胞体分离而不破坏GΩ封接，便可形成内面向外记录模式（inside-out recording），在低Ca²⁺溶液中操作可提高成功率；若在细胞贴附式基础上

给予短暂的脉冲负压或电刺激打破电极内细胞膜，便形成全细胞记录模式（whole-cell recording）；由全细胞模式再轻拉，又可形成外面向外记录模式（outside-out recording）记录。若在形成细胞贴附模式后不是将膜吸破而是将电极内液加入打孔剂（如nystatin、amphotericin B、β-escin等），便可形成穿孔膜片钳记录模式（perforated-patch clamp recording）记录。它们各有优缺点，具体使用哪种模式应根据实验的具体情况而定。

1. 细胞贴附式记录模式（cell-attached recording）

这是一种将膜片微电极吸附在细胞膜上对单离子通道电流进行记录的模式。其优点是在细胞内环境保持正常的条件下可以对离子通道活动进行观察记录，对细胞的损伤最小，离子通道基本处于细胞的生理状态下；配体门控性与电压门控性离子通道均可在正常离子环境中研究；可确定特定离子通道是否由细胞内可扩散的第二信使门控，被电极钳住的膜片不与浴液接触，若浴液中加入受体激动剂能引起膜片上离子通道活性改变，则说明一些细胞内信使参与了通道的门控；由于不需要打破细胞膜，Ca^{2+}等通道电流不会发生run-down现象。其缺点是对工作台的机械稳定性要求较高，维持长时间记录难度较大；无法测知细胞静息膜电位的大小；更换内外液比较困难。

2. 内面向外记录模式（inside-out recording）

此种模式，可直接且自由地经浴液介导而调控细胞内液的条件，并可在和细胞活动无关的形式下观察到单一离子通道的活动。其优点是便于更换细胞内液，适合于研究离子通道的细胞内成分的效应，尤其适合于研究第二信使介导的离子通道的门控机制。其缺点是在形成该模式过程中，常常在电极尖端获得囊泡而不是单层膜片，往往需要将电极提出液面，短暂暴露在空气中，这样囊泡会破裂而形成单层膜片。

3. 外面向外记录模式（outside-out recording）

用这个模式，可以在自由改变细胞外液的情况下，记录单一离子通道的电流活动。其优点是便于更换细胞外液，常用于研究配体门控性离子通道。其缺点是通道的细胞内环境丢失，高质量稳定的记录比较难于获得；为获得该记录模式，细胞一般需要贴附（紧密或轻附）在记录浴槽底部，因为漂浮的细胞很难将膜片撕下。

4. 全细胞记录模式（whole-cell recording）

在高阻封接形成后，给电极以短暂的脉冲负压或电刺激打破电极内细胞膜，便形成全细胞式，这就是传统的全细胞膜片钳模式。通过电极尖端细胞膜的小孔可以用电极腔内液对细胞内进行透析，借此控制细胞内环境或向细胞内进行灌注，如灌注药物、信使物质、荧光染料等，这是其优点。同时，便于更换细胞外液，可用于研究电压和配体门控性离子通道（以及泵电流、交换体电流等），适合离子通道药理学研究；也可进行细胞内容物的抽吸，如抽取mRNA等，以及研究细胞胞吞、胞吐机制。

但另一方面，全细胞记录时一个难以克服的缺陷是：某些通道电流会随时间而衰减（run-down）。这主要源于电极内液与细胞内液之间存在的快速弥散作用导致了与通道特性相关的内源能量物质或活性物质的流失洗脱（wash-out）。在电极内液中加入一定量的制霉菌素（Nystatin）或两性霉素B（Amphotericin B），会在已形成细胞贴附模式的膜片上形成直径约为0.8 nm的孔道，这种直径的孔道保证了电极和细胞内电学上的导通，这就是所谓的穿孔膜片钳记录技术。此外，全细胞记录模式对工作台的机械稳定性要求较高，维持长时间记录难度较大；破裂的细胞膜残片易堵塞电极口，导致记录的不稳定；而且存在液接电位的校正和串联电阻补偿的问题。

5. 穿孔膜片钳记录模式（perforated-patch clamp recording）

该记录模式也比较常用，有时也被认为是经典的记录模式。根据记录方式不同，可将穿孔膜片钳记录技术分为穿孔全细胞记录模式（perforated whole-cell recording）和穿孔囊泡记录模式（perforated vesicle recording）。

（1）穿孔全细胞记录模式：全细胞记录模式中，由于电极内液与细胞内液相通，细胞内容物被电极内液稀释，甚至被吸到电极内而导致细胞内容物丢失。Ca^{2+}通道电流随记录时间逐渐减弱的现象（run-down）就是这种缺陷造成的典型后果。为弥补这一缺陷，可向电极内液中加入ATP和一些信号转导必需物质，如cAMP、GTP、cGMP、一些蛋白激酶等。要彻底解决这一问题就要采用穿孔全细胞记录模式。通过多烯抗生素制霉菌素（Nystatin）和两性霉素B（Amphotericin B）对细胞膜的穿孔作用，在膜上形成一些孔道，如图3-2-15。穿孔全细胞记录模式不会使细胞内容物稀释或丢失，明显减弱离子通道电流的run-down现象，对信号转导和离子通道调节机制的研究得以实现；对细胞损伤小、记录持续时间长。另外，因为不需要打破细胞膜，防止了因吸吮或电击破膜可能对封接产生的破坏，因此封接不容易丧失。其特点是：①分子直径>0.8 nm的离子和分子不能通过；②所有的单价阴离子和阳离子都可通过如Cl^-、Na^+等，但阳离子较阴离子易通透，因此可以通过单价内液成分的改变来控制细胞内K^+、Na^+、Cl^-，以及Cs⁺的浓度，来满足实验的需要；而Ca^{2+}、Mg^{2+}等多价阳离子和ATP等大分子则不能通过；③这些孔道没有电压依赖性。这使记录过程不受电极钳制电位的影响。

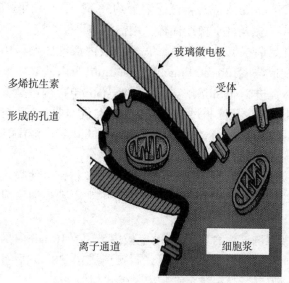

图3-2-15 穿孔全细胞记录模式图

（2）穿孔囊泡记录模式：在穿孔囊泡记录模式中，由于在形成外面向外记录模式时，电极内囊泡的膜片不发生破裂，靠穿孔物质形成的孔道与囊泡内沟通，避免了囊泡内液大部分物质的丢失。囊泡相当于一个小细胞，囊泡内含有对离子通道具有调节作用的信号转导物质系统。囊泡朝浴液的一侧膜片上含有离子通道与受体，可被记录到单通道电流，如图3-2-16。

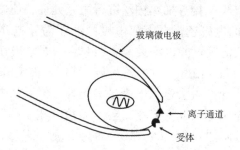

图3-2-16 穿孔囊泡记录模式图

（3）以Nystatin为例具体说明穿孔膜片钳实验方法

①Nystatin属于非水溶性物质，而且对光和热非常敏感，在储存、配制和使用时都应保持Nystatin溶液处于低温和避光环境中，这样Nystatin的活性

可以保持一个星期左右。分装Nystatin粉针到40~50个Ap管中，每管3 mg，置于–20 ℃冷冻保存。

②使用时取一管Nystatin，溶于100 μL新鲜的DMSO（二甲基亚砜）得到30 mg/mL Nystatin储备液，振摇溶解约30 s，最好利用超声波发生器使Nystatin在超声共振条件下快速稀稀，用铝箔包裹储存液。

③实验开始前根据具体实验，每mL电极内液可加入4~10 μL Nystatin储备液，分别配成浓度120~300 μg/mL Nystatin电极内液。如果浓度较高，可用超声的方法促进Nystatin溶解。配好的Nystatin电极内液呈黄色，微浊，用0.22 μm或0.45 μm微孔滤膜过滤后变澄清，且同时要备有不含Nystatin的电极内液用于充灌电极尖端。Nystatin储备液和Nystatin电极内液仅能保存2~4 h，每次实验必须现用现配。

④将电极浸入不含Nystatin的电极内液中几秒，可使吸入的电极内液距离电极尖端约400 μm。在抛光仪显微镜下可观察到毛细管现象的速度和液体上升高度。

⑤在电极尾部充灌含Nystatin的电极内液，在10 min内尽快进行细胞封接，可用负压吸引的方式形成封接。封接形成10~30 min后可以看到膜电容增大，最终的膜电容与传统全细胞记录模式相似。

⑥一般可稳定记录2.5~3 h，之后Nystatin的活性逐渐丧失。

（二）单通道记录

选用1.5 mm硬质玻璃微管，在电极拉制仪上用两步法拉制出尖端直径为1~2 μm的玻璃微电极。在显微镜下将硅酮树脂（sylgard）小心地均匀涂敷于电极颈部靠尖端处，但电极尖端不能涂敷，然后用热吹风吹1~10 s，在刨光仪上使电极尖端接近加热铂丝进行抛光处理，使微电极尖端表面变宽而光滑。制好的电极还需要充灌电极内液作为导电介质。使用前内液经过0.2 μm的微孔滤膜过滤以除去杂质颗粒。一般电极充灌可分灌尖（tip filling）和后充（back filling）两步。灌尖时将电极尖端浸入内液中5 s即可，由于毛细管作用溶液会进入电极最尖端处，然后从电极后端用细小的聚丙烯注射管插至尖端附近将溶液充至1/4长度，用手指轻轻弹除尖端残留的气泡。电极持续施加一个5 mV、10 ms的阶跃脉冲刺激，电极入水后电阻约4~6 MΩ，此时在计算机屏幕显示框中可看到测试脉冲产生的电流波形。开始时增益不宜设得太高，一般可在1~5 mV/pA，以免放大器饱和。由于细胞外液与电极内液之间离子成分的差异造成了液接电位，故一般电极刚入水时测试波形基线并不在零线上，必须将基线补偿回零。用微操纵器使电极靠近细胞，当电极尖端与细胞膜接触时封接电阻指示膜电阻（membrane resistance，Rm）会有所上升，将电极稍向下压，Rm指示会进一步上升。通过细塑料管向电极内稍加负压，细胞膜特性良好时，Rm一般会在1 min内快速上升，直至形成吉欧封接。一般当Rm达到100 MΩ左右时，电极尖端施加轻微负电压（-10~-30 mV）有助于GΩ封接的形成。形成吉欧封接后即去除负气压，封接电阻有进一步的升高，用快电容补偿将测试波形中的双向峰消除，就形成了细胞贴附模式，此时将放大器增益调至500 mV/pA档，只要封接稳定，所钳住的小膜片上的通道活动便可被记录到。如果在这一小片膜中只包含了一个或少数几个通道蛋白质分子，那么通过此微电极就可能测量出单一通道开放时的离子电流和电导，并能对单通道的其他功能特性进行分析。

单通道记录注意事项：①单通道的电导值小，一般为几个pA，最大可能有几十pA，小的可能不到1pA。这时记录电导必须尽可能排除干扰，降低背景噪声，要求仪器精密度高、背景噪声小，并且有良好的接地，保证电极夹持器清洁、干燥，任何溶液及灰尘的浸润都会使记录噪声增大；②屏蔽系统要好，整个膜片钳操作应在法拉第屏蔽网中进行，必要时还可在电极和细胞池上加屏蔽网；③点击内径大，包括膜片面积也大，所含通道数也多，在同一实验中电极口径应尽量保持一致；④单通道要求封接阻抗相当高，一般要大于10 GΩ，所以电极要进行抛光，以圆口保证高阻封接的形成，同时为降低背景噪声，电极需要包衣；⑤作细胞贴附式记录时，电极内液为细胞外液，此时从细胞池给药则不能反映单通道的特性，若从电极内液用药，则相当于细胞外给药方式；⑥细胞浴液不宜太多，电极内氯化银丝不要浸入液体太深，以免增大前级输入电容；⑦由于通道开放时间较长，有时很难确认基线，必须先清楚电导的方向，并改变刺激参数或加工具药进行判断。当通道开放时间较短时，很难确认是通道开放还是噪声，也需要改变刺激参数或应用工具药区别，同时需要反复试验，标准结果的可重复，再将时间轴放大进行分析；⑧如果所采用的浴槽容量较小，长时间记录会引起明显的溶液蒸发，不仅导致记录溶液浓度变高，同时液面的下降也产生基线漂移问题。解决的办法是在液面上覆盖一层硅油，可防止溶液蒸发。如果采用灌流浴槽的方法则不存在这个问题。

（三）全细胞记录

全细胞记录（whole-cell recording）是目前膜片钳技术中最常规的实验方法，其应用范围非常广泛，如各种离子通道的动力学研究、细胞内灌注（灌注药物、信使物质、荧光染料等）、细胞内容物的抽吸（抽取细胞mRNA等）、细胞胞吞、胞吐机制研究等等。

给电极内施加一个轻微的正压（10 cm水柱，过大会吹跑细胞），轻轻地将玻璃微电极插入浴液。给予正压的目的是防止电极尖端被浴液中的污染物污染，这些污染物通常漂浮在浴液表面，所以正压一定要在电极入浴液前给予。通过软件/膜片钳放大器（目前都是通过膜片钳数据采集软件，如pClamp）给细胞一个去极化（或超极化）方波刺激，作为测试脉冲，监视整个封接、破膜过程中电流的变化。在电极入浴液前，电路中的电阻无穷大，通过电极的电流为0，脉冲起始与结尾处的短刺是探头内的漂浮电容引起的充放电反应，如图3-2-17。可能出现的情况：①无电流方波出现。参比电极没接。②电流方波过大，电极尖端断了。③电流方波与电极未入液前一样。电极内液未接触到银丝或者电极尖端内有气泡。④出现电流方波，但随即又消失。电极内有污染物并被正压吹至电极尖端。

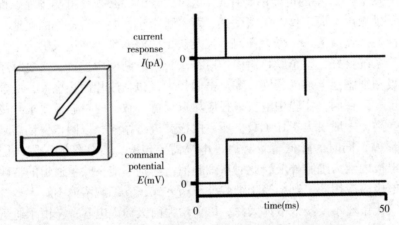

图3-2-17　全细胞膜片钳记录电极入浴液前电流示意图

通过微操纵器将电极接近目标细胞，当接触到细胞时，因电极尖端阻力增加，电流方波幅度将会降低。撤除正压，方波幅度会进一步降低，在电极尖端施加小的负压（通常用嘴吸的力量就够），在玻璃电极尖端与膜之间就可形成紧密接触，即高阻封接（Gigaohm Seal），其电阻达10^9 Ω（1 GΩ）以上，使离子不能从玻璃电极尖端与膜之间通过，只能从膜上的离子通道进出，如图3-2-18。此即细胞贴附记录模式。在此过程中，可能出现如下情况：①电流方波幅度增加（seal break）。电极尖端吸进了细胞物质，高阻封接不再没有机会了，此时要更换电极，重新开始。②出现膜电容充放电反应。电极尖端下的膜片破裂（patch break），需要更换电极重新来。

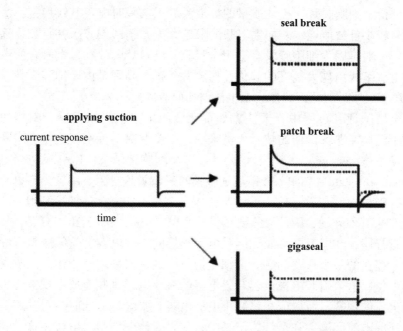

图3-2-18 全细胞膜片钳电极入液至吉欧封接电流变化

打破细胞膜：进一步在电极尖端施加负压或用电击（ZAP）的方法，打破细胞膜破，出现大的膜电容的充放电反应（瞬时电流）以及小的膜的稳态被动反应电流，如图3-2-19。负压的方法：需要试验中摸索负压施加方式与大小。对于开口大的电极（低于2 MΩ），因其覆盖的膜片大，只需要很小的负压破膜；对于开口小的电极，需要给予大的负压脉冲或持续增加负压（破膜后即刻停止负压）；对于更小开口的电极（如大于7 MΩ），一般只能采用电击的方法破膜。一般的膜片钳放大器都具有破膜用的ZAP功能。

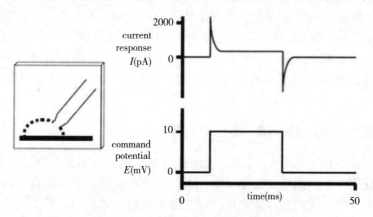

图3-2-19 全细胞膜片钳破膜后电流变化

评价全细胞膜片钳模式质量的标准为：①破膜时电流基线稳定；②串联电阻较小且数值稳定。如果串联电阻较大（大于15 MΩ）并且数值逐渐上升，一般是因为细胞膜没有被完全吸破，破口处膜片在慢慢融合所致。如果电流基线出现大幅度的起伏并伴随着干扰升高则是由于细胞膜与电极封口不牢，吸破时局部松脱，漏电流增加而造成。

全细胞记录过程中，要注意如下几个问题：①封接问题。封接的好坏对于已经能熟练操作的技术人员来说，主要取决于标本细胞；②串联电阻（series resistance，RS）补偿问题。在全细胞记录下，RS包括电极电阻（pipette resistance，RP）、破裂细胞膜的残余膜片电阻、细胞内部电阻。由于有RS的存在，软件输出的钳制电压命令并不能完全施加给细胞。同时RS还带来其他问题，因此必须要尽量减小RS（一般要小于20 MΩ），并对其进行补偿；③电极电容及细胞膜电容补偿问题。电容补偿问题是全细胞记录中存在的一个重要问题。全细胞记录中经常要采用电压钳方法改变细胞膜电位，这会引起电极电容与膜电容的充放电，这些充放电现象会影响通道电流的观察，所以应尽量减小电极电容与膜电容，同时要对其进行补偿；④漏电流问题。在全细胞记录中，如果要改变细胞膜电位（这是经常需要的），就会存在膜漏电流问题。实际上不仅仅是全细胞记录，只要改变膜两侧的电位差，单通道记录也一样存在膜（片）漏电流问题。膜漏电流的存在会影响离子通道电流的记录，因此要予以去除；⑤液接电位的校正问题。一般在进行细胞封接前都要对液接电位进行调零。然而存在的问题是，当形成全细胞记录后，细胞内液与电极内液相通，液接电位消失，而先前对液接电位调零时所给予电极尖端的电压却一直存在。如果这一电压较大，则需要进行液接电位的校正；⑥空间钳位问题。在全细胞记录模式下，软件输出的命令电压不等于细胞跨膜电位的情况，还有另外一个原因，这就是空间钳位问题。全细胞记录适合于直径在5~20 µm的细胞，直径小于5 µm的细胞不易进行封接，而且因破掉的膜面积较大，所记录的很难认为是全细胞电流；而直径大于20 µm的细胞则存在空间钳位问题。另外，对于神经元和其他有突起的细胞，钳制电位是不可能达到突起部位的。

（四）全细胞记录与单通道记录比较

从记录方法上看，全细胞记录操作复杂，而且存在串联电阻补偿、空间钳制等一系列问题，而单通道记录则不存在这些问题。从获取的数据信息来看，单通道记录可获得单通道电导、通道开放概率、开关时间的分布特征等，这是全细胞记录所办不到的。但是全细胞记录也有许多单通道记录所不具备的优点，其中最重要的是单通道记录（尤其是游离膜片记录模式）无法获得整个细胞的功能变化信息，而全细胞记录所获取的信息则能反映细胞功能（甚至细胞之间信息传递）的改变，加之易于更换细胞外液，因此全细胞记录更适合离子通道药理学的研究。

四、膜片钳记录过程中相关问题

（一）噪声干扰

1. 膜片钳放大器中的噪声

由于微电极的微弱电流是通过一高阻值的反馈电阻（R_f）的电压降变化来测定的，在此电阻上的Johnson噪声是低于几百赫兹的主要噪声源。运算放大器本身也是I-V转换器的主要噪声源，主要是高频噪声，这种噪声可通过反馈环路加到微电极及放大器的输入端，引起一个电流波动，这种噪声可通过减少微电极和电极固定夹不必要的屏蔽来减小电极电容C_p来解决。

2. 电极的噪声

引导电极的噪声：膜片钳实验中的通道电流是通过插入玻璃电极内的金属电极引导的，通常使用不极化或可逆的极化电极，如Ag-AgCl电极，银电极表面的AgCl层如有损伤，则易产生电噪声。如涂层全层腐蚀，电极将变为极化电极，故必须定时使银电极氯化。

如果玻璃微电极内液体充灌过多，在每次插电极时，电极液溢出，污染放大器的电极夹持器（holder），长时间将引起Holder的不可逆极化，以后就再不能通过电流了，因此，应定期用无水乙醇清洗Holder。

玻璃电极本身的噪声：由于玻璃的主要成分是含有一定离子的二氧化硅，当频率高于100 Hz时，都表现出一定的导电性。玻璃电极管壁电容与其内外经比率的对数成正比，微电极电容为一定值，约为2 pF，在微电极颈部涂一层非导电性的Sylgard，可增加电极管壁厚度，改变内外经比率，结果能大大减少微电极管壁电容。同时，微电极的管壁电容还与玻璃的导电性呈正比，硬质玻璃的导电性较软质玻璃差，因此在作单通道记录时应使用导电率低的硬质玻璃。

无涂层微电极与周围溶液的分布电容：在未涂Sylgard的部分，微电极与溶液之间形成一层薄壁，此壁具有100 MΩ电阻和3 pF的分布电容，对高频信号可造成严重干扰，在电极尖端表面涂Sylgard，由于构成了一个疏水表面，防止此薄层的形成，因而可大大降低这种噪声。同时微电极与周围溶液的分布电容随电极入液深度而增加。因此，应尽量缩短浸入电极的长度。

3. 膜电容

在全细胞模式时，膜电容C_m由于局部串联阻抗的介导而被充电，因而发生了缓慢电容性电流。此种干扰可通过放大器内设的缓慢电容电流补偿电路进行补偿，以抵消掉此种电流干扰。

4. 封接噪声

封接不良时，在波形上出现了较大幅度的噪声，称之为封接噪声，表明封接电阻不够高，且不稳定。封接噪声是膜片钳系统噪声来源之一，对于单通道记录来说它是影响最大的一种噪声，实验过程中应耐心地反复试验。

5. 背景噪声

测试的背景噪声大，可能是系统中某个仪器配件引起的（特别是显微镜，而显微镜的电源尤为重要），用导线一端接放大器GND，另一端分别依次接各种仪器配件，直到噪声减少，此仪器可能为噪声源，可用锡箔纸将相应仪器配件及导线包裹隔离。

（二）静电干扰

一个带电的物体可在与其临近的另一物体表面感应产生极性相反的电荷。这两个带电物体相当于一个电容器的两个极板，电容的形成是很容易的，可把实验室的房间比做一个大的电容，天花板上的照明设备与未屏蔽的电缆作为一个极板，地板作为另一个极板，室内的记录仪器将具有中间电位。分布在导线之间、线圈与机壳之间，以及某些元件之间的分布电容等，这些电容称为寄生电容，他们的数值虽小，却是引起干扰的重要原因。

解决措施：来自市电的实验系统的供电，需经交流稳压器输出以去除50 Hz干扰；以接地金属屏蔽网（多采用较密的金属网）对噪声源和记录仪进行屏蔽。金属网与地之间需用质量好的低电阻导线连接，使接地电阻为$2\sim5\ \Omega$，最大不超过$10\ \Omega$。可自备一40 cm^{2}以上铜板或粗铜管，上端焊接低电阻粗导线，用混有食盐和木炭的湿土深埋于地下。接地线应尽可能短而粗，勿与电源线平行，中间勿打圈；仪器接地时，应使用一个公用的接地点，多使用膜片钳放大器的中性点，一点接地。如果仪器分别接至不同的接地点，则在仪器之间会产生小的电压与电流的大地环流；荧光灯最易出现静电噪声，最好采用白灯作照明；连接电源的电缆即使在没有电流通过时也会带电，因此不用的电缆都应切断，使用的电缆的外层均要用金属屏蔽管，并保证接地良好。

（三）磁干扰

电流通过导体时，会产生一个围绕导体的磁场，磁场的大小与电流大小成正比，如果导体的环路处于这个变化的磁场附近，则环路将产生一个电压，感应电压的大小决定于磁场的变化率及垂直于磁场方向环路平面的面积。

解决措施：磁干扰常来自大功率的电器装置，如电源变压器，电扇上、空调上的电动机。应使实验室及仪器远离这些设备，或改变仪器的放置方向，勿使环路与磁场相垂直，不可能远离或改变方向时，可用金属网将小的干扰源进行屏蔽；两条电线带有大小相等但方向相反的电流时，磁场可互相抵消，因此将进出仪器的导线双股胶合，使其磁场相互抵消减少干扰，但最好还是供应照明与插座电源线都封闭在接地的金属电缆管道内；实验室附近的工作频率在1~150 kHz的呼叫系统，可使环境建筑物的电线回路产生磁场，可在放大器的电源输入端安装高频滤波器，减少干扰。

（四）液接电位（liquid junction potential，LJP）

LJP指两种液体（电极内液与细胞池浴液、电极内液与细胞内液）由于成分不同在接触的界面间产生的电位差，其产生的基本条件是两种液体离子通道不同和离子的迁移率差异引起的。

（五）I_{Ca-L}的衰减（run-down）

全细胞记录中，随着测定时间的延长而逐渐衰减的现象称之为"run-down"。严重时I_{Ca-L}在10 min内可减少30%~50%，若不校正将直接影响结果的可靠性，因此必须设立严格的对照。在各种离子通道及各种组织细胞上均有run-down现象，尤其以I_{Ca-L}更为明显。这是由于细胞透析的结果，有关机制仍不清楚，但涉及透析引起的细胞内成分丢失、细胞内钙结合、钙激活的胞浆磷酸酶、膜结合的磷酸酶或蛋白酶等多种因素。减少或消除run-down的方法如下：

（1）在电极内液中事先补充可能丢失的细胞内物质，在一定程度上能够解决上述问题。如在电极内液中加入Mg^{2+}、ATP和氨基酸、Leupeptin等可以抑制电流的衰减。

（2）还有许多细胞内未知物质可能丢失，而在机体内机能分子动态的量与质的变化在正常细胞机能中发挥重要作用。穿孔膜片钳技术由于防止了电极内液和细胞外液的大分子的交换，有效避免了Calpastatin等蛋白分子的流失，减弱了通道的去磷化作用，从而提高了通道的电压依赖性，有效避免了run-down现象。

（3）在细胞内加入大量快速的Ca^{2+}缓冲系统（如EGTA、BAPTA、柠檬酸盐等），加入缓冲剂的类型和浓度视具体情况而定。如为了减少细胞内瞬间钙和正常细胞反应的干扰，就用低浓度（0.1 mmol/L）EGTA，此时螯合剂很易饱和，细胞再无抵抗额外Ca^{2+}的能力。一般情况下所用的EGTA的浓度为2~10 mmol/L，该剂量足以与胞内大部分Ca^{2+}结合，使Ca^{2+}浓度降低到nmol/L级水平，从而抑制了Ca^{2+}超载。且当细胞内加入0.1 mmol/L EGTA和3 mmol/L ATP时，可显著延长钙电流的稳定时间、当胞内EGTA增至10 mmol/L时，效应可增加一倍，但此时不能防止I_{Ca-L}引起的内流Ca^{2+}在细胞内积聚。若想使胞内钙浓度固定在10^{-5}~10^{-10} mol/L范围，最好使用高浓度Ca^{2+}/EGTA透析液。新一代钙螯合剂BAPTA具有快速缓冲的能力，60 mmol/L的柠檬酸对于缓冲大容量胞内钙具有较好效果。另外，细胞外用钡离子代替Ca^{2+}作为载离子流，也可以抑制run-down现象。

（4）胞内加入促磷酸化试剂cAMP、MgATP、ATP、GTP及PKA促使Ca^{2+}通道磷酸化，能延缓Ca^{2+}电流的失活。ATP对于Ca^{2+}通道磷酸化、Ca^{2+}调节或抵御蛋白酶水解的蛋白磷酸化的保护作用非常重要。

（六）环境温度及pH

有关温度对于Ca^{2+}电流的影响，近些年来也进行了相关研究。温度升高可能影响细胞Ca^{2+}电流的Q10值，在22℃~27℃的范围内，快速的温度上升使全细胞Ca^{2+}电流的Q10值瞬间变大，推测其代谢机制可能受温度影响较大，也可能涉及通道的磷酸化过程。在17℃~37℃范围内，温度变化对Ca^{2+}电流的电压依赖性基本无影响，但可增加通道的激活与失活过程。单通道Ca^{2+}电流同样也受温度的影响较大，然而机制还不十分清楚。

细胞外溶液的酸碱度即pH的改变也可改变Ca^{2+}电流。当细胞外溶液pH增加时，Ca^{2+}电流也随之增加，反之减少。对牛软膜动脉和猪冠状动脉平滑肌细胞全细胞及单通道的研究表明，细胞外pH降低可移动通道门控的电压依赖性，同时可以导致单通道电导减少。此外，改变细胞外液中质子的浓度T型Ca^{2+}通道则更为敏感，其电流的变化较I_{Ca-L}更大。

第三节　膜片钳心肌细胞钙电流数据处理及门控特征

对于全细胞电流记录资料的处理包括多种方面，可采用多种刺激模式，改变刺激参数，较为全面地反映研究的系统性。离子通道的激活、关闭、失活等通道动力学过程的研究对揭示电压门控性离子通道的功能特点有重要意义，一些药物正是通过对上述动力学过程的影响来发挥治疗作用的。本节主要以心肌细胞L型钙电流全细胞膜片钳记录来进行分析。

L型钙离子通道属于高电压激活通道，即通道激活时需要较强的去极化，在全细胞模式下，常将膜电位钳制在–50 mV以上，在此条件下可以较大程度地激活该通道，又可有效地抑制钠离子通道活性，从而避免钠电流的干扰。由于其激活和失活时间较长，因此在记录时将去极化时间保持在150~300 ms。

一、原始L型钙离子电流（I_{Ca-L}）的分析

应用方波刺激记录时，由于快慢电容、串联电阻和滞后时间补偿不好；由于破膜时封接质量下降，封接电阻降低；由于实验时温度或环境的干扰等，均可造成电流失真。因此，需要反复实验以检查电流的重复率。I_{Ca-L}为一缓慢激活的内向电流，约在–60~–40 mV被激活，0 mV左右电流达到最大值。

将电位钳制在–80 mV，施与200 ms，0 mV去极化脉冲，可记录到I_{Ca-L}，I_{Ca-L}可被特异性L型钙通道阻滞剂维拉帕米（Ver）所阻断，如图3-3-1。

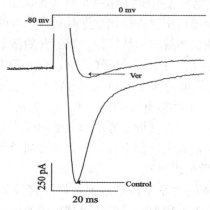

图3-3-1　诱导的I_{Ca-L}被Ver所阻断

二、药物对I_{Ca-L}作用的浓度依赖性

将电位钳制在-80 mV，施与150 ms，0 mV去极化脉冲，可记录到I_{Ca-L}。I_{Ca-L}在稳定后25 min内较为稳定，25 min后衰减较为严重，因此实验应在此时间区域内进行。采用灌流法给予不同浓度的药物，观察药物对电流的影响，并以药物对电流作用效应率对药物的浓度的对数作图，可得到浓度依赖性曲线，如图3-3-2。

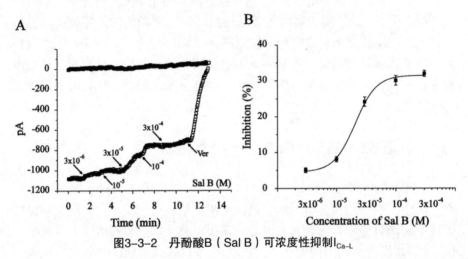

图3-3-2　丹酚酸B（Sal B）可浓度性抑制I_{Ca-L}

三、I_{Ca-L}的电流—电压关系曲线（current-voltage curve）

离子通道电流—电压关系曲线（I-V曲线）是反映离子通道动力学性质的重要参数，较好地描述了膜去极化程度对通道活性的影响，可反映电流是否具有电压依赖性、曲线的形状特征、通道开始激活的电压、内外向电流的判断、峰值大小及对应电压、反转电位、有无最大电流电位、是否存在电流幅值等。一般用电流密度（pA/pF或nA/nF）与测试电位（mV）作图或电流幅值（pA/nA）对测试电位（mV）作图。为获得I-V曲线，需要给予连续变化的步阶脉冲电压，其设定方法和激活曲线类似，但脉冲电压的范围要更大，若能跨越反转电位则更好。药物若对通道激活或衰减有影响，将会使I-V曲线形状发生改变。

通道电流和电压的关系不满足欧姆定律的直线关系，这叫离子通道的整流（rectification）。出现整流的原因是离子通道的开放导致膜电阻迅速降低，因此电流和电压关系偏离了欧姆定律。整流现象分为外向整流和内向整流，外向整流是指随着膜电位的去极化，I-V曲线明显向y轴（电流

轴）靠近（或当电压升高时，电流随着升高的幅度加快）；内向整流是指随着膜电位的去极化，I–V曲线明显向x轴（电压轴）靠近（或当电压升高时，电流随之升高的速度减慢甚至不升高或减少）。而钙离子通道的I–V曲线完全不满足欧姆定律，处处呈现出不规则整流现象。整流现象是很多离子通道的特点，而无整流现象是没有离子通道开放时膜被动反应电流（即膜漏电流）的特点。

将电位钳制在–80 mV，施与200 ms，阶跃为10 mV，–60~+60 mV的系列去极化脉冲，可记录到I_{Ca-L}。并以各电流幅值对相应电位作图得到I–V曲线，如图3-3-3。

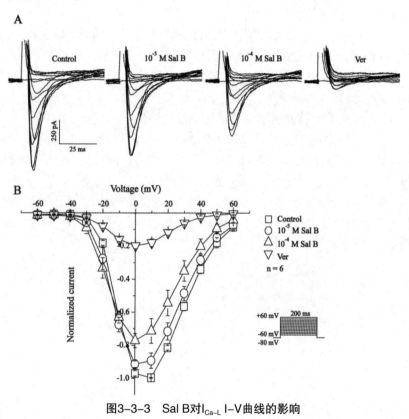

图3-3-3 Sal B对I_{Ca-L} I–V曲线的影响

四、I_{Ca-L}的稳态激活曲线（activation curve）

电压门控性离子通道是靠改变膜两侧的电压差来激活的，通常用激活曲线表示，反应通道开启的速度和难易程度。一般通过给予细胞逐渐变化的脉冲电压来记录全细胞电流峰值的变化，以脉冲电压（Vm）为横轴，全细胞通道电导（G）为纵轴，做出通道的激活曲线。采用如下的Boltzmann方程对激活曲线进行拟合：

$$G/G\text{max}=1-\{1+\exp[（Vm-V_{1/2}）/k]\}-1$$

式中G为全细胞通道激活电导，G_{max}为全细胞通道最大激活电导，Vm为不同的去极化（或超极化）脉冲电压，$V_{1/2}$为通道激活50%时的脉冲电压，k为斜率因子。从曲线中我们可以得到两个重要的参数：位置参数和形状参数。位置参数即S形曲线的拐点处（半激活电压），它是曲线变化最敏感的位点，当在其附近的电压稍有变化时，曲线上的值将发生大幅改变。形状参数极为曲线的斜率，它反映曲线上升的速度。

制作激活曲线的步骤如下：

（1）根据记录I_{Ca-L}的特点设定去极化脉冲电压。膜钳制电位为–80 mV，以10 mV的步阶去极化至+60 mV，因从所记录的全细胞电流中发现–60 mV以下没有通道开放，而20 mV时电流幅度达到最大值。因此，激活曲线将以–60 mV至20 mV为横轴数据点。

（2）测量不同脉冲电压下全细胞电流的峰值I（pA或nA）。

（3）计算全细胞电导。$G=I/（Vm-Vrev）$，Vm为去极化脉冲电压，$Vrev$为通道的反转电位。心肌细胞I_{Ca-L}的$Vrev$为+60 mV，当去极化达到+20 mV时，I最大，G达到G_{max}。以G_{max}为1，求出G/G_{max}。

（4）以Vm为x轴，G/G_{max}为y轴，做出点图。然后用上述的激活曲线方程拟合，获得通道激活50%时的脉冲电压$V_{1/2}$和斜率因子k。I_{Ca-L}的稳态激活曲线类似于S型曲线，如图3–3–4。

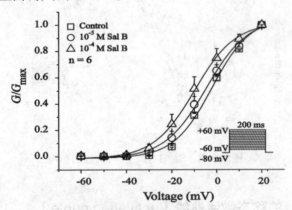

图3–3–4　Sal B对I_{Ca-L}激活曲线的影响

关于激活曲线需要注意：

（1）当通道的反转电位不确定时，可采用I/I_{max}代替G/G_{max}作为y轴来做激活曲线，拟合方程不变。一般对于延迟整流性钾离子通道，若通道的反转电位未知，可通过测定尾电流的峰值来做激活曲线，因其V_m固定不变，所以V_m-V_{rev}恒定。

（2）脉冲电压的设定必须能够诱发出最大全细胞通道电导。但对于某些通道（如延迟整流性钾通道），无法找到最大全细胞通道电导，此时激活曲线的y轴应该采用实测全细胞电流值（或计算出的全细胞通道电导值），而无法进行标准化。

（3）细胞膜处于钳制电位时，通道不能有失活。

（4）可通过激活曲线的左移或右移以及半激活电压$V_{1/2}$等来判断药物对通道开启过程的影响。

五、I$_{Ca-L}$的稳态失活曲线（inactivation curve）

通道失活存在如下两种情况：

（1）衰减（decay）：指通道在激活因素（一般为去极化）持续存在条件下的失活，全细胞电流的衰减反映通道的失活快慢，用衰减的时间常数或10%~90%衰减时间来表示。根据衰减的特点，通道电流的衰减过程可用单指数方程或双指数方程拟合：

$$I=A_1\exp[-(t-k)/\tau]+C$$

或

$$I=A_2\exp[-(t-k)/\tau_2]+A_1\exp[-(t-k)/\tau_1]+C$$

式中，I为电流幅度，τ为衰减的时间常数。如果给予细胞足够长时间的去极化，电流的衰减仍不能回到基线，要注意可能存在其他电流成分或膜漏电流。若在对衰减电流拟合时，发现有两个（或以上）差别非常大的时间参数，则提示可能有其他电流成分的存在。

（2）稳态失活（steady-state inactivation）：反映通道失活数目的电压依赖性，可用失活曲线（inactivation curve）来表示。一般失活曲线采用双脉冲试验来获取数据，前面的条件脉冲（conditioning pulse）将细胞钳制在不同电位水平，后面的测试脉冲（test pulse）检测通道的失活情况。稳态失活曲线类似于倒S型曲线，从该曲线中我们可以得到位置参数和形状参数。位置参数即为倒S型曲线的拐点处（半失活电压），形状参数即为曲线的斜率，它反映了曲线的下降速率。

在作失活曲线时，脉冲电压的设定需要注意以下几点：

（1）条件脉冲中必须有能够诱发出通道电流的脉冲电压，其设定与作激活曲线时的设定相类似。

（2）条件脉冲与测试脉冲的间隔不能设定得过长，以防止失活的通道恢复，影响测试脉冲的测量。

（3）条件脉冲时间要设定得足够长，使通道在某一去级化水平的失活达到完全，这需要根据通道的失活特定来决定。对于I_{Ca-L}，其衰减较为缓慢，条件脉冲的宽度常需要达到十几秒甚至更长。

采用上述脉冲电压设定所获得的失活曲线可用如下Boltzmann方程进行拟合：

$$I/I_{max}=\{1+\exp[（Vm-V_{1/2}）/k]\}-1$$

式中I和Imax分别为不同测试脉冲电压下的电流大小和最大电流，Vm和$V_{1/2}$分别为不同的条件脉冲电压和通道失活50%时的条件脉冲电压，k为斜率因子。

制作失活曲线的步骤如下：

（1）根据通道的失活特点设置双脉冲电压。其中I_{Ca-L}钳制电位为–80 mV，条件脉冲以10 mV的步阶逐渐去极化。

（2）测量测试脉冲的全细胞电流峰值。以测试脉冲的全细胞最大电流为1，对其他电流峰值进行标准化处理，即计算出I/I_{max}。

（3）以Vm为x轴，I/I_{max}为y轴，做出点图，然后用上述的失活曲线方程拟合，获得通道激活50%时的脉冲电压$V_{1/2}$和斜率因子k。I_{Ca-L}的稳态失活曲线类似于S型曲线，如图3-3-5。

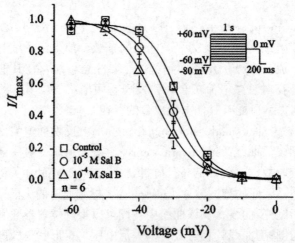

图3-3-5　Sal B对I_{Ca-L}失活曲线的影响

（4）通过失活曲线的左移或右移以及半失活电压的变化等指标可以判断药物对通道失活过程的影响。同激活曲线一样，若要比较不同组之间的差异，作失活曲线也需要有细胞例数上的要求，要求出平均I/I_{max}值与标准差，再做失活曲线。

第四节　IonOptix细胞动缘探测和细胞内离子成像系统检测心肌细胞舒、缩功能和钙瞬变

一、IonOptix细胞动缘探测和细胞内离子成像系统检测心肌细胞舒、缩功能和钙瞬变

心脏的基本功能单位是心肌细胞，在特定的病理状态或药物干预下，对心室肌细胞的收缩功能进行检测，可提供最直接的心脏收缩功能信息。众所周知，心肌组织存在多种类型细胞以及神经末梢，而诸如冠状循环和/或结缔组织等非心肌细胞因素均可能影响心脏功能，故从离体心脏灌流和心脏乳头肌等多细胞标本获得的实验数据有时难以确切说明心肌活动改变。包括人在内的各种哺乳动物心肌细胞收缩/舒张功能及细胞内钙瞬变均可用IonOptix细胞动缘探测和细胞内离子成像系统，其中最常用的是大鼠和小鼠的心室肌细胞。本文以分离并检测大鼠心肌细胞机械功能及钙瞬变为例，简要介绍用于IonOptix细胞动缘探测和细胞内离子成像系统实验的心室肌细胞分离技术及可视化动缘探测系统的工作原理、实验方法和实验中应注意的问题。

（一）钙瞬变大鼠心肌细胞急性分离

1. 实验前准备

（1）KB 液（mmol/L，L–g lutamic 70，KCl 25，Taurine 20，KH2PO4 10，MgCl2 3.0，EGTA 0.5，HEPES 10，glucose 10，pH 7.2）解冻，打开氧气瓶，无钙台氏液（mmol/L，NaCl 143，KCl 5.4，$MgCl_2$ 0.5，NaH2PO4 0.3，HEPES 5.0，glucose 5.0，4℃）和KB液充氧30 min。

（2）取无钙台式液过滤120~150 mL，取30 mL置于–20℃冰箱中预冷至冰水混合物，余者室温封口保存备用。

（3）取一只大鼠，2500 IU/mL肝素（注射液1∶5稀释）1 mL/只抗凝≥20 min。

（4）灌流装置清洗：将恒温装置打开，流出液温度保持在37℃。用三蒸水对整个灌流系统进行清洗，随后以无钙台式液冲洗灌流装置，排净气泡，并使其充满整个装置（灌流速度6 mL/min）。准备好系心脏的线圈、血管套管和注射器（注射器抽取20 mL无钙台式液），以备挂心脏时用。

（5）配酶液：无钙台式液（100 mL加牛磺酸125.15 mg）40 mL、BSA 0.02 g、胶原酶Ⅱ 0.024 g、100 mM CaCl$_2$ 13.5 μL，酶液避光、充氧10 min。

（6）取肝素化大鼠，腹腔注射25%乌拉坦0.4 mL/100 g麻醉，准备好大鼠手术台、手术器械、冻存台式液和酶液备用。

2. 大鼠心肌细胞分离术

（1）开胸取心脏，置于冰冷台式液中，去除多余组织，找到主动脉口。

（2）将主动脉套在套管底部，用线扎紧（从开胸到开始灌流时间不要超过2 min）。

（3）恒流灌流：无钙台式液灌流5 min，使心脏血液完全排出。正常心脏粉红色。随后取氧饱和酶液40 mL灌流，至20 mL时循环灌流。

（4）初始灌流压约为22.5 mmHg，给酶液后暂停灌流1 s做标记，灌流峰值可达45 mmHg，出现两个峰值，灌流压将至20 mmHg左右终止消化（酶消化时间18~30 min不等，与室温有关）。

（5）终止消化后，用注射器注射20 mL无钙台式液冲洗心脏内消化酶。

（6）将心脏置于盛有KB液的培养皿中，剪下左心室，然后用眼科剪剪碎或眼科镊轻轻撕扯，轻吹打细胞加速分离，100目筛网过滤。

（7）分离出的细胞悬液置于盛有KB液的10 mL试管中，室温静置10 min，弃上清，KB液重悬细胞，重复1~2次。

（8）清洗灌流系统：用蒸馏水200 mL清洗系统，用75%的酒精灌流清洗并充满灌流系统，保持约30 min，随后用三蒸水200 mL清洗系统。

3. 覆钙

（1）有钙台式液（含1.8 mM CaCl$_2$）室温充氧30 min。

（2）细胞在KB液中静置1 h后，开始覆钙。一次性覆钙：弃去KB液上清，取有钙台式液5~10 mL，重悬细胞，静置10 min。

（3）弃上清，取有钙台式液5~10 mL，重悬细胞，静置备用即可。覆钙的心肌细胞最好在1 h之内使用，以保证所得实验数据稳定、重复性好。

4. 配药上机备检

将备检药物溶于20 mL有钙台式液中（不能少于20 mL）。

（二）心肌细胞收缩/舒张功能检测

用可视化动缘探测系统（IonOptix Co，USA）检测心肌细胞收缩/舒张功能。该系统由倒置显微镜（Olympus，Japan）、IonOptix细胞影像适配器、IonOptixMyoCam摄像系统及其控制器、IonOptix光电倍增系统（PMT）、荧光系统控制器（FSI）、IonOptix光源及其电源、监视器、电子刺激器（Nihon Kohden，Japan）、微量双道程控灌流泵（Word Precision Instruments Co.，USA）和计算机等部分组成。在倒置显微镜载物台上的细胞灌流小室中（可保持恒温）滴入1~2滴吹散均匀的钙耐受心肌细胞悬液，以含氧台氏液灌流（1 mL/min，25 ℃，pH 7.2）。通过灌流小室底部两侧镶嵌的一对铂电极，给予细胞0.5 Hz，5 ms波宽，幅度60 V的电场刺激（应经常变换两根铂电极的极性，以免积聚电解副产物），心肌细胞随之节律地收缩。

细胞收缩影像通过40×物镜传输到IonOptixMyoCam摄像系统（采样频率为60 frame/s）并呈现在监视器上，该系统每16.7 ms快速扫描一次影像区，故可实时采集并准确记录心肌细胞或肌小节收缩幅度及收缩/舒张速度等指标，如图3-4-1。应该强调的是，一定要选取形态、功能良好的心室肌细胞进行实验观察。心室肌细胞选取标准为：（1）细胞呈长杆状，长约为宽的6~8倍；（2）细胞边缘折光性好，横纹清晰，细胞膜上无空泡且对台盼蓝（trypan blue）拒染；（3）无自发收缩，而能随电刺激稳定地收缩；（4）细胞收缩方向与细胞长轴一致；（5）细胞进入灌流小室后，立即下沉并与小室底部很快粘附，灌流液在常规速度不能将其冲走；（6）给药前细胞收缩幅度恒定至少5 min以上。

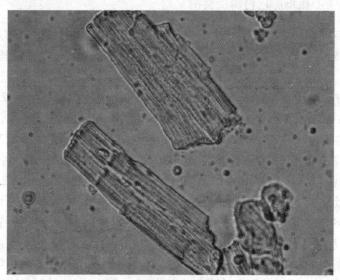

（a）适合钙成像实验的单个心肌细胞

图3-4-1

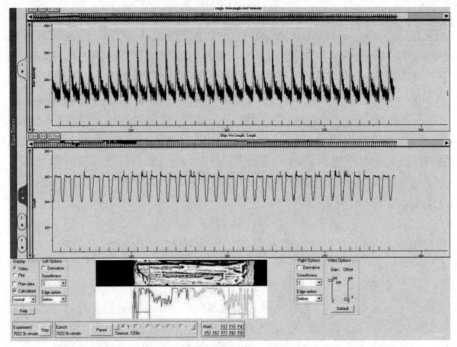

（b）IonOptixMyoCam实时采集并准确记录心肌细胞或肌小节收缩幅度
及收缩/舒张速度等指标

图3-4-1

（三）心肌细胞内钙瞬变检测

目前有多种荧光探剂可用于检测细胞内Ca^{2+}，其中最常用的是fura-2/AM。fura-2是第二代人工合成的钙荧光探剂，它不易透过细胞膜，但能与Ca^{2+}结合并产生荧光强度的变化。在其游离形式的负性基团部位，加上亲脂的乙酰羧甲基酯（AM）后就成为AM衍生物形式（fura-2/AM）。fura-2/AM与活细胞一起孵育时可透过细胞膜进入胞内，胞浆酯酶随后将其水解成fura-2和AM，其中fura-2与胞浆游离Ca^{2+}结合形成复合物，此过程被称为"负载"。这些复合物产生的荧光光谱变化可用仪器测量。将fura-2/AM（0.5 μmol/L）与心肌细胞避光孵育30 min（25 ℃），采用双激发荧光光电倍增系统检测荧光信号。75 W紫外氙光灯发射的光通过360或380 nm的滤光片（滤过带为 ± 15 nm），到达0.5 Hz电场刺激下收缩的心肌细胞，细胞内与游离Ca^{2+}结合的荧光物质被激发，其发射光在510 nm处被检测并通过光电倍增管记录。细胞相继迅速被360 nm和380 nm激发光照射并交替扫描，细胞内游离Ca^{2+}浓度的改变由上述两种波长荧光强度的比率所反映。

（四）心肌细胞舒、缩功能和钙瞬变检测数据制作

1. 时程图的导出

（1）打开IonOptix软件，选中你所要的区域，如图3-4-2、图3-4-3。

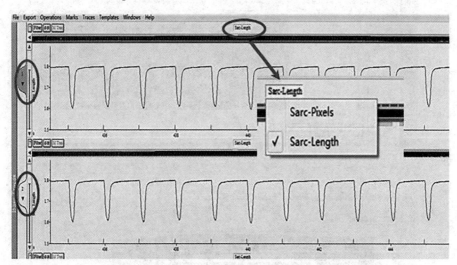

图3-4-2　钙成像心肌收缩图

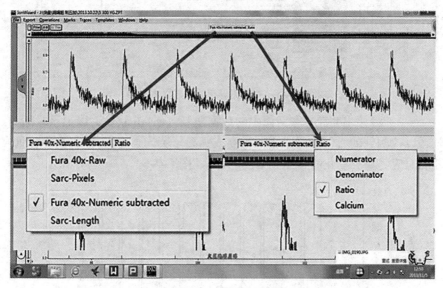

图3-4-3　钙成像心肌收缩对应钙离子变化

（2）在菜单栏依次选择Export，Current Traces，输入数据导出路径，将数据导出成TXT文本文件，如图3-4-4。

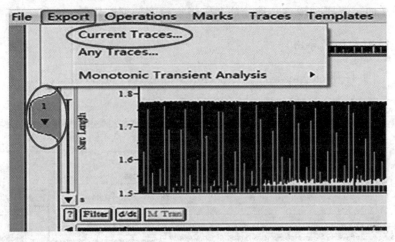

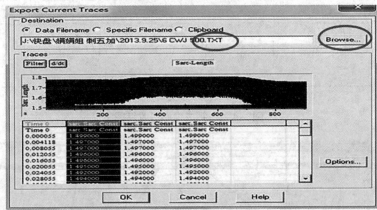

图3-4-4　将数据导出成TXT文本文件

（3）将导出TXT文本文件中的数据复制进Origin软件，以记录时间为x轴，以检测到的心肌细胞肌小节长度或钙离子荧光强度为y轴，获得心肌收缩和对应钙离子变化时程图，如图3-4-5、图3-4-6。

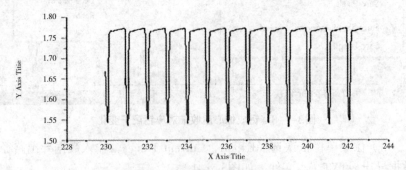

图3-4-5　钙成像心肌收缩时程图

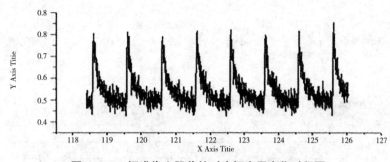

图3-4-6　钙成像心肌收缩对应钙离子变化时程图

2. 钙瞬变时间参数导出

（1）打开IonOptix软件，在菜单栏中选择Operations选项，选中Monotonic Teansient Analysis Options，打开Transient Output面板，依次对Time to % Baseline或Time to % Peak进行设置，如图3-4-7。

（2）最后将如达峰10%、50%、90%时间，达基线10%、50%、90%，达峰时间，返回速率等钙瞬变时间参数导出，如图3-4-8。

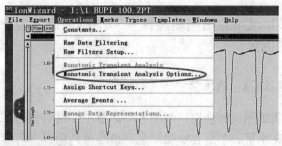

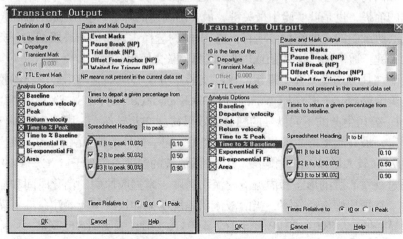

图3-4-7　设置所需参数

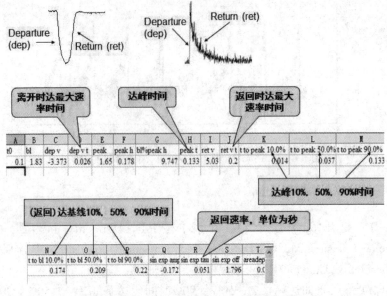

图3-4-8　钙瞬变各时间参数

二、影响IonOptix细胞动缘探测和细胞内离子成像系统检测结果的因素

（一）心肌细胞分离质量

在影响心肌细胞机械功能检测的各种因素中，最重要的是心肌细胞的分离。分离得到高质量的单个心室肌细胞是最终得到稳定、可信心肌细胞功能数据的前提，也是此实验中最关键、最常出问题的环节。利用Langendorff装置分离心肌细胞的主要注意事项有：（1）酶的选择：这是影响心肌细胞分离质量的关键。通常选择胶原酶I或II型，或两者联合使用；酶的纯度并不重要，高纯度酶往往分离效果并不理想。国际实验室分离心肌细胞应用最广泛的胶原酶是美国Worthington公司（Worthington Biochemical Co, NJ, USA）的胶原酶II和I；同一公司生产的不同批号的酶分离效果往往亦差异甚大，因此实验条件一旦固定，最好能坚持购买和使用同一公司、同一批号的胶原酶。（2）灌流液pH为7.2，较大鼠体内pH稍偏酸。（3）灌流液的温度不宜高于37℃。（4）注意通过观察心脏的形态和灌流液的流出速度，掌握胶原酶的消化时间和灌注压力。在恒压灌流条件下，当酶液流出速度明显加快或恒流灌注条件下灌流压明显降低（从8.00~9.33 kPa降至2.67~4.00 kPa）时，表明酶解已完全。

（二）Langendorff灌流系统的清洁程度

如果Langendorff灌流系统内出现气泡并被冲入心脏，就会对心脏冠状循环形成机械性阻塞，明显影响细胞分离效果。因此，在灌流心脏前须仔细清除灌流管道内的所有气泡，且应设置气泡排除装置（排气阀门或0.45 μm孔径的醋酸纤维素滤膜，后者要定期更换以免堵塞）。用于分离心肌细胞的酶液可能残留于灌流管壁上；此外，细菌很易在灌流系统内繁殖，故在每次灌流心脏前后都应用75%酒精和大量蒸馏水清洗Langendorff灌流系统。

（三）心肌细胞不回应电场刺激

用动缘探测系统检测心肌细胞机械功能时，有时会出现心肌细胞不回应电场刺激的情况。检查及解决的方法是：（1）定期清洗铂电极，清除其上聚集的电解副产物；（2）把心肌细胞悬液滴入灌流小室后，使其静置一段时间（约10 min），以恢复和稳定细胞状态；（3）检测其收缩功能时，灌流液中要有足够的Ca^{2+}（≥1.2 mmol/L）。

（四）动缘探测中细胞边缘选择与图像属性调整

动缘探测系统主要根据心肌细胞边缘或肌小节与周围背景的对比度差异，以光探针锁定细胞边缘或肌小节的相对位置，并跟踪、记录锁定对象相对位置的变化，即所谓"动缘探测"。因此，在调整图像属性时，应挑选边缘折光性好的心肌细胞，并使其边缘或肌小节与周围背景的对比度尽可能大（而非使图像的视觉效果达到最佳），以保证跟踪检测的准确性和稳定性。

（五）检测不到荧光信号或强度不够

负载了fura-2的心肌细胞在电场刺激下发生收缩，其荧光信号变化可被双激发荧光光电倍增系统检测并呈现在计算机显示器上。细胞负载不佳是影响Ca^{2+}荧光信号检测的重要因素，其中选择合适的细胞浓度和负载时间尤为重要。要注意打开显微镜的遮光器，闭合激发光的滤光片，尽可能使实验室光线保持最暗。另外，监视器上选择细胞的窗口大小亦可影响检测的灵敏度与背景噪声，故应尽可能减小视窗面积以提高检测灵敏度。

第四章　心肌细胞钙信号及心血管疾病

在现代社会中，心血管疾病是严重危害人类健康的常见病，全世界每年死于心血管病的病人达1200万人，发病年龄也有所提前，心血管疾病已成为我国当今所面临的重要公共卫生问题，加强心血管疾病的防治已刻不容缓。

Ca^{2+}作为一种分布最广泛而又最重要的细胞内第二信使，参与了各种细胞的病理生理过程。在心肌细胞的收缩、舒张过程中，每一次的收缩耦联都伴随着细胞内Ca^{2+}浓度改变，这种浓度变化的时间及空间效应形成了心肌细胞内的钙信号。有很多研究证实一些心血管疾病的发生和发展都和钙信号通路有重要联系，如动脉粥样硬化、冠心病、心绞痛、高血压、心肌病等。因而探究钙通道与心血管疾病的关系能够帮助深入探究心血管疾病的发病机制，从而为更好地研发临床防治心血管疾病的有效药物提供理论依据。

第一节　概述

一、钙超载

钙是人体内含量最高的一种矿物质，主要用于骨骼的构成（占人体总钙量的99%以上），体液和细胞中的钙则相对较少。Ca^{2+}对心脏的主要作用有：膜稳定作用、动力作用及致痛作用。Ca^{2+}对心肌膜复合体的完整起着很重要的作用，如Ca^{2+}-糖、Ca^{2+}-蛋白质、Ca^{2+}-脂质、Ca^{2+}-脂蛋白等复合体结构一旦改变，心肌膜功能就发生了改变，正常心肌细胞兴奋时，Ca^{2+}经慢钙通道流入胞内形成一微弱内向电流，通过T横管系统诱导肌浆网释放Ca^{2+}，参与心肌收缩。心肌舒张时，通过膜结构上钙泵的主动转运或离子-Ca^{2+}交换系统，使细胞浆中的Ca^{2+}浓度恢复到静息时水平。

（一）引起钙超载的途径

Ca^{2+}在维持心肌细胞兴奋收缩耦联中起着重要作用。若胞浆中游离Ca^{2+}浓度异常增高可导致细胞内Ca^{2+}超载。当Ca^{2+}超载时，Ca^{2+}主要通过下列途径流入胞内：①电压依赖性慢钙通道；②Na^+–Ca^{2+}交换；③K^+–Ca^{2+}交换；④H^+–Ca^{2+}交换；⑤被动扩散。其中Na^+–Ca^{2+}交换是Ca^{2+}超载的主要途径。引起钙超载的原因主要有以下三点。

1. ATP合成减少

离子泵功能减弱，导致Ca^{2+}增加，Ca^{2+}泵不能将胞浆内的钙离子主动转运到细胞外和肌浆网内；钠钾泵功能减弱，细胞内Na^+增加，此时Na^+既可通过线粒体膜上的Na^+–Ca^{2+}交换，使钙离子从线粒体转运到胞浆中，又可以通过细胞膜上的Na^+–Ca^{2+}交换使细胞外Ca^{2+}进入细胞，导致Ca^{2+}浓度增加，形成钙超载。

2. Na^+–H^+交换增加

减轻酸中毒，细胞内Na^+浓度升高，激活Na^+–Ca^{2+}交换，导致钙超载。

3. 儿茶酚胺增多

儿茶酚胺增多，通过α和β受体引起Ca^{2+}内流增加。

（二）钙超载引起心肌损伤

心肌细胞内Ca^{2+}超载引起心肌损伤乃至死亡的机制，可能与以下因素有关。

1. 能量耗竭

①Ca^{2+}超载时，线粒体和肌浆网主动泵入Ca^{2+}以保持细胞内环境稳定，使胞内ATP含量下降。②Ca^{2+}是一种强解耦联剂，与电子传递系统亲和力较强。细胞内Ca^{2+}超载实际上是线粒体中Ca^{2+}超载。线粒体Ca^{2+}超载可使线粒体氧化磷酸化解耦联，能量产生障碍，并可抑制腺苷酸移位酶，使线粒体酶ADP/ATP交换受阻，胞浆内ATP水平下降，肌浆网重摄取Ca^{2+}能力降低，加重胞内Ca^{2+}超载。③线粒体摄取Ca^{2+}同时，释放H^+于胞浆中，使胞浆酸化，溶酶体激活，加重细胞损伤。

2. 心肌挛缩

Ca^{2+}超载能促使大量肌凝蛋白激活而导致心肌张力增加，引起心肌挛缩。挛缩是Ca^{2+}超载时心肌纤维膜破裂、酶逸出的促发因素，挛缩使肌膜破裂、酶释放、蛋白质外漏、终致不可逆性损伤。

3. Ca^{2+}稳态失衡

近年的研究发现，在细胞核上也存在Ca^{2+}的转运结合和释放等调节成分，是一个独立于胞浆Ca^{2+}的主动转运系统。核Ca^{2+}稳态失衡参与多种病理生理过程，可致心肌细胞受损。

4.细胞膜受损

Ca^{2+}超载可激活磷脂酶A2，活性磷脂酶A2一旦使膜磷脂水解接近10%，便可出现细胞坏死。

（三）治疗钙超载的药物

目前用于防治钙超载的药物主要有：（1）钙拮抗剂，包括二氢吡啶类和非二氢吡啶类药物，如维拉帕米、地尔硫䓬、噻帕米、加洛帕米、尼卡地平、尼莫地平、尼群地平等。目前市场运用较多者有硝苯地平（拜新同）、非洛地平（波依定）、氨氯地平（络活喜）、尼卡地平（佩尔地平）等，钙拮抗剂可保护心肌细胞，减少心肌耗氧量，扩张冠脉，减低心肌张力，且可保护血管内皮的完整性；（2）自由基消除剂如硒、甘露醇、二甲亚砜等均能减少自由基形成，从而保护心肌。（3）抗炎药物可通过维持膜Ca^{2+}转运功能而减轻心肌钙超载损伤。（4）儿茶酚胺受体阻滞剂心得安、哌唑嗪等均能改善心肌能量代谢而起保护作用。（5）其他中草药如丹参、川芎嗪、汉防己碱等对心肌Ca^{2+}超载均有一定的保护作用。

二、心血管钙离子通道疾病

钙通道相关心脏病因高发心源性猝死和严重的临床表现而倍受关注。目前已知与钙相关的遗传性钙通道病包括长QT综合征（LQTS）、家族性多形性室速（CPVT）、Brugada综合征（BrS）和先天性短QT综合征（图4-1-1）。

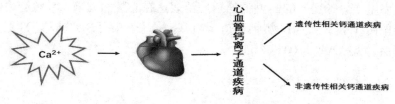

图4-1-1　心血管钙离子通道疾病

（一）遗传性相关钙通道疾病

1. CPVT

家族性、多形性室速又称儿茶酚胺敏感、多形性室速，是一种由儿茶酚胺升高引起的室速，死亡率高达30%~50%，多发于青少年，呈家族遗传性。心电图表现为同源性、多形性室速。无房室传导阻滞、QT延长。现已明确为RyR2通道发生变异，常见3个区域：（1）起始614个氨基酸区域；（2）第2162~2458氨基酸区域；（3）C-末端DR1区域。变异位点包括：S2246L、P2328S、R2474S、N4104K、Q4201R、V4653E。变异的RyR2通道开放增强，Ca^{2+}外流增多，易诱发触发活动。CPVT分别与肌浆网钙离子释放基因（RyR2）突变引起的CPVT显性遗传和贮钙蛋白基因（CASQ2）突变引起的CPVT隐性遗传有关。临床上以运动或激动诱发的双向性、多形性室速，晕厥或猝死为特征，多发生于无器质性心脏病的青少年中。肌浆网异常释放Ca^{2+}使细胞内Ca^{2+}超载引起的DAD可能是CPVT发生的机制。

2. Timothy综合征

遗传性LQTS是由于外向钾电流的减弱或内向电流（Na^+、Ca^{2+}）的加强所致，机制是基于早期后除极（EAD）。Timothy综合征，是LQT8，表现为多系统病变和发育障碍，其中QT延长、并指/趾是必有的体征，室性心动过速（简称室速）、窦性心动过缓、房室传导阻滞、动脉导管未闭、孤独症、脸部异常是常见体征。QT延长和心律失常是最严重的临床表现。已发现L-型钙通道Cav1.2基因G406R、G402S突变导致LQT8，将这些突变基因和野生型基因分别转染到HEK293细胞中，记录到的突变型钙通道电流较野生型失活慢，表现为通道"功能增强"而使动作电位平台期延长，从而产生DAD并导致心律失常，这个机制与其他型LQTS的EAD机制不一样。

3. 第八型长QT综合征（LQT8）

据报道Timothy综合征患者中，大多数重组的L-型钙通道在G402、G406

位点发生变异，变异的L-型钙通道广泛表达在心脏和大脑，导致智力障碍和心电图QT延长。因L-型钙通道重组基因位于外显子8A，该型QT延长综合征命名为第八型长QT综合征。

4. 致心律失常性右室心肌病

心律失常性右室心肌病患者中，RyR2基因多样性的发生率明显增高，已发现与该病相关RyR2基因变异位点有R176Q、P433P、G1886S、N2386I、T2504M，导致FKBP12蛋白抑制活性减弱、RyR2通道开放增强、Ca^{2+}外漏增加，肌浆网Ca^{2+}耗竭，致心脏扩大、心力衰竭。

5. 短QT和Brugada综合征并存

Antzelevtich研究组对82例BrS者进行候选基因筛查，在三个不同的先证者和家系成员中发现了编码于钙通道和β亚单位的A39V（CACNA1C或称Cav1.2，α1C）和S481L（CACNB2b）突变，功能分析显示突变通道功能丧失，尤其是Cav1.2的A39V突变是由于突变通道功能转运缺失而导致内向钙离子流降低，致心律失常机制主要与动作电位跨膜离散度有关，而与DAD似乎无关。三家系患者均高发心源性猝死，伴晕厥、房颤，心电图表现为Brugada波并短QT间期。

（二）非遗传性钙通道病

1. 房颤

L-型钙通道在临床和动物房颤模型中起重要作用。早期研究显示，快速起搏大兔心房组织时的α亚单位表达降低与钙电流降低平行一致，并早于α1C亚单位的mRNA表达，而且α亚单位降低致L-型电压依赖性钙通道功能降低。房颤患者心房组织的L型电压依赖性钙通道α1C和α2亚单位表达水平不降低，因此钙电流密度无改变。最新动物实验显示α1D基因敲除小鼠的钙离子失调与房颤有关。T-型钙通道α1H亚单位mRNA的表达明显增加（T-型钙通道开放引起"钙火花"，触发舒张期肌浆网内钙释放），推测Ca^{2+}超载可能是持续性房颤的主要原因。L-型钙通道基因表达降低直接影响钙数量而引起钙电流下调，继而导致动作电位和心房的有效不应期缩短，房颤频率自适应性下降，心房细胞L-型钙通道数量减少可能是慢性房颤患者心房电重构的基础，也可能是慢性房颤难以自发终止的原因之一。

2. 心肌肥大及心力衰竭

研究表明心衰心脏中L-型钙离子通道密度（钙电流）减少或无改变，但也有数据显示肥厚和衰竭心脏中L-型钙离子通道密度增加。虽多数研究认为L-型电压依赖性钙通道表达无改变，但无论是人还是动物心脏疾病模型均表示细胞内钙操纵有改变，因为单通道电流活性在心衰细胞提高。Schroder提出了两个相关解释：①增加的通道活性反映出心衰细胞蛋白磷酸酶A-依赖的α1C磷酸化的增加。②心肌细胞辅助通道亚单位的表达调节钙电流。大量的证据显示，滑面内质网细胞内钙离子调节在心衰的产生中起了非常重要的作用。α1C过表达小鼠显示心脏扩大，心肌细胞肥大，钙电流和瞬间强度增大。这个小鼠模型导致的心脏扩大显示收缩和舒张衰竭，但是滑面内质网钙负荷正常。降低的钙瞬变主要与降低的滑面内质网钙ATP酶（SERCA2α）和NCX功能增加而引起的滑面内质网钙负荷降低及钙漏出相关。心衰死亡主要与室性心律失常或泵衰竭有关。

钙离子调控异常在心衰和心律失常发生中起了重要作用。钙离子也可通过电压调控的T-型钙通道进入心脏细胞。T-型钙通道在心肌肥厚时增多，推测通过阻断T-型钙通道可发挥预防和抑制心肌肥厚的作用。研究证实钙通道在房颤、心脏肥大和心衰发病中起着非常重要的作用。或许不久的将来钙通道突变的发现而将这些疾病正式列入遗传性钙通道疾病。

3. 其他

细胞内pH持续改变可在不同酸碱失衡状态下出现，如缺血灌注损伤、睡眠呼吸暂停综合征、洋地黄中毒或透析患者。细胞内pH变化是部分心律失常发生的机制。钙调蛋白依赖性蛋白激酶（CaMKⅡ）是一些致心律失常疾病如LQTS、心脏肥厚或心肌病的重要分子。研究已有力支持了CaMKII因导致DAD而促发酸中毒后心律失常。因此，CaMKⅡ或许成为这类心律失常的药物治疗的靶点。

三、钙敏感受体

钙离子敏感受体（Calcium-sensing receptor，CaSR）于1993年从牛甲状旁腺中首次克隆成功，此后成为国内外的研究热点。CaSR为G蛋白耦联受体（GPCR）家族C组的成员之一，可通过感知细胞外钙浓度（$[Ca^{2+}]$）变化，参与系列的生理病理变化，生理过程如细胞的生长、增殖及分化等，病理过程如心梗、心衰、心律失常等。

（一）钙敏感受体结构与功能

1. 钙敏感受体结构

CaSR存在于肺小动脉、心肌组织、主动脉平滑肌细胞、甲状旁腺、胎盘、大脑、子宫、肾脏等组织中，由1078个氨基酸残基构成，分为三个部分：（1）位于细胞外的由612个氨基酸组成的亲水性氨基端；（2）由250个氨基酸组成的疏水性跨膜区；（3）由217个氨基酸组成的细胞内羧基端。在蛋白结构方面，CaR中含有20个半胱氨酸残基，其中17个在细胞内，3个在跨膜区或者胞外，这些半胱氨酸残基保持着CaR的构型，使之易与生理性配体相结合。另外在CaR的胞外结构中含有带负电荷的氨基酸，如天冬氨酸和谷氨酸，这可能是结合细胞外钙（extracellularcalcium，Ca^{2+}）以及其他阳离子的位点。CaR的配体很多，除Ca^{2+}外其他的多价阳离子（如Mg^{2+}）或带多价阳离子的分子，如精胺、L-苯丙氨酸、L-色氨酸、新霉素和钆等也可激活CaR，但不同的配体与CaR的作用位点、亲和力不同。

2. 钙敏感受体功能

（1）参与细胞的生长、增殖和分化

CaSR可激活丝裂原活化蛋白激酶（mitogen-activated protein kinase，MAPK），通过细胞外信号调节激酶（extracellular signal-regulated kinase，ERK）促进细胞的生长、增殖与分化。有研究表明，CaSR具有促进神经干细胞增殖的作用，CaSR的缺失会延迟神经干细胞的分化。

（2）参与细胞凋亡

Ca^{2+}在线粒体及内质网应激途径细胞凋亡中起到关键作用。Bcl-2/Bax位于线粒体外膜上，参与内质网内钙离子浓度（$[Ca^{2+}]i$）的稳态调节；Bax作为细胞凋亡的促进因子，过度表达会使Ca^{2+}通过IP3R通道从内质网中释放。一方面导致内质网内的钙被剥夺，引起内质网应激途径细胞凋亡，另一方面，导致线粒体内钙超载，释放细胞色素C，引起线粒体途径细胞凋亡。因此，可以说CaSR可通过调控细胞内钙离子浓度（$[Ca^{2+}]i$）间接调控细胞的凋亡过程。

（3）心肌细胞中的作用

CaSR于心房和心室中均有存在，在生理或病理状态下，$[Ca^{2+}]$升高可使CaSR表达上调，激活磷脂酶-C（PLC）途径，产生三磷酸肌醇（IP3），并与三磷酸肌醇受体（IP3R）相互作用，导致［Ca^{2+}］i升高，从而增强心肌的活性，有研究证明，这种机制不同于Na^+/Ca^{2+}交换机制及电压依赖型Ca^{2+}通道所引起的$[Ca^{2+}]_i$升高。

（4）CaSR心肌表达水平的特殊规律

不同年龄大鼠心肌组织中CaSR的表达水平有明显的差异。大鼠出生后CaSR表达开始上升，4周后达到高峰，8~16周CaSR表达下降至出生时水平，此后表达又恢复到4周时水平，并长期维持。

（5）其他生理功能

CaSR与机体的血钙稳态的调节。CaSR的激活可以促进胃泌素的释放。CaSR可通过感知$[Ca^{2+}]$间接调控神经及脑的兴奋性。而在CaSR对胰岛素分泌的影响方面，研究结论有较大分歧。

（二）钙敏感受体与心血管疾病

在心血管系统的重要组成成分中有一个功能性的CaR存在。最初，在大鼠肠系膜阻力动脉的周围神经中报道有CaR存在，并提出了它有调节动脉肌张力的功能。进一步研究表明，在大鼠的心血管系统中的心肌组织和动脉、大鼠肠系膜动脉、猪冠状动脉的血管内皮细胞及大鼠皮下小动脉的组织匀浆中发现都有CaR存在。此外，在人的主动脉内皮细胞中也发现了CaR，并证实它在所存在的细胞中有生成NO的功能。最近的研究发现，在心脏的微血管的内皮细胞也有CaR表达。

1. 心肌梗死（myocardial infarction，MI）

心肌梗死大鼠心肌CaSR表达显著上升，并通过PLC-IP3途径诱导细胞死亡。心肌梗死后，M1型巨噬细胞中CaSR通过PLC-IP3途径激活巨噬细胞内的炎性小体，导致心肌细胞外基质（ECM）和胶原蛋白的分泌量增加，最终导致心肌重构。

2. 肺动脉高压（pulmonary hypertension，PH）

细胞内钙离子浓度的升高会促进肺动脉的收缩、肺动脉平滑肌细胞过度增殖和肺动脉血管的重塑。实验研究表明，CaSR在肺动脉高压病因的作用下表达上调，通过PLC-IP3途径使细胞内的钙离子浓度上升和肺动脉收缩，促进肺动脉平滑肌细胞的增殖以及心肌细胞的纤维化，参与肺动脉高压的病理过程。CaSR抑制剂NPS2143会明显改善大鼠的右心室收缩压、右心室的重塑和右心室肌细胞的纤维化。拮抗CaSR的表达将会是肺动脉高压治疗的新思路。

3. 心力衰竭（heart failutr，HF）

心力衰竭病因复杂，其中心肌细胞的丢失在心衰的病理过程中具有重要的地位，凋亡为其中的一种形式，CaSR可通过调控线粒体及内质网内的钙离子浓度调控心肌细胞的凋亡，在大鼠心衰造模过程中，心衰组大鼠与注射CaSR激动剂（cahndol）的CaSR激动剂组的凋亡相关蛋白表达水平相似，而CaSR抑制剂组的凋亡相关蛋白表达明显较低。未来也许可以通过调控CaSR的表达来干预心衰的病理过程。

4. 心律失常

心律失常发生的重要机制之一是折返激动。缝隙连接蛋白的存在可以保证心肌电生理活动的同步性，当细胞内外离子平衡异常时，心脏电生理活动的同步性就会受到破坏。在特殊的病理状态下，CaSR被激活，使细胞外钙内流增加，细胞外钙内流增加会延长动作电位时程（action potential duration，ADP）第2时相的平台期，导致ADP延长，心肌细胞的同质性被破坏，导致心肌复极离散度的增加，为折返的形成提供了有利条件。

四、钙/钙调蛋白激酶Ⅱ

钙/钙调蛋白激酶Ⅱ（Calcium /Calmodulindependentprotein kinaseⅡ，Ca MKⅡ）是一种重要的蛋白激酶，广泛参与机体多种生理活动和病理变化的信号转导过程。目前人们越来越关注Ca MKⅡ及其磷酸化形式在心血管疾病中的作用。研究表明Ca MKⅡ参与了心律失常、心肌肥厚、心力衰竭等疾病的信号传导过程，同时也发现患有结构性心脏病和心律失常的病人出现Ca MKⅡ活性和表达增加的情况。

（一）钙调激酶结构与功能

Ca MKII是细胞内一种多功能蛋白，是钙/钙调蛋白激酶（Calcium/Calmodulin-dependent protein kinase，Ca MK）成员之一。Ca MK属于丝氨酸/苏氨酸蛋白激酶家族，包括I、II、III和IV四种类型，Ca MKII含量最多，研究也最深。

Ca MKⅡ由4种基因分别编码α、β、©和™亚基，其中Ca MKⅡα和Ca MKⅡβ主要分布在神经组织中；Ca MKⅡ©与Ca MKⅡ™分布较为广泛，在肝脏、胰腺、子宫、骨骼肌等组织中均有表达；心脏内的Ca MKⅡ以™亚型为主。Ca MKⅡ全酶含有3个不同的单元域，即氨基端的催化域、中间的调节域和羧基端的结合域，其中调节域由钙调蛋白（Calmodulin，Ca M）结合区（296~311）和自身制区（286~309）组成。每个单体通过结合域相互作用形成Ca MKⅡ全酶（图4-1-2）。Ca MK Ⅱ参与调控某些基因的表达和细胞分化凋亡，调控细胞生长增殖的重要分子。此外，Ca MKⅡ还是心肌细胞Ca^{2+}稳态调节的关键蛋白之一，主要通过肌浆网上的雷尼定受体和受磷蛋白来调节钙信号，并在生理条件下维持心脏正常电生理活动和收缩功能。

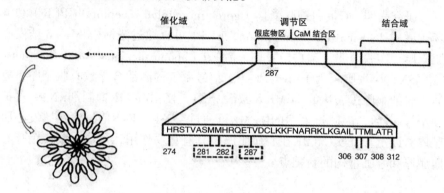

图4-1-2　Ca MK Ⅱ结构

（二）钙调激酶与心血管疾病

心血管疾病动物模型中Ca MK的表达和活性明显增加，具有重要作用。过度表达Ca MKⅡ的小鼠出现心肌肥厚的症状，过度表达δC亚型小鼠有明显的心腔扩大、心功能障碍、Ca^{2+}平衡失调、心律失常和猝死倾向。Ca MK抑制剂使心血管疾病逆转更好地说明了这一问题。Ca MKⅡ抑制剂可减少心律失常和病死率，增强患有严重心肌病小鼠的心肌功能，在心肌梗死手术后避免左心室扩张并提高心肌功能，为Ca MK抑制剂改善心血管系统疾病、降低病死率提供有力依据。

1. 心律失常

Ca MK可以使L-Ca^{2+}通道再次开放，Ca^{2+}内流增加，进而引发早后除极。动作电位时程延长也会增加细胞内Ca^{2+}浓度，进一步激活Ca MK。加入Ca MK抑制剂减少L-Ca^{2+}通道再开放，避免早后除极。研究表明，Ca MK通过破坏Na$^+$通道失活关闭和易化L-Ca^{2+}通道共同诱发EADS，Ca MK活性增强和后除极都会引发室性心律失常以致死亡。Ca MK可引发肺静脉心房肌细胞后除极而诱发心房纤颤，同时通过影响心房肌细胞离子电流而使心房纤颤持续。心房纤颤时舒张期细胞内Ca^{2+}浓度增加，SR释放Ca^{2+}是舒张期Ca^{2+}浓度增加的主要原因，Ca MK引起RyR2磷酸化是SR释放Ca^{2+}的主要因素，加入Ca MK抑制剂可控制SR中Ca^{2+}释放并使Ca^{2+}平衡。由此说明，Ca MKII依赖性RyR2磷酸化导致心房纤颤病人SR释放Ca^{2+}增加，胞浆Ca^{2+}浓度提高。

2. 心肌肥厚

研究表明，G蛋白耦联受体（gprotein coupled receptor，GPCR）和电场刺激（electricalfield stimulation，EFS）可以通过激活Ca MK δ诱发心肌肥厚。实验表明，凋亡信号调节激酶1（apoptosis signal regulatingkinase 1，ASK1）-细胞核因子-B（NF-B）信号系统的激活会导致心肌肥厚，离体心肌细胞中过表达的Ca MK δ激活ASK1，使用Ca MK抑制剂KN-93可抑制ASK1激活，因此过表达的Ca MK可通过ASK1-NF-B信号途径诱发心肌肥厚。以上均证实Ca MK在心肌肥厚中具有重要作用，可成为临床治疗心肌肥厚和心脏重构的新靶点。

3. 心力衰竭

研究表明，Na^+/H^+交换体1（NHE1）过度激活是导致心肌肥厚和心力衰竭的一种途径。心脏中过表达NHE1的转基因鼠表现为心肌肥厚、收缩功能障碍和心力衰竭，分离该转基因鼠的心肌细胞，测定细胞内Na^+浓度升高，在心肌收缩和舒张期Na^+诱导出现Ca^{2+}超载。同时，Ca^{2+}依赖性心肌肥厚预报因子钙调磷蛋白磷酸酶和Ca MK的活性明显增加，这些可以通过NHE1抑制剂卡立泊来德得到改善。同时，在新生鼠的心室肌细胞中过表达NHE1会诱导激活性T细胞核因子的卡立泊来德敏感性细胞核转运和组蛋白脱乙酰基酶4的细胞核输出，表明增加NHE1的活性可以改变肥大相关的基因表达。因此，NHE1可通过Ca MK组蛋白脱乙酰基酶途径导致心肌肥厚和心力衰竭。

4. 缺血性心脏病

心肌缺血—再灌损伤时SR功能出现异常，而SR的磷酸化在调节其功能方面具有重要作用。实验对Ca MK磷酸化SR进行研究，结果表明，缺血—再灌组Ca MK活性降低导致Ca MK的磷酸化作用和Ca MK刺激的SR对Ca^{2+}再摄取降低，同时测得Ca MK磷酸化的SERCA2a和PLB也明显减少。另一研究表明，Ca MK δ和Ca M δ C在I/R损伤中出现反向调节，与Ca MK δ C作用相反，Ca MK δ B可有效促进热休克因子1（heatshock factor 1，HSF1）

的磷酸化和活性，进一步促进诱导型热休克蛋白70（inducible heat shock protein70，iHSP70）的心肌细胞保护作用，说明两种Ca M亚型均可作为缺血性心脏疾病的治疗靶点。

5. Ca MK Ⅱ与扩张性心肌病

肾上腺素能信号途径在扩张性心肌病中具有重要作用。长期激活心脏肾上腺素能受体（1和受体）会改变基因表达而损伤心脏。采用异丙肾上腺素刺激乳鼠心室肌肾上腺素能受体可诱发心肌细胞中活化的基因启子产生应答，包括抑制—肌球蛋白重链的基因启动因子，激活心房利钠肽和—肌球蛋白重链的基因启动子，基因启动子会改变内源性基因表达。研究证明，基因改变由1受体介导，而不依赖2和1受体，说明新生基因的应答不依赖于环化腺核苷–磷酸/激酶A途径，使用Ca MK抑制剂则可阻断异丙肾上腺素的基因诱导作用。实验也证明新生基因的诱导与L–Ca^{2+}通道激活有关。由此得出结论：乳鼠心肌细胞中占优势的1受体动员了Ca^{2+}堆积，进而激活Ca MK Ⅱ径诱导新生基因导致扩张性心肌病的发生。

五、肌浆网

肌浆网钙离子泵（sarcoplasmic reticulum Calcium–transporting ATPases，SERCA）是一类分布广泛且发挥重要作用的肌浆网钙离子泵。正常条件下，心肌细胞的收缩性主要受细胞内钙离子浓度的影响，此过程需要多种离子通道、转运体和离子泵协同参与进行调控。在心血管疾病的发生及发展中发挥着重要作用。

（一）SERCA的分类及功能

SERCA心肌细胞兴奋前，首先通过L–型钙离子通道使细胞外少量的钙离子内流，内流的钙离子诱导肌浆网内钙离子通过雷诺定受体2（ryanodine receptor 2，RyR2）释放至胞浆中，此过程称之为钙离子诱导的钙释放。此时，胞浆中钙离子的浓度迅速增加，促进心肌细胞的收缩耦联，导致心肌细胞收缩。心肌细胞舒张时，钙离子通过SERCA2a重摄取至肌浆网中。RyR2和SERCA2a功能的异常均可导致心肌细胞收缩舒张功能的紊乱。

肌浆网钙离子泵SERCA蛋白主要有三种异构体，分别为SERCA1，SERCA1有两个亚型——SERCA1a和SERCA1b。SERCA1a主要分布在成人快反应骨骼肌，SERCA1b主要分布在胎儿快反应骨骼肌。SERCA2分布最为广泛，它具有三个亚型，它们分别是SERCA2a、SERCA2b和SERCA2c。

SERCA2a主要分布在慢反应骨骼肌和心肌细胞；SERCA2b分布较为广泛；SERCA2c主要分布于上皮细胞、内皮细胞和心肌细胞中。

SERCA2a是一种参与肌浆网重摄取钙离子的重要钙离子泵，主要分布在心肌细胞中，在心力衰竭的过程中发挥着重要作用。SERCA2a蛋白主要由ATP2A2基因编码，具有四个氨基酸尾巴，其C末端位于细胞浆中，有两个区域，一个是位于胞浆内对钙离子具有高度亲和性的区域E1，一个是位于肌质网内部且对钙离子亲和力较低的区域E2。当心肌细胞舒张时，钙离子从肌钙蛋白中释放，与E1结合形成钙离子–E1–复合体，整个过程需要消耗能量。此复合体经过磷酸化后生成具有高能键的磷酸化复合物。构象改变导致其转变为ADP不敏感性的磷酸化中间产物，它具有促进钙离子向肌浆网内部运动的作用。随着复合物对钙离子亲和力的下降，钙离子在肌浆网中被释放。一旦钙离子进入肌浆网，E2发生构象改变转化为E1，继续摄取胞浆内的钙离子。

（二）SERCA与心力衰竭

胞浆内钙离子浓度对心肌细胞的功能具有重要作用，虽然SERCA2a表达及功能的改变不是引起心脏疾病的首要因素，但它可以加速受损心肌功能的恶化。目前心力衰竭的具体机制尚不清楚，主要有以下两条项机制。

1. 钙离子超载

与心肌细胞在复极化过程中不能及时地通过钙离子通道移除胞浆内的钙离子有关。心力衰竭模型中最典型的特征就是异常的钙离子重新摄取导致心肌细胞收缩功能的下降。参与钙离子移除过程的方式主要有钠钙交换体、钙离子泵、钙锰离子泵等，其中SERCA2a最为重要。正常的心肌细胞收缩时，钙离子通过钙离子诱导的钙释放，经过RyR2泵将钙离子由肌质网泵入胞浆；心肌细胞舒张时，钙离子通过SERCA2a的重摄取回到肌浆网中。RyR2和SERCA2a功能异常可导致心肌细胞收缩舒张功能的障碍。RyR2的氧化、磷酸化、亚硝基化、突变体均可导致心肌细胞肌质网中钙离子向胞浆渗漏，引起心肌细胞去极，诱发致命性的心律失常和心力衰竭。阻断钙离子从RyR2的渗漏被认作是治疗心力衰竭的重要方法之一。

2. SERCA2a表达水平下调

另一重要机制是SERCA2a表达水平的显著下调。SERCA2a表达降低可导致心力衰竭。研究发现心力衰竭患者心肌细胞的肌浆网钙离子重摄取明显减弱，调控这一个过程的钙离子泵SERCA2a在转录和翻译水平也明显下调。

实验研究证实SERCA2a在肌浆网钙离子重摄取过程中发挥重要作用。从SERCA2a杂合子小鼠中分离心肌细胞后发现，其肌浆网中钙离子浓度显著降低，并且心肌细胞的收缩功能明显降低。在压力负荷下，SERCA2a杂合子小鼠表现出心力衰竭的加速进展，且心力衰竭的发病率和死亡率显著升高，这主要是由于心肌细胞收缩和舒张功能的降低所导致的。临床研究也发现通过腺病毒转染SERCA2a基因可以逆转许多与心脏收缩功能相关的参数，提示SERCA2a功能异常在心力衰竭中发挥重要作用，增强SERCA2a的表达是治疗心力衰竭最有效的方法之一。

六、心肌肌钙蛋白

肌钙蛋白（Troponin，Tn）是调节肌肉组织收缩的一种蛋白，它位于收缩蛋白的细肌丝上，在肌肉收缩和舒张过程中具有重要的调节作用。肌钙蛋白具有3个亚型：快反应型、慢反应型和心肌肌钙蛋白（cTn）。前两者与骨骼肌相关，而心肌肌钙蛋白则仅存在于心肌细胞中。心肌肌钙蛋白由肌钙蛋白T（cTnT）、肌钙蛋白I（cTn I）和肌钙蛋白C（cTnC）3个亚单位构成。通过心肌细胞胞质中Ca^{2+}浓度变化引起肌钙蛋白构象发生变化，从而导致肌肉收缩或舒张。TnC是一个分子量为18 000的蛋白质，有Ca^{2+}结合位点。TnT是一个分子量为37 000的不对称蛋白质，与分子量为23 000的TnI均为关键的调节蛋白。然而心肌TnC 3700和骨骼肌TnC难以区分，只有cTnT和cTnI是心肌细胞特有的。

（一）心肌肌钙蛋白结构

1. 肌钙蛋白C（TnC）

肌钙蛋白C（TnC）是一种哑铃状蛋白，它的N、C末端结构域呈球状，并通过一个较长中心螺旋连接体相连。两个球状结构域分别由两个螺旋-环-螺旋序列组成，这些基序能够结合二价金属离子。cTnC的C端具有两个高亲和力的Ca^{2+}/Mg^{2+}结合位点（位点III和位点IV），当肌细胞处于静息状态时，这两个结合位点主要被Mg^{2+}占据。cTnc在整个Tn复合体和细肌丝中对蛋白质固定具有一定的结构作用。

2. 肌钙蛋白I（TnI）

肌钙蛋白I（TnI）是一种高度灵活的蛋白，它能够适应有利构象，与TnC

和TnT以及肌动蛋白相互作用。在脊椎动物横纹肌中有三种TnI亚型：快骨骼亚型、慢骨骼亚型（sTnI）和心脏特异性亚型。在早期胚胎发育过程中，心肌主要表达慢骨骼亚型sTnI（ssTnI），但出生后不久cTnI的表达逐渐增加，从而完全替代ssTnI。cTnI是成人心脏中唯一的亚型，在病理条件下不会发生改变。与cTnI相比，啮齿动物和家兔心肌细胞中ssTnI的存在会导致Tn的Ca^{2+}结合亲和力更高。另外ssTnI表达于新生儿心肌细胞中，但在成人心肌细胞中会转化为cTnI，这种现象可能与成人心肌细胞中Ca^{2+}敏感性下降有关。

3. 肌钙蛋白T（TnT）

肌钙蛋白T（TnT）是一种横纹肌特异性蛋白，含有250~300个氨基酸，分子量在31 kDa到36 kDa，TnT有三个同源基因：快骨骼亚型、慢骨骼亚型和心脏特异性亚型。心肌肌钙蛋白T（cTnT）为肌钙蛋白复合物的亚单位，心肌细胞受损时会释放。cTnT的氨基酸序列不同于骨骼肌成分，对心肌损伤有极高的特异性。心肌细胞内有约6%的游离胞浆成分，其余为结构成分。当心肌因可逆性缺血发生损伤时，细胞膜的完整性被破坏，胞浆成分会进入血液中，比CK-MB在血中出现的时间稍早，约2~3 h即可在血液中检出。随着心肌纤维的降解，其结构成分释放进血液中，cTnT在急性心肌梗死后的检出率几乎达到100%，并可持续长达3周。故cTnT对心肌损伤有极高的特异性和敏感性。

（二）心肌肌钙蛋白的生理功能

肌钙蛋白（Tn）由TnI、TnT和TnC三种亚单位组成，与原肌球蛋白一起构成Tm-Tn复合体，调节肌肉收缩和舒张的力量和速度。其中TnT在心肌和骨骼肌中由不同基因表达，有独特的氨基酸序列。对心肌TnT特异反应的单克隆抗血清，与骨骼肌TnT之间交叉反应率仅为1%~2%，这样就可大大增加检测的特异性。正常成人心脏可表达cTnT 1和cTnT 2两种亚型，以cTnT 1为主；心衰患者cTnT 2表达增加，这种表达的改变是对心衰的适应性反应。cTnT在心肌细胞中绝大部分以复合体形式存在，有6%以游离形式存在于胞浆中，在心肌细胞膜完整的情况下不能进入血液循环。当心肌细胞因缺血、缺氧而发生变性坏死时，cTnT可通过破损细胞膜进入血液，此时可用特异性抗体在血液中检测到它。

cTnT分子具有稳定、亲水的特点，且特异性抗原决定簇的反应性好。cTnI是以cTnI-C-T复合物和游离cTnI的形式存在于心肌细胞中。由于基因编码的不同，骨骼肌型的氨基酸序列相较于cTnT和cTnI都有40%的不同源性。且人的cTnI氨基酸末端比骨骼肌肌钙蛋白I（sTnI）多31个氨基酸，这种独特的序列使之具有较高的心肌特异性，有助于制备相应的单克隆抗体。在无心肌损伤时，cTn在人体血液中的含量甚微，因此，在微小心肌损伤的诊断上cTn超越了传统的酶学指标。

（三）肌钙蛋白与心血管疾病

1. 心肌缺血

cTn在心肌坏死时释放入血，是诊断AMI的生物学标志物。心肌缺血患者血液中cTn水平的微小变化与心脏灌注不足的严重程度相关；cTn浓度增加1.3 ng /L是心肌缺血的独立预测指标。这为临床诊断不稳定型心绞痛提供了客观数据。心力衰竭、糖尿病、左室肥厚等患者，由于其血液供需不平衡，很多人也存在cTn升高的情况，cTn测定可以作为慢性心肌缺血的跟踪检测手段。

2. 病毒性心肌炎

病毒性心肌炎（VMC）组织学特征为心肌细胞溶解、间质水肿、单核细胞浸润，病变部位氧供减少，细胞膜受损，胞膜通透性发生改变，引起心肌细胞坏死及细胞凋亡。cTnI在心肌细胞内大部分以结构蛋白形式固定于肌原纤维上，为不溶性，少部分游离于胞质中，为可溶性，当心肌细胞膜完整性因缺血或缺氧等受到破坏时，游离的cTnI可迅速透过细胞膜进入血流，导致血清cTnI升高；随后结合的cTnI逐渐分解出来，不断释放，故血清cTnI呈持续升高。研究表明cTnI测定不仅能提供心肌细胞损伤的证据，而且其诊断VMC的敏感性和特异性均优于CK、CK-MB。文献报道心肌损伤后2~12 h内血清CK-MB开始升高，24 h达峰值，持续2~3 d恢复正常，而cTnI在心肌缺血坏死后的1 h就在血清中出现，14 h达到高峰，持续1—2周或更长时间才下降。VMC时血清cTnI水平较CK-MB升高发生早，而且升高持续时间长。cTnI因其检测心肌损伤的灵敏度和特异性，且有较长的持续时间，为临床医生提供了更长的观察时间，故可以成为急性心肌炎诊断的重要标志物。

3. 充血性心力衰竭

心脏病和充血性心衰患者循环中一旦能够测定出肌钙蛋白T和cTnI，则提示患者预后不良，使cTnI成为判断心力衰竭预后的指标之一。cTnI升高预示射血分数随时间进行性下降，cTnI是预测心衰死亡的独立预测因子，而B型脑利钠肽则进一步提高了阳性预测值。

4. 心律失常

心动过速导致血清cTnI水平升高的原因可能为：（1）心动过速引起纤维拉长，造成微小心肌损伤；（2）反复发作的心动过速导致心肌需氧量增加以及舒张期缩短导致心肌氧供不足等。此外，射频消融后的患者肌钙蛋白也持续升高，检测多为弱阳性。Nikolao和Apostolos等在3年内收集了283例行起搏器置入患者的数据，即所有患者在进行起搏器置入术前静脉血cTnI的水平正常，置入术后6 h再次测定cTnI水平，若血清cTnI水平升高，则重复取样。数据分析后发现：置入术后，有167例患者cTnI水平升高，其中5例患者血清cTnI浓度远远超过心肌损伤时肌钙蛋白最低值（cTnI>1.5 ng/mL）。cTnI升高的原因可能为：高频消融、体外电转直接损伤心肌，导致cTn的释放。

5. 心尖球囊样综合征

心尖球囊样综合征即Tako-Tsubo心肌病（TC），也被称为应激性心肌病（SC）。此病多发于更年期后妇女，由各种应激反应引起，临床表现与急性心肌梗死相似，同样伴有肌钙蛋白的升高，但多数患者冠脉造影无明显狭窄，仅1.4%~10%的患者伴有冠脉痉挛症状。曾报道一例心尖球囊样综合征的案例：患者突发胸闷、胸痛1天，加重6 h急诊入院，cTnI高达4.85 ng/mL，其他辅助检查亦提示该患者为急性心肌梗死，但冠脉造影检查未见超过30%的狭窄处。TC患者血清cTnI升高原因可能为：（1）各种应激反应导致冠状动脉小血管的痉挛及微血管出现功能障碍，导致心肌细胞相对缺血、缺氧，细胞坏死，cTnI释放。（2）AMI早期再灌注与广泛左室顿抑。

七、钠钙交换体

钠钙交换体（sodium Calcium exchanger，NCX）广泛分布于细胞质膜、线粒体膜、内质网、分泌小泡膜上，具有介导Na^+内流、Ca^{2+}外排的前向模式和作用相反的反向模式两种转运模式。NCX可以通过这种双向模式快速精确的调控胞质内Ca^{2+}浓度，继而影响细胞内信号转导、细胞生长发育、可兴奋细胞的兴奋及兴奋耦联的相关功能等一系列生理活动，如心肌和骨骼肌细胞的收缩、神经递质的释放、神经胶质细胞的迁移分化、免疫细胞的活化，以及细胞因子与激素的分泌等。

（一）钠钙交换体的结构

NCX在心、脑、肾、肺、大肠、胰和脾中广泛分布，其中心脏中NCX的含量最高。运用电镜及荧光共聚焦显微镜观察细胞超微结构发现，NCX大量分布于纵向横管膜、表面肌膜、闰盘上。NCX由970个氨基酸构成，具有9个跨膜区段的蛋白。NCX上还存在多个Na^+和Ca^{2+}结合位点，一部分Na^+和Ca^{2+}通过与NCX转运位点的结合，触发蛋白构象改变后，完成对胞膜内外Na^+、Ca^{2+}的转运。另一部分Na^+、Ca^{2+}可与NCX调控区域（如XIP、钙调节位点）相结合，对NCX的活性进行调控。

NCX的各种亚型有着高度的同源性，它们的分子结构极为相似。非K^+依赖的NCX的三种亚型有大约70%的氨基酸序列相同度，NCKX也有71%（NCKX3和4相比）或40%（NCKX1和2相比）的氨基酸序列相同度。并且非K^+依赖的NCX和NCKX在α重复序列存在序列相似性（图4-1-3）。

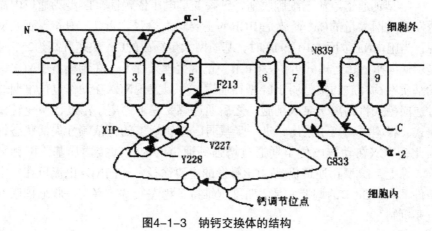

图4-1-3　钠钙交换体的结构

（二）钠钙交换体的生理功能

1. 维持胞内钙稳态

心肌细胞舒张间期，胞内升高的Ca^{2+}需要通过基质网的重新装载或相应转运体的作用，使胞内Ca^{2+}恢复到静息水平，主要通过4个通路来维持钙稳态：（1）基质网Ca^{2+}泵；（2）NCX；（3）细胞膜上Ca^{2+}泵；（4）线粒体上的Ca^{2+}转运体。在兔子的心肌细胞中，胞内的70%的Ca^{2+}由基质网Ca^{2+}泵摄入重新装载，28% Ca^{2+}通过NCX顺向转运模式将Ca^{2+}外排，剩余2% Ca^{2+}由线粒体细胞膜上的Ca^{2+}泵回收。而在鼠心肌细胞中，92% Ca^{2+}由基质网Ca^{2+}泵摄入，7% Ca^{2+}通过NCX外排。人类心肌细胞各通道维持钙稳态的比例更趋近于兔。NCX主要表现为外排Ca^{2+}的顺向转运模式，进而参与胞内Ca^{2+}稳态的调控。而且最近研究表明，NCX可通过对基质网上Ca^{2+}装载、Ca^{2+}释放及Ca^{2+}火花频率的调控来参与兴奋收缩耦联过程。

2. 参与钙诱导钙释放（CICR）

CICR主要局限于JSR及横管肌膜形成的三联体（trad）结构之间一些小而局部的区域，称为Ca^{2+}微区。而且ryanodine受体自发释放Ca^{2+}所形成的钙火花的发现也支持Ca^{2+}微区的存在。在此区域内的许多肌膜Ca^{2+}黏附区会限制游离Ca^{2+}的散布，减少Ca^{2+}随机分布的可能性，从而使微区内离子通道可快速感知膜下离子的浓度，相应地改变转运模式和活性的转换。提示NCX可通过定位于Na^+通道及ryanodine受体附近，感应到快速升高的Na^+后，激活NCX反向转运模式进而诱发CICR。

L–型钙通道电流与细胞收缩、钙瞬变呈电压依赖性，L–型钙通道内流诱发基质网大量的Ca^{2+}释放是CICR的主要触发途径。近年来Han等研究发现，当胞内Na^+浓度达10 mol/L时，基质网大量释放的Ca^{2+}快速升高约25%，提示逆向NCX转运模式可诱发CICR。正常生理条件下，在狗模型中NCX诱发基质网钙释放的贡献弱于L–型钙通道。并且发现NCX在动作电位早期通过逆向模式将钙离子泵入细胞，之后通过感受膜下钙离子浓度，快速转换模式，将胞内钙离子泵出，进一步减弱L–型钙通道的钙依赖性失活状态，因此，NCX在动作电位早期通过增强钙通道的内流间接增加基质网钙释放。综上，L–型钙通道仍是CICR触发的主要途径，逆向NCX电流可在一定条件下参与CICR的调控，是心肌细胞维持钙稳态及调节兴奋—收缩耦联的重要机制。

3. 参与血管平滑肌细胞增殖

血管平滑肌细胞中钙库的消耗常导致经反向NCX内流的Ca^{2+}流增加，去除细胞外Na^+或使用特异性反向型NCX抑制剂KB–R7943处理人肺动脉平滑肌细胞后，能明显降低Ca^{2+}流，且明显抑制细胞增殖。使用基因干扰技术沉默大鼠Orai1基因后，平滑肌细胞中SOC功能受到抑制，并伴随NCX及胞膜Ca^{2+}通道的表达明显下降，细胞增殖受到抑制，提示反向NCX参与了SOC调控的平滑肌细胞增殖效应。

4. 参与小动脉紧张性调节

经皮冠状动脉内介入治疗后期，仍有超40%的患者存在长期的慢性心绞痛，反向NCX介导的冠脉微循环障碍是重要的原因。细胞上自发性短暂外向电流（STOCs）对小动脉的紧张性有重要的调节作用，反向NCX阻滞剂KB-R7943能在极大程度上阻滞STOCs，并降低小动脉的紧张度。

（三）钠钙交换体与心血管疾病

1. 心肌缺血再灌注损伤

心肌缺血再灌注时，胞内游离Na^+浓度增加，激活NCX反向转运使Ca^{2+}内流增加，导致钙超载，这是心肌缺血再灌注损伤的重要机制。研究发现，当心肌细胞置入模拟缺血再灌注的环境后，由NCX表达的被干扰的心肌细胞能保护胞内Ca^{2+}浓度急剧增加，保护钙超载导致的细胞损伤。因此，抑制NCX活性已经成为心肌缺血再灌注损伤防治的新靶点。

NCX1高表达在心肌细胞上。正常生理情况下，NCX1主要作用是清除胞内的Ca^{2+}，维持细胞内正常的Ca^{2+}浓度，进而调节其舒张期活动。心肌的缺血再灌注损伤中，由于ATP的耗竭，Na^+、K^+-ATPase的活性下降；同时，无氧呼吸造成的pH下降会使NHE1活性升高，二者共同造成胞内Na^+的堆积。Na^+的异常聚积破坏了细胞内外Ca^{2+}、Na^+正常的电化学势能关系，导致在正常生理条件下运转的NCX1的前向模式被抑制，而NCX1的反向模式被异常激活，胞内Na^+随之外排，胞外Ca^{2+}则进入细胞，最终造成钙超载，引起心肌细胞损伤，发生再灌注所引起的组织损伤。另外，损伤会造成儿茶酚胺释放增加，促进心肌细胞内PLC生成IP3和DG增多，最终激活NCX1的反向运行模式。

2. 心律失常

心律失常的病理基础是舒张期的内钙超载。病理条件下，NCX功能模式的改变对内钙超载起着极其重要的作用，机制为：（1）缺血再灌注。ATP耗竭，细胞膜上的Na^+、K^+-ATPase失活，而钠氢交换体（NHE）活化，Na^+内流增加，Na^+外排减少，细胞内Na^+浓度上升，NCX的反向模式激活，Ca^{2+}内流增多，导致内钙超载。（2）强心苷中毒。抑制Na^+，K^+-ATPase，Na^+外排减少，细胞内Na^+浓度上升，导致依赖于NCX反向模式的内钙超载。（3）乌头碱中毒。乌头碱可以结合Na^+通道，易化Na^+内流，使NCX的钙内流增多。三个途径导致的内钙超载均会诱发SR的自发性钙释放，产生一种致心律失常的暂时性内流（ITI），引起0相去极化后的振荡去极波，即早期后去极化（EAD）和迟缓后去极化（DAD），达到阈电位后导致触发活性，产生心律失常，如心房颤动、心室颤动、室性心动过速和随后的致死性尖端扭转型室性心动过速（Tdp）。因此，NCX的致心律失常作用主要包括：（1）显著影响SR的钙填充，诱发自发性钙释放；（2）Ca^{2+}升高，激活NCX前向模式产生ITI；（3）通过NCX的内向电流不仅直接触发DAD，而且使动作电位延长，有利于EAD的产生，使负极化弥散，产生折返激动。

3. 慢性心力衰竭

慢性心力衰竭病理生理学机制是心肌细胞收缩功能的进行性减退。心肌细胞NCX的活性和表达上的改变是影响心肌收缩舒张功能的重要因素。在心功能障碍早期，就可见细胞膜钙泵蛋白水平和mRNA水平下降，导致Ca^{2+}内流减少，SR Ca^{2+}释放减少。在终末期心力衰竭的病理学机制中，可见心肌NCX蛋白水平增高及SERCA蛋白水平下降。前者心脏舒张功能改善，但随移出细胞的Ca^{2+}增加，SR中的Ca^{2+}急剧下降，收缩功能受损；后者心肌损伤加重，SR上钙泵功能减低，使钙装载容量下降。SR的Ca^{2+}回摄和收缩期Ca^{2+}的消除均下降，导致收缩和舒张功能均受损。基于NCX在心力衰竭阶段的重要调节机制，对NCX功能及转运活性进行调控，可成为一种潜在的治疗方案。虽然Na^+/Ca^{2+}交换活性增强可使经NCX的钙内流增加，可以为衰竭的心肌细胞提供正性肌力支持，但同时于动作电位平台期进入的Ca^{2+}可以引起钙超载及舒张功能障碍，导致自发性SR钙释放，这种自发性SR钙释放可以增加细胞的非同步收缩而加重收缩功能障碍。

第二节　心肌肥厚与钙信号

一、心肌肥厚概述

心肌肥厚，是指在长期负荷下，心脏的适应性病理改变。心肌肥厚主要表现为：胶原纤维增生、心肌细胞肥大及心脏重量增加。心脏肥大属于初始的适应性反应，可增强心肌细胞的收缩力，进而帮助维持心脏的正常泵血功能。长期如此会发展为心脏扩大、充血性心力衰竭、甚至猝死。

心肌细胞肥大和心肌间质纤维化，会导致毛细血管面积相对减少，同时血管内皮细胞功能受损，会升高冠状动脉阻力，加重心肌缺血、缺氧。冠状动脉血流减少和血管粥样硬化的加速会导致心律失常。

与过去相比，近年来对于心脏舒张功能的重视超过了心脏收缩功能，在所有类型的心脏病疾患中，舒张期充盈功能异常表现为心肌松弛变慢或受损、顺应性降低。

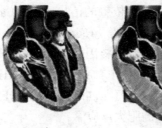

正常心脏　　　　心肌肥厚

图4-2-1　心肌肥厚

二、与钙信号有关的发病机制

引起心肌肥大的主要因素有：（1）多种神经体液因子。儿茶酚胺、血管紧张素–Ⅱ（AngⅡ）、内皮素（ET）、心钠素（ANF）等；（2）生长因子如表皮生长因子（EGF）、血小板源性生长因子（PDGF）、转化生长因子–β（TGF–β）等；（3）机械应激。

Ca^{2+}在心肌细胞兴奋—收缩耦联中发挥重要作用，与心肌细胞收缩和舒张密切相关。由于膜电位变化、神经递质、代谢产物、激素等因素，使心肌细胞膜上Ca^{2+}通道开放，外部的Ca^{2+}大量涌入，诱导Ca^{2+}内流及胞内Ca^{2+}释放形成Ca^{2+}信号。在神经钙蛋白（Calcineurin）等Ca^{2+}敏感酶系的介导下，进一步调节一系列转录因子，使细胞表型改变以适应环境。Ca^{2+}平台激活Calcineurin，使NF–ATc去磷酸化并进入胞核，去磷酸化的NF–ATc再与核内转录因子如锌指转录因子（GA–TA4）相互作用，活化与心肌肥厚相关的基因。心脏纤维细胞合成也不断增加，诱导细胞增殖基因如c–fos、c–jun等表达，最终导致心肌细胞蛋白核酸合成增加，心肌细胞体积增大。肌质网Ca^{2+}释放能力降低，Ca^{2+}瞬时性增高的幅度下降，导致心肌细胞收缩能力下降，影响心功能。

1. Ca^{2+}及其依赖的信号转导途径

细胞Ca^{2+}浓度升高是心肌肥大发生、发展的重要环节。体外实验发现，机械牵拉、AngII、ET–1及儿茶酚胺等可激活机械敏感的离子通道，致细胞内Ca^{2+}浓度升高。心肌肥厚时心肌细胞上的钙受体密度升高，与心肌细胞肥厚程度呈正相关。Ca^{2+}/CaM依赖的蛋白激酶II（Ca MPK II）可能通过活化C/EBP转录因子家族产生起作用。同时有研究证实在c–fos启动子中，Ca^{2+}/CRE在介导牵拉刺激c–fos表达中不起主要作用。Ca^{2+}信号还可激活钙调神经磷酸酶（Calcineurin，CaN）依赖的信号通路，CaN信号通路也存在于心肌细胞中，是一种受Ca^{2+}及钙调素（Calmodulin，CaM）调节的具有多种功能的信号酶，可通过使活化T细胞核因子（NF-AT）转位入核，NF-AT可与GATA4结合调节心脏中ANF、BNP、A-MHC、B-MHC等基因的特异性表达。体外实验发现，应用环胞素A（cyclo sprin A）和FK506特异性抑制CaN可缓解Ang II诱导的心肌细胞的肥大反应。

2. 细胞的兴奋—收缩耦联系统

肌浆网储存着大量的Ca^{2+}，Ca^{2+}释放到细胞浆内的过程称钙诱导钙释放，二联体相邻的肌质膜上有Ca^{2+}释放兰尼碱受体（RyR）通道。细胞膜除极时L-型Ca^{2+}通道打开，Ca^{2+}进入二联体间隙区域，胞浆内局部Ca^{2+}浓度升高，激活RyR通道开放，肌浆网内大量Ca^{2+}快速释放到细胞浆。钙诱导钙释放过程使Ca^{2+}浓度增加的时间非常短暂，Ca^{2+}迅速与收缩蛋白结合。为了终止心肌收缩，与收缩蛋白结合的大部分Ca^{2+}要在肌浆网上的Ca^{2+}-ATPase作用下将大量的Ca^{2+}泵回肌浆网。而动作电位产生时进入细胞内的少量Ca^{2+}必须转运回细胞间质中。综上，前向型NCX主要负责这一部分的Ca^{2+}移出，Ca^{2+}-ATPase作用很小。

3. 收缩系统

肌丝的滑行是心肌细胞收缩机制，而细胞内Ca^{2+}浓度的升高是启动肌丝滑行的重要条件。Ca^{2+}浓度数百倍的增加，将促使Ca^{2+}与肌丝调节蛋白肌钙蛋白C结合，导致（肌动蛋白—原肌球蛋白）横桥连接的形成并产生张力。兴奋—收缩耦联系统对于心脏的收缩至关重要，而Ca^{2+}在其中扮演着重要角色。

心脏的舒张功能也与Ca^{2+}的密切相关，心肌的收缩力与静息时肌原纤维的长度有关，舒张末期容积的增加相当于心肌伸展长度的增加。Fran K-Starling机制说明心肌的收缩能力随着心室舒张末期容量的增加而增强。一旦Ca^{2+}循环发生障碍，就会影响心脏的收缩和舒张功能。

肌浆网存在于心肌细胞内，位于横小管之间，纵形包绕在每条肌原纤维周围，是一种特殊的滑面内质网，又称为纵小管，肌浆网扩大形成终池。分布在肌浆网的膜上的钙-ATP酶（Ca^{2+}-ATPase）对胞浆中Ca^{2+}浓度的调节发挥着重要作用。心肌细胞兴奋时，膜外Ca^{2+}是通过L-型钙通道流入胞浆，触发肌浆网终池释放大量储存的Ca^{2+}，胞浆内升高的Ca^{2+}与肌钙蛋白C结合，激活肌丝向前滑行，是心肌细胞的收缩机制。当胞浆内Ca^{2+}的浓度降低时，Ca^{2+}与肌钙蛋白C解离，是心肌细胞的舒张机制。人体胞浆内的大多数Ca^{2+}被肌浆网中的Ca^{2+}-ATPase 转移至肌浆网内。其余的小部分由钠—钙交换体（Na^+/Ca^{2+} exchanger，NCX）转移至细胞外。Ca^{2+}-ATPase的活性和功能直接影响着心脏的舒张和收缩功能，在钙循环中起重要的调节作用，Ca^{2+}-ATPase摄取Ca^{2+}是一个耗能过程，因此，心脏舒张功能障碍成为心肌缺血的早期表现。

Ca^{2+}-ATPase的表达或活性降低，致肌浆网摄钙减少，心肌细胞在收缩后不能充分舒张，导致舒张功能障碍。Ca^{2+}重摄取的易损性是心脏疾病的早期表现，尽管心脏的收缩功能可能正常，但左心室舒张功能异常则最为常见。当Ca^{2+}-ATPase的活性降低时，NCX代偿性使流向细胞外的钙离子增多，加之Ca^{2+}-ATPase的活性降低，导致Ca^{2+}的储备减少，心肌细胞收缩时肌浆网不能释放足够量的Ca^{2+}，反过来将会影响心肌细胞的收缩功能。

4. 肾素—血管紧张素—醛固酮系统（renin-angiotensin-aldoste-rone system，RASS）

RASS是调节血压的重要系统。血管紧张素 I 在血管紧张素转换酶作用下转化为Ang II 。（1）Ang II 作用于血管平滑肌，收缩全身微动脉，升高动脉血压，同时还可刺激肾上腺合成和醛固酮释放，参与心肌肥厚的早期信号转导；（2）Ang II 与血管平滑肌细胞Ang II 1型受体结合，诱导Ca^{2+}通道开放，Ca^{2+}内流，Ca^{2+}与肌动蛋白结合，促使血管平滑肌收缩，增加心脏后负荷；（3）Ang II 可激活酪氨酸家族的Janus蛋白酪氨酸激酶（janus tyrosine protein kinase，JAK）/信号转导和转录激活子（signal transduction and transcriptional activation，STAT）信号通路调节基因的表达；（4）醛固酮可与盐皮质激素受体结合，增加 I 型和Ⅲ型胶原纤维表达，增多胶原合成，加速心室重构，还可通过抑制儿茶酚胺的摄取，加重对心脏的损伤。

5. 交感神经系统

国外研究发现，肾上腺能的活性与心肌肥厚的发病密切相关。首先，肾上腺髓质分泌的儿茶酚胺可以直接损害心肌细胞；其次，使心肌细胞膜上Ca^{2+}通道磷酸化，增加Ca^{2+}内流；还可以作用于心肌细胞 β 受体，激活G蛋白和腺苷酸环化酶，升高细胞内环腺苷酸的水平，加速心肌细胞坏死和凋亡。血液中儿茶酚胺能促进心肌蛋白合成、胶原积累、心肌组织纤维化，致心肌肥厚。

6. 经典型瞬时受体电位通道（TRPC）

TRPC属于阳离子通道，存在于哺乳类动物细胞膜上，与瞬时受体电位通道（transient receptor potentialchannels，TRP channels）同源。该家族总共有7个亚型，根据结构和功能分为两个亚群，TRPC1/4/5和TRPC3/6/7。TRPC1主要参与受体介导的、钙依赖的分泌和收缩。

TRPC1可以看作是钙池操纵Ca^{2+}的通道（SOCs），其通过升高胞质内Ca^{2+}的浓度，激活CaN信号通路，使NFAT去磷酸化转位于细胞核内，参与基因的表达，介导的心肌肥厚。TRPC1作为渗透性钙离子通道，也是Ca^{2+}信号复合体的辅助蛋白，与钙信号的平衡相关。利用小RNA（si RNA）敲除TRPC1能使钙池操纵的Ca^{2+}减少，进而阻止心肌肥厚。因此，TRPC1在心肌肥厚中起重要作用。TRPC3参与心肌肥厚和心肌细胞凋亡两个过程。在表达TRPC3的转基因小鼠心肌组织中可以检测到钙池操纵的Ca^{2+}内流，同时Ang II刺激成年鼠心肌细胞时，细胞内Ca^{2+}浓度的升高并不主要由钙池操纵，而是由TRPC3的过度表达引起的。同时TRPC3的过度表达，会激活NFAT信号通路，从而引起心肌细胞肥大。

三、与钙信号有关的治疗药物

1. 丙泊酚

丙泊酚对心肌细胞膜的Ca^{2+}通道具有抑制作用，其对心肌细胞的抑制作用与Ca^{2+}浓度、Ca^{2+}-ATPase活性密切相关。丙泊酚对正常大鼠心肌细Ca^{2+}-ATPase活性的影响呈双相性，高浓度丙泊酚导致的Ca^{2+}-ATPase活性下降可能是使心肌舒张功能受到抵制的原因之一。高浓度（$\geqslant 300 \ \mu mol/L$）丙泊酚可抑制正常心脏和肥厚心脏的心肌收缩和舒张功能。

2. 一氧化氮（NO）

作为内皮舒张因子的NO，可减缓心肌肥厚进程，阻止心室重构。NO有内皮型和神经型两种，生理条件下，两种亚型均能持续合成NO。国外学者研究发现，消除心肌的内皮型NO，可引起心肌肥厚，尤其是压力负荷所引起的心肌肥厚。NO可抑制Ang II与内皮素-1诱导的心肌肥厚，其机制可能通过亚硝基化或PKC通路，抑制心肌细胞膜上L-型Ca^{2+}内流，降低G蛋白耦联受体—PKC-MAPK通路与Ca^{2+}—钙调素—钙调神经素通路，阻止心肌肥厚。

第三节　心肌纤维化与钙信号

一、心肌纤维化概述

（一）正常心肌胶原系统

心肌细胞占据心肌结构的2/3，数量却不足细胞总数的1/3，主要负责心脏泵血。心脏细胞中90%以上是成纤维细胞，而胶原等细胞外基质成分及胶原酶可以由纤维细胞合成。血清细胞外基质（ECM）主要是由Ⅰ型胶原（占心肌间质总胶原80%以上）和Ⅲ型胶原（占心肌间质总胶原11%）构成，其含量可以用来评估器官纤维化的程度。其中Ⅰ型胶原具有良好的韧性，决定着心脏的僵硬度，Ⅲ型胶原则易于伸展，与室壁弹性密切相关。Ⅰ型胶原和Ⅲ型胶原的适当比值对维护心脏功能及心肌组织结构的完整性具有重要意义。

心肌胶原网络在维护心脏功能和结构的完整性方面，起到了防止心肌纤维和心肌细胞之间的滑脱、错位，避免心肌细胞过度的伸长与回缩，维系心脏正常的几何结构，维持心肌细胞间机械力的传导，保证心肌收缩与舒张的协调性，对抗血管间流体净水压及防止形成心脏间质水肿的重要作用，完好地为心肌细胞、血管和淋巴管的相互连接和排列提供了支撑。

心肌胶原的合成与降解在正常情况下处于一种动态平衡中，一方面成纤维细胞不断合成和分泌胶原，另一方面胶原又被纤维细胞内溶酶体、内质网和高尔基体或细胞外间隙中的胶原酶所降解。一旦两者之间的平衡失调，就会导致心肌纤维化。

（二）心肌纤维化概念和分型

心肌间质中胶原浓度显著升高或胶原容积分数显著高于正常值而产生的一种现象叫作心肌纤维化（MF）。心肌纤维化在形态上的异常主要表现为间质中胶原沉积异常，胶原的特性、构型、排列及在心肌中的分布和位置异常。在生化上主要表现为胶原含量异常，并显著增高。Ⅰ、Ⅲ型胶原含量、浓度、Ⅰ/Ⅲ型胶原比值异常。这些胶原的异常会使心室壁的顺应性下降，僵硬度增加，舒张期充盈受限。心肌纤维化进一步加重，势必会损害心肌的收缩功能。如果心脏内冠状动脉纤维化，就会使得管壁增厚、管腔狭窄、弹性降低、心肌细胞供血减少。此外，还会影响心肌组织的电传导，导致心律失常。

心肌纤维化可分为：（1）肌间隙内的间质纤维化胶原纤维增粗，心肌内冠状动脉外膜血管周围纤维化的胶原沉积；（2）修复性纤维化出现心肌细胞坏死和显微疤痕灶；（3）丛状纤维化胶原旱漩涡状排列，心肌纤维弥散分布。

二、与钙信号有关的发病机制

Ca^{2+}离子信号具有调节增殖、分化和凋亡等多种功能，并可能参与心肌纤维化介导心脏间质纤维化的过程。

（一）肾素—血管紧张素—醛固酮系统（RAAS）与钙通道信号系统

血管紧张素（Ang II）和醛固酮（ALD）是导致心肌纤维化的重要血管活性物质，RAAS与心肌纤维化密切相关。细胞内钙信号系统对多种生理活动起调控作用。体外实验证实Ang II刺激PLC并增加三磷酸肌醇（IP3）水平，进而加快钙库释放Ca^{2+}，Ang II还可刺激Ca^{2+}通过细胞膜进入细胞内。Ang II和ALD对细胞内钙有协同作用。细胞内游离Ca^{2+}水平的增加与F样细胞增殖有关。动物实验证实，Ang II和ALD可引起心肌纤维化，给予钙通道阻滞剂可明显减轻心肌纤维化的程度，同时使表达ACE和MF的数量明显减少，提示细胞内Ca^{2+}及其信号转导可参与心肌纤维化的调节。

Ang II对心脏的主要作用如下：（1）增加心肌收缩力，收缩冠脉血管，调节冠脉血流；（2）促进儿茶酚胺释放，加速成纤维细胞、平滑肌细胞增生；（3）介导Ang II的受体AT1R，刺激胶原生成。Ang II诱导心肌纤维化的机制有：（1）激活细胞膜L-型和T-型Ca^{2+}通道，增加细胞内Ca^{2+}，增加I型及III型胶原合成；（2）与其I型受体（AT1）结合，通过酪氨酸激酶途径激活细胞外信号，使成纤维细胞增殖，上调胶原蛋白、纤维蛋白基因表达，引起细胞外基质合成增加；（3）降低胶原降解酶基质金属蛋白酶-1的活性，抑制胶原降解；（4）刺激肾上腺髓质和肾上腺能神经末梢释放儿茶酚胺，后者可直接引起心肌纤维化；（5）刺激心脏成纤维细胞自分泌和旁分泌转化生长因子-β1（TGF-β1）增多，TGF-β1是引起心肌纤维化的重要因子。

（二）TRPM7离子通道机制

TRPM7是一种具Ca^{2+}通透的非选择性阳离子通道，对Ca^{2+}和Mg^{2+}离子具通透性，而对Na^{2+}不具通透性。增加细胞内ATP浓度（从0 mM到5 mM）可激活该通道，其C-末端的蛋白酶控制通道的开放和关闭。TRPM7离子通道可能属于化学感受介导型离子通道，可能与导致纤维化的细胞因子Ang和TGF-β等因子有关系。细胞内的蛋白激酶PLC或者PKC等作用于TRPM7结构域中的酶端结构，从而控制TRPM7的开放。利用TRPM7抑制剂、SiRNA或TRPM7或敲除基因鼠等方法均证实TRPM7可介导细胞增殖生长、凋亡、死亡，以及细胞Mg^{2+}的转运。也有研究证实TRPM7的过度表达亦可导致细胞肿胀、悬浮，甚至死亡，提示符合生理水平的TRPM7才是人体保持正常细胞周期的重要因素。此外，H_2O_2可显著增加TRPM7通道内向电流，适当抑制其表达则可阻断Ca^{2+}内流和反应性氧自由基产物，从而保护细胞。Yue等研究证实成纤维细胞上存在丰富的TRPM7通道，命名为TRPM7样电流（TRPM7L）。

TRPM7离子通道在心肌纤维化中存在高水平的表达，其研究的理论基础有：（1）非激动MCFs在心肌纤维化形成中发挥重要作用；（2）钙离子信号参与调节许多细胞功能，究竟哪一离子通道负责的钙信号途径，仍不清楚；（3）成纤维细胞的静息膜电位约为-20 mv，提示非电压门控的钙通透离子通道，如TRPM7样通道，可能对成纤维细胞的生理功能产生主导作用，因为在成纤维细胞中任何电压门控的离子通道在-20 mv时处于失活状态；（4）TRPM7可通过PLC介导的促纤维化因子调节TRPM7的活性。

三、与钙信号有关的治疗药物

（一）钙离子拮抗剂

钙离子拮抗剂逆转左，心室肥厚，抑制心肌纤维化的机制尚未阐明。成纤维细胞增殖、胶原合成，以及致心肌纤维化的作用都与细胞内钙信号转导途径有关。钙通道阻滞剂可降低细胞内Ca^{2+}浓度，调节依赖性胶原的合成和降解，抑制心肌纤维化进程，抑制胶原沉积。钙离子拮抗剂抗心肌纤维化的作用机制可能为：（1）细胞内Ca^{2+}参与了成纤维细胞的形成，有促进成纤维细胞增殖的作用。（2）Ca^{2+}参与某些促成纤维细胞形成的生长因子的信号传导，抑制成纤维细胞的形成，抑制Ⅰ型和Ⅲ型胶原的沉积，防止和减轻心肌纤维化。

成纤维细胞增殖和胶原生成都通过细胞内Ca^{2+}信号转导途径，致心肌纤维化最重要因子AngⅡ和ALD与Ca^{2+}增多有关。钙离子拮抗剂通过降低细胞内Ca^{2+}浓度，调节Ca^{2+}依赖性的胶原合成和降解，抑制心肌纤维化进程。据报道大鼠心梗前7 d和心梗3 h后应用氨氯地平和米贝拉地尔干预，可降低左室间隔心内膜下的间质胶原容积分数（ICVF）和血管周围胶原容积分数（PCVF）。另据报道，给盐敏高血压大鼠氨氯地平治疗，发现氨氯地平能抑制Ⅲ型胶原向Ⅰ型胶原转换，降低Ⅰ和Ⅲ胶原比例，减轻心肌僵硬度，增加心室顺应性。

（二）血管紧张素转换酶抑制剂（ACEI）

AngⅡ是引起心脏胶原增加的最重要的因素。Brilla等分别给高血压心脏病患者服用赖诺普利和氢氯噻嗪，6个月后赖诺普利组左室胶原容积分数和心肌羟脯氨酸含量显著下降。ACEI作用机制有以下几点：（1）减少AngⅡ生成，使血和组织中AngⅡ的含量减少，而Ang能通过AngⅡ1型受体（AT1）激活丝裂原激活蛋白激酶（MAPK）与原癌基因表达，引起心肌肥厚与血管增生；（2）减少缓激肽的降解，提高血中缓激肽含量，缓激肽能促进NO、血管内皮超极化因子（EDHF）和前列环素（PGI2）的生成，进而发挥作用；（3）能直接或间接地降低血中儿茶酚胺和内皮素-1（ET-1）的含量。

第四节　心肌缺血再灌注与钙信号

一、心肌缺血再灌注概述

（一）心肌缺血再灌注基本概念

缺血是由供血障碍引起的组织供血不足的病理表现，可以发生在不同的组织器官上。再灌注是指组织缺血后恢复供血的过程，缺血再灌注包括缺血和再灌注两个方面。缺血不仅是引起疾病的原因，同时也是再灌注的基本条件。

缺血性心、脑血管疾病对人类健康的危害很大。近年来，缺血性心肌病的发病率逐年上升，该病的发病原因主要是由多种原因导致的冠状动脉血流量降低，从而使心肌血液供应受到阻碍，营养物质供给不足和代谢产物清除降低，导致心肌细胞受损伤甚至死亡。虽然防治心肌缺血损伤最有效的方案是使缺血的组织恢复供血，但是当血液再灌注到缺血的心肌组织时，往往会出现心肌损伤程度进一步加重的现象，如心律失常、梗死面积扩大等，这就是心肌缺血再灌注引起的损伤。

（二）心肌缺血再灌注影响因素

影响缺血再灌注损伤的因素有很多，缺血时间的长短，灌注液的成分、温度和压力，缺血组织器官状态等都是其影响因素。不同组织细胞对缺血有不同的耐受程度，产生的再灌注损伤也存在很大差异。不同的缺血再灌注时间对心肌的影响是多方面的。

1. 缺血时间小于5 min

此时心肌损伤处于可逆状态。当缺血心肌恢复再灌注后，其功能可以迅速恢复正常；早期的短暂缺血和再灌注可降低后续较长时间缺血造成的损伤，这是心肌缺血的预适应（ischemic precondition，IPC）现象。

2. 缺血时间为5~20 min

此时心肌的功能、形态尚未发生改变，但再灌注后可能的临床表现为心律失常（arrhythmia）和心肌顿抑（myocardial stunning）。心肌顿抑是心肌功能的可逆、延迟性抑制。

3. 缺血时间大于30 min

当心肌缺血的时间大于30 min时，造成心肌细胞的损伤是不可逆性的损伤和坏死，即心肌梗死（myocardial infarction）；当慢性心肌缺血血供恢复正常后，心肌的部分或全部功能可恢复正常，即心肌冬眠（myocardial hibernation）。

代谢和功能的变化在心肌缺血后数秒钟内即可出现，损伤程度呈进行性加重。早期心肌缺血造成的损伤是可逆的，随着缺血时间的推移，损伤越发严重，最终导致不可逆性损伤和坏死。缺血时间越长，受损伤的细胞数量就越多，再灌注后不可恢复正常功能的组织越多。

（三）心肌缺血再灌注类型

心肌再灌注时可造成的心肌损伤有4种类型：

1. 心肌顿抑

这是指"在冠状动脉血流已恢复正常或接近正常时，尽管没有不可逆的损伤，但再灌注后继续存在心肌功能障碍"。这种可逆性损伤通常在数天或数周后可恢复。

2. 无复流现象

无复流现象定义为"不能再灌注先前缺血的区域",指的是与梗死相关的冠状动脉再通时微循环血液的灌注减少,原缺血部位出现循环障碍,导致缺血心肌细胞继续缺血,损伤进一步加重,从而导致I/R损伤向不可逆的方向发展。

3. 再灌注心律失常

再灌注过程中发生的致死性心律失常,是恢复冠状动脉血流后发生猝死的重要原因,抗心律失常药物不能对此进行预防。

4. 致死性再灌注损伤

致死性再灌注损伤指的是具有致死性的心肌再灌注损伤,这种心肌损伤最终结局是心肌细胞死亡,这些细胞在再灌注开始的前一刻还是存活的。这种类型的心肌损伤可使心肌梗死的面积扩大。因此,致死性再灌注损伤对急性心肌梗死病人的临床预后极其不利。虽然冠脉血流在早期再通,但是病人仍可出现心力衰竭的症状甚至死亡。

二、与钙信号有关的发病机制

前期认为心肌缺血再灌注损伤发病机制主要为能量代谢障碍、氧自由基产生、钙超载形成等,前者是始动因素,后者是缺血再灌注的不可逆损伤的最后通路,而造成缺血再灌注损伤的重要环节是氧自由基的生成。

钙离子是细胞内的第二信使,在维持细胞增殖、分裂和能量代谢等方面具有重要作用,正常情况下细胞内钙离子是细胞外钙离子数的万分之一。细胞内钙离子过度蓄积的现象被称为"钙超载"。有研究表明,钙超载后,会发生线粒体膜通透性转换孔开放,具体表现为线粒体膜电位异常、ATP大量消耗、促凋亡因子释放等,最终导致心肌细胞死亡。因此,钙超载是导致心肌缺血再灌注损伤的重要因素之一。

(一)细胞内钙稳态的维持与调节

1. 外钙内流

钙内流不仅是胞内Ca^{2+}持续升高的关键因素,也是维持细胞内Ca^{2+}持续性增高于平台期以及内贮钙池再充盈的重要来源。电压依赖性钙通道和钙库调控性钙通道是心肌细胞钙内流的主要通道。心肌细胞动作电位平台期的主要内向电流是由L-型钙通道形成的跨膜离子流决定的。通过二氢吡啶受体进入胞内的Ca^{2+}是导致钙释放的主要触发信号。此通道可由受体介导使Ca^{2+}内流，此通道的电压依赖性可由磷酸化和去磷酸化的抑制而增强，使其更易对电压变化作出反应，从而引起细胞内Ca^{2+}浓度增高。

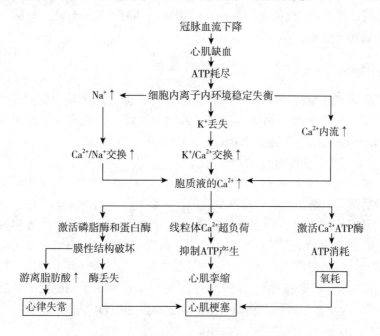

图4-4-1　心肌缺血再灌注损伤发病机制

（1）电压依赖性钙通道

在心肌细胞膜上电压依赖性钙通道只有T-型和L-型钙通道。L-型钙通道主要存在于哺乳动物心室肌膜上，对二氢吡啶类钙通道阻断剂敏感，故又称二氢吡啶受体。此通道可由受体介导使Ca^{2+}内流，磷酸化和去磷酸化的抑制可增强此通道的电压依赖性，使它更易对电压变化作出反应，引起胞内钙增高。

（2）钙库调控性钙通道

容积性钙内流是细胞内钙耗竭所导致的细胞外钙内流，钙库的耗竭可通过1，4，5三磷酸肌醇任何一种可耗竭内钙库的方式实现，如内质网钙泵抑制剂、钙络合剂、ryanodine等，这种由钙库耗竭激活的通道叫钙库调控性钙通道。

2. Na^+-Ca^{2+}交换机制

Na^+-Ca^{2+}交换机制是心肌细胞维持Ca^{2+}稳态的重要机制。当动作电位复极到3期结束时会激活Na^+–Ca^{2+}交换机制使内钙外流，通过L–型钙通道流入的钙离子被排出。反式Na^+–Ca^{2+}交换同样也可导致钙内流，因此认为通过L–型钙通道的钙内流是肌浆网钙释放的主要触发因素。在静息状态下，钙离子通过Na^+–Ca^{2+}交换模式不断向外排出，维持细胞内低钙离子浓度。当心肌缺血时，Na^+–Ca^{2+}交换功能降低，使细胞内钙离子浓度升高，导致心律失常、心肌功能受到抑制或坏死。

3. 细胞内钙释放

细胞内钙主要贮存于内质网和肌浆网内，而心肌细胞收缩时Ca^{2+}浓度的增加主要来自于胞外钙的内流和肌浆网的钙释放，肌浆网三磷酸肌醇受体和Ryanodine受体是细胞内Ca^{2+}释放的两个基本通道。

（1）三磷酸肌醇受体钙释放通道

三磷酸肌醇敏感和三磷酸肌醇不敏感是肌浆网钙库中的两类钙池，肌醇三磷酸敏感钙池是由肌醇三磷酸激活的，一些化学活性物质如去甲肾上腺素和内皮素等作用于细胞膜上的受体后，通过耦联G蛋白激活Ca^{2+}敏感磷脂酶C，磷脂酶C分解磷脂酰肌醇二磷酸产生三磷酸肌醇和二酰基甘油，可溶性三磷酸肌醇弥散到胞质中，激活内质网或肌浆网上的三磷酸肌醇受体并与之结合，引起库中Ca^{2+}迅速释放。同时，二酰基甘油仍然留于细胞膜中，激活蛋白激酶C，促使细胞膜L–型钙通道的活化，产生一系列生物学效应。

（2）Ryanodine受体钙释放通道

在哺乳动物心肌中钙释放通道主要是Ryanodine受体，并以Ryanodine受体2型为主，参与肌浆网钙释放机制。L–型钙通道的Ca^{2+}内流–Ica普遍被认为是肌浆网Ca^{2+}释放触发信号的主要成分。在心肌细胞中起主要作用的Ca^{2+}释放通道为Ryanodine受体2型，因此，Ca^{2+}诱导Ca^{2+}释放机制是Ca^{2+}内流触发Ryanodine受体2型，从而导致肌浆网大量Ca^{2+}释放，导致心肌收缩。

4. 钙泵对胞浆钙的转运

钙泵的主要功能是结合细胞内钙，将Ca^{2+}转运并释放到细胞外，或摄取胞浆钙并贮存于钙库以维持细胞内钙浓度在1×10^{-8}~1×10^{-7}mol/L。细胞胞浆内外和钙池内外均存在一个很大的离子浓度梯度，这种梯度的维持主要依赖于膜上钙泵的主动运输，其能量来源于ATP分解。胞浆的Ca^{2+}逆着电化学梯度转运到细胞外需要浆膜钙ATP酶，而胞浆钙被摄取进入内钙库的动力来自于肌浆网（或内质网）膜上的钙ATP酶。钙调蛋白是肌浆网膜钙泵的重要调节蛋白，当细胞受刺激钙通道被打开，大量外Ca^{2+}内流使浓度瞬间提高到1×10^{-6}~1×10^{-5}mol/L，过多的Ca^{2+}与钙调蛋白结合形成Ca^{2+}–钙调蛋白复合物，该复合物与钙泵结合，使钙泵活性增强，加快Ca^{2+}转运到细胞外的速度，反之，Ca^{2+}转运到细胞外的能力降低，引起钙离子浓度增加。由此可见，心肌缺血再灌注时发生损伤的关键是胞质Ca^{2+}的聚积。心肌细胞内钙离子浓度的升高，不但影响心肌舒缩功能，而且可以激活细胞内钙敏信号途径，如蛋白激酶C、钙/钙调素依赖的蛋白激酶等。在细胞内信息转导过程中，钙调蛋白是将Ca^{2+}信息传导下去的最重要的中介蛋白，Ca^{2+}-钙调蛋白复合物，不但能直接作用于靶酶，而且可活化钙/钙调素依赖的蛋白激酶，使靶酶磷酸化。钙/钙调素依赖的蛋白激酶II是细胞内钙的重要生理靶位和参与调节细胞内稳态的关键酶，具有调节L-型钙通道电流、肌质网钙释放和摄取的功能。

（二）钠钾泵功能与钙信号

1. 钠钾泵正常的生理功能

Na^+-K^+-ATP酶主要存在于细胞膜上，保持细胞内外Na^+、K^+浓度差，内环境的渗透平衡及正常细胞膜电位的作用，因此称其为钠钾泵。生理条件下细胞外Na^+浓度是细胞内的12倍，细胞内K^+浓度为胞外的30倍。这一明显差异主要依靠钠钾泵的主动转运来维持。在Na^+、K^+、Mg^{2+}存在下，钠钾泵每分解一个分子ATP时，伴随3个Na^+向细胞外转运和2个K^+向细胞内转运，从而形成外向电流，促进了细胞膜内负外正的极化状态，促进了膜电位生成，保持了细胞内外Na^+、K^+浓度差，以保证细胞的正常生理活动和代谢需要。

2. 钠钾泵活性降低致钙超载

有研究表明，钠钾泵活力至少要保持在正常值的60%以上才能维持离子跨膜正常分布。心肌缺血再灌注时，在钠钾泵承担着大部分内流功能的是K^+，而承担大部分外流功能的是Na^+，引起钠钾泵活力降低的因素有很多，主要有能量代谢障碍、无氧酵解增加引起代谢性酸中毒、自由基的大量产生等，由于细胞内Na^+积聚和K^+的丢失，最终致钙离子浓度增加。主要途径如下：第一，由于心肌缺血从而导致心肌能量代谢发生障碍，心肌以无氧代谢供能，ATP产生减少。随着缺血时间的推迟，ATP的消耗更为严重，膜上依赖ATP供能的钠钾泵活性逐步下降，然而膜内外各种物质的交换过程是依赖Na^+、K^+电化学势能的，因此此交换过程不能正常进行。同时无氧酵解增加导致乳酸等酸性代谢产物堆积，使细胞内酸化，Na^+-H^+交换增加，引起大量Na^+进入细胞内，加重胞内Na^+积聚，激活质膜上的Na^+/Ca^{2+}交换蛋白，加速Ca^{2+}向胞浆内转运而使$[Ca^{2+}]i$增加。第二，细胞膜电位的稳定对电压依赖性Ca^{2+}通道的开放调控非常重要，当钠钾泵活力受到抑制时，细胞膜电位稳定受到破坏，细胞慢性去极化，使慢性电压依赖性钙通道开放，钙内流加强，细胞内游离Ca^{2+}浓度增高。因此，钠钾泵活性的降低是心肌缺血再灌注损伤的重要环节，是导致钙超载的原因之一。有人认为钠泵活性的抑制发生于缺血期（缺血15 min即可明显抑制），早于细胞内钙超载。第三，钠钾泵镶嵌于细胞膜的脂质双分子层中，而细胞膜又为最容易受自由基攻击的部位之一。当心肌缺血再灌注时自由基大量产生，脂质过氧化物的形成导致细胞膜结构损伤而使钠钾泵活性受抑；也可能是直接与酶上的巯基结合。使其活性降低，通过以上两个途径使细胞内钙离子含量升高，再加上细胞膜结构的破坏，膜通透性增加，加速钙离子的内流，导致钙超载。

（三）肌浆网钙泵活性与钙信号

1. 肌浆网钙泵正常的生理功能

心肌肌浆网钙泵是一种钙转运蛋白，通过将胞内游离钙主动摄入肌浆网内并储存起来。在心肌胞浆Ca^{2+}浓度的调节中，肌浆网钙泵起着重要作用，它是通过消耗ATP将胞浆中多余的Ca^{2+}泵到肌浆网中。

2. 肌浆网钙泵活性降低导致钙超载

心肌缺血再灌注损伤时，线粒体功能受损，ATP生成减少，细胞丧失能量贮备，依靠能量的肌浆网钙泵因能量不足而引起活性下降，不能将胞浆中过多的Ca^{2+}摄入肌浆网，从而导致心肌细胞内Ca^{2+}浓度增加，还使膜通透性增高致胞外Ca^{2+}的内流，并且还会使细胞内的Ca^{2+}超出负荷。因此在钙超载机制中，肌浆网发挥着重要的作用，胞内Ca^{2+}浓度升高至90%由肌浆网释放，舒张期70%—75%的胞内Ca^{2+}也是由肌浆网上的钙泵泵回肌浆网并储存。同时由于肌浆网释放Ca^{2+}受Ca^{2+}储备量影响，钙泵活性降低而影响肌浆网内Ca^{2+}储备量，进一步影响心肌细胞收缩功能。

3. 能量代谢与钙信号

心肌缺血时，细胞内酸中毒是由糖酵解增加引起的。随着血流再灌注的进展，细胞外pH逐渐恢复正常，细胞内外则形成一个跨膜pH梯度，氢钠交换作用增强，细胞内钠离子数增加。同时，再灌注开始时，心肌细胞能量代谢仍不正常，ATP的产生仍不能满足心肌细胞的正常需求，Na^+-K^+-ATP酶活性受到抑制，心肌细胞内钠离子不能及时被排出，导致细胞内钠离子超载。细胞内钠离子超载会激活钠钙交换机制，导致大量钙离子流入，引起钙超载。

此外，缺血再灌注过程中ATP产生不足导致细胞膜上Ca^{2+}-ATP酶活性下降，同时也加重了细胞内钙超载。细胞内钙超载可引起肌原纤维痉挛收缩，导致生物膜机械损伤和细胞骨架破坏，并激活内皮细胞中黄嘌呤脱氢酶（XDH）向黄嘌呤氧化酶的转化，促进OFR的生成。最终导致心肌细胞严重受损甚至发生细胞凋亡。

三、减轻钙超载机制的相关药物

在心肌再灌注过程中，氧化应激引起细胞内Ca^{2+}突然增加，激活Ca^{2+}依赖性磷脂酶，促进膜磷脂水解，引起细胞过度挛缩和线粒体通透性转换孔（PTP）开放，促进心肌损伤和细胞凋亡。心肌缺血再灌注损伤与能量代谢障碍、氧自由基产生、钙超载等有关，但钙超载在缺血再灌注损伤中发挥着极其重要的作用，因此，防止钙超载是目前治疗心肌缺血再灌注损伤的重要手段。

（一）钠氢交换抑制剂和钠钙交换抑制剂

心肌缺血时，无氧代谢增加，细胞内酸中毒，pH下降，进而可促进胞膜钠氢交换，引起胞内钠聚集。由于胞内质子的减少，为三磷酸腺苷（ATP）产生所必需，因而可阻碍ATP的产生。ATP缺乏可导致钠钾ATP酶失活和增强钠的积聚。钠超载可激活钠钙交换体，引起肌肉挛缩坏死。随着胞外质子的增加，这些交换体受到抑制，因此会有自限性。然而，当再灌时，血液流动可带走胞外的质子，因而这些交换体再次被激活。钠氢交换抑制剂卡立波来得可减少钠氢的交换，从而减少细胞内钠超载，进而降低随后的钙超载；同时还可减少氢离子流出，有利于ATP的生成。钙钠交换抑制剂在再灌注过程中比氢钠交换抑制剂更有效。最近的一项实验表明，新型钠钙交换抑制剂SEA0400可用于离体心脏再灌注，改善心肌能量供应，恢复心功能。

1. 抑制钠离子/钙离子交换蛋白（NCX）

NCX是一种非ATP依赖的双向转运蛋白，它可以将1个钙离子与3个钠离子进行交换，从而使细胞内钙离子转移到细胞外。当心肌缺血时，心肌细胞胞浆内酸中毒刺激了NHE，细胞内钠离子浓度升高，进而引起NCX的反向转运，细胞外钙离子被带入细胞内，导致细胞内钙超载。在心肌中，不同的抑制NCX的模式会有不同的效应：抑制前向模式减少钙的外流，从而产生强心效应和高血压效应；而抑制其反向模式则减少钙离子的流入，降低钙超载程度，减轻MIRI。目前认为，抑制NCX的反向转运是降低钙超载的理想方法，具有一定的研究和应用前景，然而，应用NCX抑制剂治疗临床心肌缺血再灌注损伤还需要更长时间的研究和论证。国外研究表明，雷帕霉素通过激活NCX的正向转运而抵抗心肌细胞缺氧/复氧损伤。另外，抑制NCX也可明显减轻MIRI。选择性NCX抑制剂SEA0400通过降低钙超载，有效降低心肌损伤，达到保护心肌的目的。目前，NCX抑制剂的研究大多集中在动物实验方面，临床应用的有效性和安全性需要在人体研究和临床试验中得到进一步的证明。

2. 抑制钠离子/氢离子交换蛋白（NHE）

NHE是一种类似于NCX的转运蛋白，NHE每排出一个氢离子，一个钠离子就进入细胞。缺血时，无氧酵解增加了氢离子的产生，pH降低，引起酸中毒；再灌注时，血液复流导致细胞外液氢离子浓度迅速下降，造成细胞内外pH梯度异常显著，激活了细胞膜NHE，大量钠离子流入细胞内，进而激活NCX反向转运，导致细胞内钙超载。研究表明，特异性NHE抑制剂HOE694可抑制缺血诱导的钠离子浓度升高，从而降低细胞内钙离子浓度，从而减轻MIRI。有报道称NHE抑制剂KR-32570对大鼠MIRI模型具有保护作用。此外，研究表明，缺血后适应可能通过cGMP/PKG途径抑制NHE，从而起到保护心脏的作用。因此，NHE在MI-RI钙超载中扮演着重要角色。

（二）抗氧自由基药物

氧自由基是一种活性物质，通过生物体内物质的氧化代谢活动不断产生。在生物体中，约5%的氧分子经加单氧反应，逐步还原成多种氧中间产物，主要包括：超氧阴离子、过氧化氢、羟自由基、单线态氧，这些中间产物统称为氧自由基（OFR）。MIRI时的OFR可能来自多种途径，包括：黄嘌呤—黄嘌呤氧化酶途径、中性粒细胞途径、线粒体途径、儿茶酚胺氧化途径等。OFR产生过多而堆积，伴以抗氧化酶类活性下降，会引发链式脂质过氧化反应，损伤细胞膜、细胞器甚至胞内核酸，最终导致细胞损伤或凋亡。

有临床试验表明，OFR清除剂可以显著改善心肌收缩力和心功能。常用的OFR清除剂包括以下两大类：（1）酶类[SOD、过氧化氢酶（CAT）、谷胱甘肽过氧化酶（GSH-PX）等]存在于胞浆和线粒体中，可降低过氧化氢浓度，避免对细胞造成损伤。（2）非酶类抗氧化剂（维生素A、E等），存在于细胞质中。其他包括存在于胞浆中的还原型谷胱甘肽（GSH）和还原型病理辅酶Ⅱ（NADPH）等。这些物质对过氧化脂质有阻滞作用，可减弱心脏内组织的氧化应激反应。

MIRI发生时，OFR过度堆积，外源性OFR清除剂和抗氧化剂能有效清除组织中过量的OFR，减少组织损伤，促进心功能的恢复。别嘌呤醇是黄嘌呤氧化酶的抑制剂，通过抑制黄嘌呤氧化酶而减少氧自由基产生。别嘌呤醇可改善心衰时心肌钙的分布失衡状态，使细胞内钙水平恢复正常，增加心肌收缩力。

（三）改善能量代谢障碍

心肌缺血时，细胞内酸中毒是由糖酵解增加引起的。随着血流再灌注的进展，细胞外pH逐渐恢复正常，细胞内外则形成一个跨膜pH梯度，氢钠交换作用增强，细胞内钠离子数增加。同时在再灌注的开始时期，心肌细胞能量代谢仍不正常，ATP产生仍不能满足心肌细胞的正常需求。Na^+-K^+-ATP酶活性受到抑制，钠离子在心肌细胞不能及时排出，导致细胞内钠离子超载。细胞内钠离子超载会激活钠钙交换机制，大量钙离子流入，造成钙离子超载。此外，缺血再灌注过程中ATP的产生不足导致细胞膜上Ca^{2+}-ATP酶活性下降，从而加重了细胞内钙超载。

改善心肌能量代谢障碍的机制主要是将脂肪酸转换为葡萄糖，使葡萄糖代谢增加，从而增加ATP的生成，改善MIRI时的心肌损伤情况。曲美他嗪（TMZ）通过改变心肌的能量代谢产物，使脂肪酸转变为葡萄糖，预防因心肌缺血导致的不良后果，并减轻MIRI。

（四）抗缺血药物

三甲氧苄嗪（冠脉舒）及其衍生物是一种抗缺血药，可特异性地抑制脂肪酸氧化，并选择性地抑制线粒体而影响心肌代谢、增加ATP生成、降低钙超载和酸中毒而维持细胞稳态、降低活性氧（ROS）产生、清除自由基，从而起到保护心肌的作用。MIRI时，MAPK等信号转导通路被激活，三甲氧苄嗪及其衍生物可通过调节这些信号转导通路，调控氧化剂介导的组织损伤，发挥保护心肌的作用。Ruixing等实验证明，三甲氧苄嗪还可通过降低血浆中超氧化物歧化酶（SOD）水平以及丙二醛（MDA）聚集来防止心肌细胞凋亡和I/R损伤。

第五节　心律不齐与钙信号

一、心律不齐概述

正常情况下，心脏激动源于窦房结，窦性激动传抵房室结、房室束及左右束支和分支、浦氏纤维，最后抵达心室肌使之除极。如果心脏激动的起源、频率、传导顺序或者速度任何一环发生异常，便会导致心律失常。

心律失常是指心脏冲动的起源部位、节律、频率和冲动传导速度、顺序及传导途径发生异常。按心律失常发生原理可分为冲动形成异常和冲动传导异常两大类。按照心律失常发生时心率的快慢，可将其分为快速性心律失常和缓慢性心律失常两大类。

二、与钙信号有关的发病机制

钙在致心律失常中可发挥直接作用和间接作用，直接作用是促发后除极；间接作用是调节动作电位持续时间。后除极包括由复极化过程中的早期后除极（EAD）和复极化结束时的晚期后除极（DAD）。DAD可直接促发一个动作电位而激发局灶性心律失常。EAD不直接促发动作电位，但能通过局灶性折返机制而激发心律失常，从而进一步维持或增加动作电位不均一的离散程度。自发性钙释放可增加Na^+/Ca^{2+}交换（NCX），将钙从细胞内移出，从而导致膜去极化而发生DAD。

细胞内Ca^{2+}调控紊乱是心律失常的重要原因。阻断肌浆网中的钙释放能够直接中止或阻止舒张—收缩折返，增加肌内膜中的Ca^{2+}内流或肌浆网中的Ca^{2+}负载能够逆转这一过程。研究发现，肌浆网中钙释放的增加和肌浆网Ca^{2+}释放通道肌网膜上的II型ryanodine受体（RyR2）功能的缺陷是导致细胞内钙调控失常的主要原因。

（一）与钙信号有关的发病机制

1. 兴奋—收缩耦联

心脏的兴奋—收缩耦联是从心肌细胞受到电刺激而产生兴奋到胞内Ca^{2+}转运而产生心脏收缩的过程。当心肌细胞去极化时，细胞外的Ca^{2+}主要通过L-型电压依赖型Ca^{2+}通道、Na^+-Ca^{2+}交换器（NCX）和特殊的起搏细胞及传导组织中的T-型电压依赖型Ca^{2+}通道进入胞内。Ca^{2+}通过L-型电压依赖型Ca^{2+}通道产生内钙电流（I_{Ca}），I_{Ca}这并不足以产生引起心肌收缩的肌钙蛋白构象的变化，还需要肌浆网钙库中的Ca^{2+}参与。"钙促钙释放"（Calcinm-induced ralcium release, CICR）是通过RyR2来实现的，通过DHPR通道内流的Ca^{2+}激活其相应位点上的RyR2通道，此时肌浆网中的Ca^{2+}同步释放，这一过程被称为钙闪烁（Ca^{2+} spark）。去极化过程中许多钙闪烁的同步出现将导致整个细胞发生钙瞬变（Ca^{2+} transient）。

心肌舒张是一个相反的过程，即RyR2通道的关闭以及胞浆Ca^{2+}迅速释放。这一过程包括两个途径：一是肌浆网膜上的Ca^{2+}-ATP酶（SERCA2）在磷酸受钠蛋白（PLB）的缓冲作用下将Ca^{2+}重吸收回肌浆网的钙库。二是通过胞内膜上的钠钙交换器（NCX）将Ca^{2+}排出胞外，同时产生外钙电流。这两个途径使心肌细胞收缩时Ca^{2+}的内流和肌浆网中Ca^{2+}的释放保持平衡，以保证心肌收缩—舒张循环时胞浆中Ca^{2+}的剩余。

胞浆中的Ca^{2+}以浓度依赖的方式激活RyR2通道。钙闪烁在正常细胞中发生的频率较低，这并不能显著改变细胞的膜电位和激活收缩蛋白，但在细胞中仍会发生一系列生理过程如Ca^{2+}从肌浆网中自发释放和产生非依赖性的释放。当肌浆网中的Ca^{2+}超载时，细胞内自发钙闪烁的频率明显增加，相应肌浆网中游离Ca^{2+}含量的增加也可导致RyR2通道的激活。肌浆网Ca^{2+}负荷与肌浆网Ca^{2+}自发释放之间的不平衡是导致Ca^{2+}依赖性心律失常发生的重要原因。心肌细胞兴奋—收缩耦联系统的机制如图4-5-1所示：

2. 儿茶酚胺信号通路

心肌细胞兴奋—收缩耦联中的Ca^{2+}通道及钙泵都与一系列结构蛋白和调节蛋白相互作用。这些蛋白在调节Ca^{2+}通道或钙泵磷酸化和一些酶的激活中发挥着特殊而重要的作用。这些磷酸化起始于由交感神经或环儿茶酚胺激活的β-肾上腺素受体而导致最终的信号级联放大事件，随后、诱发腺苷酸环化酶的激活和环磷酸腺苷（cAMP）的产生，进而导致了蛋白激酶（PKA）等磷酸化酶的转化。心肌兴奋—收缩耦联系统的激活能够被肾上腺素的内流而激活，而这一过程是由于一些增加血液流变学指标的正性肌力药物引起的。磷酸化重要的功能性结果包括通过L-型Ca^{2+}通道中Ca^{2+}的大量涌入，以及Ca^{2+}肌浆网Ca^{2+}释放通道蛋白大量释放Ca^{2+}。这些正性肌力的重要作用是由大量Ca^{2+}通过肌浆网中的Ca^{2+}-ATP酶（Ca^{2+}-ATPase）重新摄取肌浆网中的Ca^{2+}来平衡的。而肌浆网中Ca^{2+}的回收一方面是由肌浆网Ca^{2+}-ATP酶的调控蛋白磷酸受钠蛋白（PLB）的磷酸化而产生的，另一方面是由通过钠钙交换器（NCX）Ca^{2+}的大量外流而保持平衡的。虽然钙回收的行为加强了肌肉的舒张，但这并不能保障细胞下一次去极化所需的充分的肌浆网Ca^{2+}，因而引发了通过肾上腺素刺激而引起心脏兴奋—收缩耦联发生的这一关键因素。心脏β-肾上腺素的激活是引发心律失常的关键因素，人们认为其可以增加肌浆网中Ca^{2+}含量和自发Ca^{2+}释放的频率。许多钙依赖型的心律失常综合征都会伴随一些如压力、运动及情绪而引起的儿茶酚胺含量增高的状况。由此可见，心肌细胞中儿茶酚胺的磷酸化以及由此产生的肌浆网Ca^{2+}含量的增高可能是引发钙依赖型心律失常的一个重要原因。

3. 触发激动

心律失常是由多种机制引发的，例如折返、额外的自主性或触发激动都会导致心律失常。后两种是单个细胞产生异常冲动的典型机制。折返机制在心律失常中发挥重要作用，三维影射表显示，多数非缺血性心衰引起的心律失常是由折返机制引发的。自主性反映的是在心脏舒张期心肌细胞产生自发去极化的能力。目前，关于冲动产生的触发激动的第二种机制也已被发现，它与各种钙依赖性心律失常的病因密切相关。触发激动之所以这样得名是因为其与自主性相关的自发去极化有关，冲动的产生只能追随前次的动作电位。换句话说，下一个脉冲只能由前一个脉冲触发。在膜去极化阈值处产生的触发激发称为后去极化（AD），是追随前次的动作电位。这些后去极化发生在先前冲动的复极化过程，又叫作早期后去极化（EAD），或者发生在复极化完全之后，叫作延迟后去极化（DAD）。多种心律失常的机制并不是相互排斥的。例如，触发的去极化本身也能引发折返的心律失常。事实上，DADs不但可引发触发激动，其也可直接导致自主性的心律失常。EAD是通过复极化的传播，导致折返性心律失常。

4. 延迟后去极化

大量证据表明，DAD的产生是导致多室钙依赖性心律失常的主要原因。一般认为，DADs是由钙瞬变激活细胞内电流（Iti）而产生的。而细胞内电流是在胞内Ca^{2+}的聚集状态下由肌浆网自发释放出Ca^{2+}形成的。利用ryanodine快速破坏RyR2受体的正常开启状态，并且阻断DAD的形成可以进一步阐明肌浆网中Ca^{2+}通过RyR2受体释放这一过程的重要性。在肌浆网钙释放过程中，过量的Ca^{2+}通过NCX引发胞内的Na^+去极化运动，Na^+的流入产生DAD振幅，则会发生新一轮的细胞内去极化，并且可能会引发心脏的期外收缩以及室性心搏迟缓。另外一个可能的机制是细胞内电流（Iti）的产生，如Ca^{2+}激发的Cl^-电流，或者是减少的内钾电流（Iki）。而后者允许NCX任何电流（I_{NCX}）的去极化以及触发产生动作电位的阈值升高。许多现象表明，增加DAD的振幅且达到细胞去极化的阈值的可能性也会升高。这些因素包括：（1）增加胞内的钙负载，例如通过强心苷（被认为是DADs诱发剂）等药物的作用；（2）增加心脏搏动节律，例如儿茶酚胺的应用。

5. 获得性心律失常综合征和钙信号的缺陷

钙信号机制的改变与心律失常引起的猝死密切相关，可能导致细胞内钙稳态的缺陷。当正常心电图的钙波中出现机制改变的现象时，称作电生理的改变。细胞水平上的变化是收缩期时的细胞内钙瞬变峰值振幅的变化。心脏会出现多种病理和生理的变化，包括心脏衰竭、心肌缺血、预后不良和提前衰老等。但是这些现象并不仅仅是心输出量的减少以及心脏收缩能力的削弱所致。这种改变本身可能和心脏的房性及室性心律失常有直接的关系。

尽管钙信号机制的改变和相应的钙瞬变的变化有一定的联系，但准确机制仍然不明确。我们认为细胞内钙的调控，尤其是产生钙瞬变的调控缺陷可能是产生心律失常的病理生理机制。许多研究表明，肌浆网中钙的释放起着重要作用。肌浆网钙释放的缺失能够直接停止或者防止电生理刺激的改变，肌内膜的钙内流以及肌浆网的钙负载能够逆转已经产生的改变。先前的研究已经证明肌浆网的钙循环包括两个方面：一个是 Ca^{2+} 的重吸收，另一个是随后的 Ca^{2+} 释放。当前次的 Ca^{2+} 瞬变消耗了大量的 Ca^{2+} 后，尽管肌浆网回收了许多 Ca^{2+}，接下来发生的钙瞬变的振幅仍然会减小。研究表明，在心脏搏动频率增加时，钙循环的舒张期明显缩短。

最近的研究表明，个体细胞在亚细胞水平上时空不同步的变化为这一理论提供了进一步的证据。由于药理性的阻断，细胞内酸中毒，或传导通路能量的改变都会影响正常的RyR2功能进而导致肌浆网钙释放的破坏。此外，钙瞬变的振幅无论是增大还是减少都会出现在肌浆网钙释放的异常改变中。值得注意的是，这些亚细胞的异常表现出现在整个细胞内 Ca^{2+} 内流和外流的细小变化中。此前研究显示在变化过程中，I_{Ca} 不会发生显著的变化。这些研究结果都指出肌浆网钙释放水平以及RyR2功能的缺陷是引发细胞内钙调控异常的首要因素。Diaz等人认为在亚细胞水平下折返的出现是由于L-型 Ca^{2+} 通道调控的 Ca^{2+} 内流引起RyR2的激活，导致钙瞬变的振幅增大。另外，钙瞬变振幅的减小是由于RyR2的进一步激活，而RyR2本身与L-型 Ca^{2+} 通道调控的"钙促钙释放"（CICR）的空间性或功能性不一致，因此不能在前次的钙瞬变中被激活。第二次仍出现钙瞬变的振幅减小，但是由于多数L-型Ca^{2+}通道和RyR2通道相连，产生的第一次钙瞬变很难使通道进一步打开。因此，在细胞周围区域中出现了RyR2以及随后钙促钙释放传播的反射。近来，Diaz等人还发现，由于重复性的微小的去极化产生脉冲的折返在整个细胞中可均匀的散播，而这和亚细胞状态下产生折返的不均匀性正好相反。这直接证明，这种折返的模型也是依靠肌浆网的钙释放的。在一次钙瞬变之前，肌浆网中存储大量Ca^{2+}，而在接下来的钙瞬变中，肌浆网的钙含量相对较小。在折返过程中，钙瞬变的振幅以及通过钠钙交换器流出的Ca^{2+}和肌浆网中的Ca^{2+}含量呈现出明显的依赖性关系。先前的研究中有直接的证据指出RyR2的功能异常或者折返的异常。不管怎样，这着重强调了肌浆网中Ca^{2+}的含量和从细胞内释放的Ca^{2+}的调控是折返的重要因素。

从这一点可以准确地看到，这种细胞和亚细胞水平的折返将放大成为在整个心脏中诱导普遍和并列的折返现象。而更重要的是这些细胞或亚细胞水平下的折返是否和心律失常相互关联。这与延迟的钙波传导能否激活钠钙交换器引起Na^{+}内流有关，这也是后去极化的现象。另外，在心房以及心室的心肌细胞中也会观察到这种折返现象。这种折返现象的异常可能是引发心房的心搏迟缓以及心室肌心律失常的一个重要原因之一。

6. 心肌钙信号通路的缺陷和缺血再灌注性心律失常

目前，人们对心律失常的发生和急性心肌缺血再灌注的关系还不清楚。并且还没有有力的证据表明细胞内钙信号的缺陷在急性心肌缺血再灌注中起着重要的作用。心肌缺血与心肌动作电位的变化相关，而心肌缺血又可导致凹型心律失常。心肌中这些缺陷区域和通透性的不均匀性也会导致凹型心律失常。

相比之下，在缺血再灌注情况下出现的心律失常可能和细胞内钙调控功能的缺陷关系更为密切。因为在缺血状态时，细胞内PH的降低会导致胞内膜钠钙交换器的激活，以及Na^{+}的内流。在再灌注状态时，这一缺陷被钠钙交换器逆向的激活以及Ca^{2+}的内流而抵消部分作用。Elias等人应用逆向钠钙交换器的特殊抑制剂进行研究证明，实验前兔心脏应用这种抑制剂处理后，再灌注引发的心律失常可被完全抑制，包括心室搏动迟缓和房颤等。研究者提出，在这种心律失常的病因中，逆向钠钙交换器的功能起着很重要的作用。Woodcok等人已经证实了在再灌注状态时，作用于心脏α-乙酰胆碱受体的去甲肾上腺素的释放可快进播音IP3的产生，而IP3的迅速增加与心律失常的发生密切相关，运用IP3抑制剂可以中止心律失常的发生。因此，我们认为心律失常的发生能够导致肌浆网IP3受体的激活以及肌浆网无节律性的钙释放。IP3的升高和心律失常的发生都需要逆向钠钙交换器的激活，而这也为在再灌注条件下应用逆向钠钙交换器活性抑制剂作为治疗心律失常的作用靶点的可能性提供了更有力的证据。

Del Monte等人近来发现在缺血再灌注引发的细胞内钙超载状态下，肌浆网Ca^{2+}–ATP酶（SERCA2）的过表达有抗心律失常的作用。肌浆网Ca^{2+}–ATP酶的表达增加已经被认为是治疗肌肉收缩异常的有效手段。肌浆网Ca^{2+}–ATP酶的过表达可以增加心室肌的能力而不增加其他活动性。但应用肌浆网Ca^{2+}–ATP酶的过表达作为治疗靶点存在问题，即肌浆网Ca^{2+}–ATP酶的过表达可能会导致肌浆网的钙负载，以及肌浆网无节律的自发钙释放。事实上，Del Monte等证明了在缺血再灌注的情况下，肌浆网酶的过表达降低了室性心律失常发生的几率。对这一发现的一个合理的解释是肌浆网中Ca^{2+}的重吸收阻止了无节律的后去极化，这是缺血再灌注时增加了细胞Ca^{2+}的内流而引发的。而将肌浆网Ca^{2+}–ATP酶的过表达这一机制作为抗心律失常的作用靶点，还需要考虑增加下一次的肌浆网的自发的钙释放而引发的心律失常的危险性。

三、常用的与钙信号有关的治疗药物

用于治疗各种心律失常的药物，统称为抗心律失常药。心律失常有快速型与缓慢型之分。对后者常用异丙肾上腺素或阿托品等治疗，而前者用药则较为复杂。故通常所说的抗心律失常药狭义地指用于防治快速型心律失常的药物。目前此类药物的作用机理主要是从电生理作用方面进行解释，即通过影响心肌细胞膜的离子通道，改变离子流而改变细胞的电生理特性，从而发挥以下电生理作用：降低自律性；减少后除极与触发活动；缩短或延长有效不应期及动作电位时间，从而减少发生折返的机会；通过改变膜的反应性而改变传导性，消除单向阻滞或变单向阻滞为双向阻滞，最终停止折返运动等。

抗心律失常药物品种很多。根据浦肯野纤维离体实验所得的药物电生理效应及作用机理的不同，可将其分为4大类：Ⅰ类为膜抑制剂（钠通道阻滞剂），又可再分为ⅠA、ⅠB、和ⅠC等3个亚类；Ⅱ类为β–肾上腺素受体阻滞药；Ⅲ类为动作电位延长药；Ⅳ类为钙拮抗剂（钙通道阻滞药）。强心甙虽然也有抗心律失常作用，但因其有加强心肌收缩的作用而主要用于充血性心力衰竭的治疗中，故未列入本分类中。

心律失常的发生涉及心肌细胞电生理的异常，从而显著改变了正常的跨膜离子转运过程。抗心律失常药物之所以能发挥疗效，主要因其作用于心脏传导系统的细胞膜水平，影响了与心肌兴奋和传导密切相关的内向离子电流和外向离子电流。大多数抗心律失常药物通过减少内向快钠电流而起作用，如利多卡因、奎尼丁等，其机制为影响离子通道的开闭或降低Vmax。

钙拮抗药如维拉帕米等通过选择性阻滞内向慢钙电流而发挥作用，其机制是抑制Vmax。缓慢传导是折返的基本条件之一。一些药物可抑制传导，将单向阻滞转变为双向阻滞；或消除单向阻滞，改变不应期，从而去除折返。临床上仍采用改良的Williams法将抗心律失常药物分为Ⅰ类抗心律失常药物、Ⅱ类抗心律失常药物、Ⅲ类抗心律失常药物和Ⅳ类抗心律失常药物等四类。其中第Ⅰ类为钠通道阻滞药，根据其作用特点又分为A、B、C三个亚组；第Ⅱ类为β–受体阻滞药；第Ⅲ类为具有延长心房、心室肌不应期，延长动作电位时程的作用；第Ⅳ类为钙通道阻滞药。抗心律失常药物的应用应遵循稳态药物浓度原则。

第六节　心力衰竭与钙信号

一、心力衰竭概述

心力衰竭是指由于各种原因引起心肌收缩功能减弱，心脏血输出减少，不能满足机体需要而产生一系列症状和体征，由初始的心肌损害开始，心脏收缩期、舒张期过重的心室负荷，心肌细胞发生数量和质量上的变化，可诱发心室和心房肥大，加速心室重塑，心室收缩功能低下，逐渐发展成严重的心力衰竭。

二、与钙信号有关的发病机制

现代医学对心力衰竭的研究已完全不局限于整体及细胞水平研究，还有电生理及细胞分子水平的相关研究，研究病理情况下的心肌细胞的改变，可以发现新的药物作用靶点。目前相关研究认为，钙的信号转导通路在心力衰竭的过程中起至关重要的作用。细胞内钙浓度升高是心力衰竭病理信号转导发生、发展的重要环节。

（一）钙–ATP酶

舒张性心力衰竭（DHF）时，心肌肌浆网（SR）再摄取Ca^{2+}能力的下降与钙–ATP酶（Calcium–ATPase，Ca^{2+}–ATPase）的表达和活性降低有关。伴随心力衰竭程度的加重，肌浆网Ca^{2+}-ATPase mRNA和蛋白的表达水平下降，其活性比蛋白水平下降更明显。Lacombe等研究表明糖尿病大鼠心肌舒张期间Ca^{2+}再摄取受损导致舒张功能不全，可能与Ca^{2+}-ATPase蛋白水平降低有关。据报道压力负荷性心肌肥厚大鼠心功能异常，舒张功能障碍机制可能与下调Ca^{2+}-ATPase表达，上调NCXmRNA表达有关。提示在Ca^{2+}-ATPase活性降低的情况下，NCX可能起到代偿作用。在狗快速起搏诱导的心力衰竭模型中，Ca^{2+}-ATPase活性的下降与左室射血分数呈正相关，提示细胞内Ca^{2+}调节的异常是收缩功能障碍的一个重要原因。人类终末期心力衰竭心肌中发现Ca^{2+}-ATPase表达下降，且Ca^{2+}-ATPase的mRNA水平与心功能指数呈正相关。胞浆内Ca^{2+}浓度增加、心肌细胞收缩时钙瞬变幅度的减小、舒张期SR钙调控机制的改变都可能引起心脏功能障碍、心律失常，最终可致力衰竭。

（二）钙调激酶蛋白Ⅱ（CAMKⅡ）

钙调激酶蛋白Ⅱ（CAMKⅡ）是一种多功能蛋白激酶，由8—12个亚基组成，亚基种类有〈、®、©、™4种，且具有很高的同源性，每个亚基的分子量为（50—60）*103，其中，δ亚基是CAMKⅡ在心脏中最主要的表达形式。CAMKⅡ的δB和δC亚基分为两种，δC主要存在于细胞质中，与兰尼丁受体L-型通道相邻，主要参与钙的信号转导，影响细胞的钙循环，并在心律失常、心肌肥厚心衰中发挥着重要作用。

CAMKⅡ包括端的耦联区、N端的催化结构域和亚基中央区的调节结构域，调节结构域又包括自身抑制区、CaM结合区和自身磷酸化位点。（1）在缺Ca^{2+}和CaM的条件下，自身抑制区和催化结构域结合，激酶构象处于无活性状态，阻止底物蛋白和Mg^{2+}-ATP结合到酶催化中心。（2）在Ca^{2+}和CaM存在的条件下，Ca^{2+}-CaM复合物结合到结合区上，干扰自身抑制区的作用，Mg^{2+}-ATP可结合到酶催化结构域，从而激活CAMKⅡ，CAMKⅡ活化，起催化作用。有较多研究表明，不但有在体实验，还有离体细胞培养进行的实验。在体实验常见的有通过压力负荷或者是手术制备建立病理模型，也有通过基因改良的方式目的性剔除某些基因或者过度表达某些基因观察其后续的影响作用。而离体实验多见培养细胞后诱导细胞产生病理现象，证明药物体外诱导病理过程可行，并且进一步研究其诱导成功的具体过程和抑制机制。现就目前实验方面已经获得的结果进行总结概括。

（三）钙循环异常

正常的心脏的收缩由心肌细胞的ECC过程介导的，即在动作电位传导下，L-型钙通道开放，以CICR的机制触发SR上RyR2受体产生钙的激增，进一步诱导肌丝滑行，引发收缩。心脏的舒张主要依赖钙多机制回摄，SR上的钙泵（SERCA2a）的重摄取是主要的一条途径。心室肌细胞中，位于横管上的L-型钙通道和肌质网上的RyR受体是重摄取的关键。

心衰时，兴奋收缩耦联效率和收缩力降低。JP2是膜锚定蛋白，位于肌质网，其对于横管-肌质网二联体结构的形成及CICR过程的正常进行至关重要。心衰模型中JP2表达降低，导致横管-SR耦联子密度的减少和细胞内钙释放的去同步化。心衰过程中横管重塑同样关联LCC-RyR耦联效率。作为心肌细胞内SR上的Ca^{2+}-ATP转运酶SERCA在钙稳态的调节中扮演重要角色。SERCA是一种阳离子转运酶，球型结构、氮端和碳端都位于胞浆内，能主动把细胞的Ca^{2+}泵回收到SR中。SERCA蛋白家族有很多分型，SERCA1主要存在于骨骼肌细胞中，SERCA1a主要存在于成人中，SERCA1b主要存在胎儿和新生儿中；SERCA2蛋白中的亚型SERCA2a是主要的钙泵蛋白，是一种P型离子激活型ATP酶，在心肌和骨骼肌中高表达，当细胞内的Ca^{2+}浓度达到一定程度时被激活，消耗能量逆浓度梯度将钙离子泵回收到SR中储存，是主要的钙回收蛋白。

心衰时心肌收缩力降低主要是心肌细胞中钙循环异常所致，提高SERCA的活性可帮助矫正异常的Ca^{2+}循环。离子从SR中释放的时候Ca^{2+}浓度降低，钙火花幅度大小降低，JP-2蛋白发生变化，且与钙火花发生变化的时间相符；其次钙火花达峰时间及持续时间都相应延长，提示钙释放及钙回收环节随着心衰严重程度的发展都逐渐出现异常，致钙离子回收量逐渐减少，同时表现SERCA2a蛋白的相对减少，且减少时间与钙火花变化时间一致。

（四）钙火花

钙火花是心室肌细胞ECC的基本单位，可自由单个发散或成簇状出现。心肌细胞中钙火花分为自发性和诱发性钙火花，自发性钙火花可在静息状态下自发发生。钙离子荧光信号强度可在10 ms内陡升一倍，然后在20 ms内消失；直径大小约2 μm，体积约8 f L。自发钙火花需要触发机制就可自行发生。诱发性钙火花需要通过LCC或经其他跨膜通路进入细胞内的Ca^{2+}来触发，即ECC时经CICR过程产生；钙离子浓度变化形成的sparks，从发生到结束本质上是一个扩散连锁反应的过程，即钙离子浓度激增，从SR内发放，并不断地向周围扩散，同时由多种转运机制清除胞内多余的Ca^{2+}，使Ca^{2+}恢复到静息水平。

胞内Ca^{2+}的变化直接影响ECC的功能。完整的钙火花从出现到消失只有几十毫秒的时间，CICR过程是正反馈机制，钙火花的终止过程是由多种机制共同作用的。心肌细胞兴奋后，钙内流使得LCC-RyR耦联介导Ca^{2+}大量释放，短时内Ca^{2+}浓度大量升高，大部分Ca^{2+}在心肌收缩后SR上的钙泵能将胞质内游离的Ca^{2+}重新泵回到SR，保证细胞内钙储量完整。当胞质内游的Ca^{2+}浓度降低至7~10mol/L时，胞内水平恢复到静息水平，心肌细胞舒张，形成一个完整的心脏收缩—舒张过程。

Ca^{2+}的移除过程有以下几条途径：（1）钙库通过SERCA将Ca^{2+}重新回收，通过消耗ATP将Ca^{2+}逆浓度梯度转运至肌浆网腔；（2）钠钙交换蛋白NCX和钙泵将Ca^{2+}排出；（3）Ca^{2+}从释放部位向周围胞浆扩散；（4）线粒体转运；（5）RyR的关闭。正常的心肌细胞能够维持Ca^{2+}浓度的相对稳定。心衰时，SR的钙泄露问题明显，SR重回收Ca^{2+}能力降低，可能是SERCA蛋白发生障碍；同时部分RyR2发生磷酸化，关闭量减少，RYRs造成钙泄露，与RyR2磷酸化有关的酶有FK506结合蛋白（FKBP12.6）、钙离子/钙调素依赖性蛋白激酶Ⅱ（Ca MKⅡ），钙火花的终止是由钙离子的移除造成的，心衰后，钙火花的移除机制发生障碍。

（五）兰尼碱受体（ryanodine receptors，RyRs）

内质网是其主要的钙离子储存、释放细胞器，在横纹肌中叫肌质网，包含两个特殊的钙离子释放通道家族——兰尼碱受体（ryanodine Receptors，RyRs）和肌醇三磷酸受体（inositol trisphosphate receptors，IP3Rs）。

PKA磷酸化蛋白RyR2的Ser2030和Ser2809氨基酸，Ser2809是和CaMKⅡ的共同磷酸化位点。体内，PKA对RyR2的磷酸化，调节其功能是心肌细胞正常的生理调节。然而在心衰的肌细胞中，为了补偿心肌收缩不力，由神经系统驱动的肾上腺素升高，使得PKA对RyR2进行超磷酸化。RyR2超磷酸化特征是肌质网钙浓度的时空和舒张期钙离子的流失。由PKA诱导的RyR2 Ser2809的超磷酸化引起FKBP12.6从RyR2分子上解离下来。FKBP12.6是RyR的附属蛋白，有稳定结构和减少RyR2对钙离子浓度的敏感性。FKBP12.6与RyR2以4：1的比例结合，即有证据显示这种比例的改变将导致肌质网钙流失和心肌功能失常。在具有心衰的心肌细胞中，RyR2S2809的超磷酸化是通过减少PP1和PP2A蛋白的丰度而是实现的。

RyR2通道在体内可以被亚硝基化，有大约84个自由巯基。如超过12个巯基被亚硝基化，RyR2的活性就会显著增加。因此，在心衰中，RyR2被磷酸化并不是唯一的生化修饰，心衰发展伴随着细胞中活性氧物质增加所带来的氧化压力的增加。有研究证实，心肌细胞中GSH/GSSG的比值和RyR2自由巯基的数量都远远小于正常心肌细胞，说明心衰肌细胞经受着更高的氧化压力。而且RyR2介导的钙离子泄漏使舒张期肌质网钙离子显著减少。RyR2通道的活性同样也被亚硝基化调节；亚硝基化修饰可以增加RyR1和

RyR2的通道开放概率。

三、与钙信号有关的治疗药物

（一）阻断CAMKⅡ信号的药物

钙稳态在收缩耦联过程中扮演着重要的角色，心肌细胞的钙稳态可由CAMKⅡ介导的信号转导途径调节。CAMKⅡ信号的特异性抑制剂可以直接改变心肌缺血期间活性，这种作用可保护心肌细胞、改善心功能、降低各种心血管疾病的发生。通过应用特异性抑制剂可减缓或阻断病理的发展。

（二）左西孟旦（LEV）

左西孟旦是新一代强心药物，与肌钙蛋白C有较高亲和力，2000年首次在瑞典上市，2001年开始进行Ⅲ期临床试验。目前国内齐鲁制药有限公司和成都圣诺生物制药有限公司提供的左西孟旦注射液在临床上主要用于急性心衰。左西孟旦为钙通道增敏剂，是一种新型的正性肌力药物，具有钙致敏活性和钾离子通道开放双重作用机制，同时可发挥抗炎、免疫调节和抑制细胞凋亡等作用。左西孟旦通过与肌丝上Tnc的氨基酸结合，使Tnc-Ca结合物的稳定性增强，而增加收缩力。其特点是既增加心肌收缩力，又不影响舒张功能。另外，左西孟旦不影响细胞内的Ca^{2+}浓度，不会引起心率增快或心律失常，不动用钙，也不会引起心肌耗氧量增加。

（三）Istaroxime

Istaroxime 由Sigma-tau制药集团研制并获得专利，是一种新型的正性肌力药物，其具有抑制Na^+/ K^+-ATP酶和激动肌浆网钙泵双重作用机制。首先，Istaroxime通过抑制Na^+/ K^+-ATP酶的活性，刺激Ca^{2+}经Na^+/ Ca^{2+}交换，发挥正性收缩作用；其次，Istaroxime还加速舒张细胞内游离Ca^{2+}的清除，进而发挥舒张作用。

第五章 钙信号调控及药物作用靶点

钙离子作为一种重要的胞内信使参与了心肌细胞的各种病理生理过程，钙信号与心血管疾病如心律失常、心肌肥厚和心力衰竭等密切相关，钙离子主要介导细胞的兴奋—收缩耦联，参与心脏正常收缩。心肌细胞钙通道在维持心肌的正常功能上起着至关重要的作用。心肌细胞上有B−型、L−型和T−型三种钙通道，其中L−型钙通道是细胞兴奋过程中钙离子内流的主要途径。本章将以毒素、钙拮抗剂、促进钙离子内流药物、中药及其有效成分为切入点对钙信号调控及药物的作用靶点进行阐述。

第一节 毒素对心肌细胞钙信号的调节作用

自然界物种多样，其中有许多有毒动物，如蝎、蛇、河豚、水母、蜈蚣等。科学家们在其体内发现了对电压门控通道有活性作用的成分——离子通道毒素。这些有毒动物通过叮咬、毒牙刺入等方式将毒素注入猎物体内后能导致其麻痹或者死亡。虽然这些有毒动物分泌产生的毒液含有钠通道毒素、钙通道毒素、钾通道毒素，还有作用于配体门控通道的毒素十分复杂，但它们往往对各自的靶标都具有高度的选择性和专一性。

生物毒素是由各种生物产生的一类不可被复制且对其他生物物种有毒害作用的小分子活性物质，并且具有多样性和复杂性的特点。生物毒素几乎包括所有类型的化合物，其生物活性也很复杂，对人体生理功能产生的影响不仅有毒理作用，而且也具有药理作用。生物毒素按来源可分为动物毒素、植物毒素、海洋毒素和微生物毒素四大类。动物毒素的主要成分是多聚肽、胺类和酶等，如蜂毒。植物毒素按其毒性成分可分为生氰化合物、酚类化合物、萜类化合物、生物碱、蛋白质等，如吗啡、蓖麻毒素等。微生物在生长繁殖过程中会产生包括真菌毒素和细菌毒素在内的次级代谢产物称为微生物毒素。海洋生物分泌的一类结构奇特、具有高活性的特殊代谢成分称为海洋毒素，可特异地作用于离子通道或分子受体的亚型，改变细胞膜的通透性，引起神经肌肉信号传导故障，导致麻痹性中毒。海洋生物毒素可分为多肽类毒素、生物碱类毒素、聚醚类毒素等，多达1000多种。如芋螺毒素（conotoxin，CTX）、海葵毒素（anthoplerin toxin，AP）、微囊藻毒素（microcystin）属多肽类毒素；石房蛤毒素（saxitoxin，STX）、河豚毒素（tetrodtoxin，TTX）、鞘丝藻毒素（lyngbytoxin A）属于生物碱类毒素；含有胺型氮基团和复杂的碳骨架环系结构的西加毒素（ciguatoxin，CTX）、虾夷扇贝毒素（patinopectenyessoensis）、原多甲藻酸毒素（azaspira acid，AZA）属聚醚类毒素。

生物毒素具有专一和高亲和性结合的作用与能力，可用于通道和受体蛋白的鉴定、纯化等。其中，对银环蛇毒素与胆碱受体作用关系的研究以及河豚毒素和蝎毒素推动钠通道的研究就是成功的例子。

一、动物毒素

动物毒素是有毒动物分泌的结构和功能丰富多样的蛋白质和多肽，是药物开发的重要资源，其具有高活力、高结构多样性、高专一性等特点。因为其作用于受体和通道的半数有效剂量达到了皮摩尔水平，动物毒素的活性较其他类型活性物质高10^3~10^6倍，并且其高度的结构多样性决定了其高专一性。动物毒素能有效区分转运体分子、膜通道，以及受体，对研究和识别膜通道、受体，以及转运体分子具有重要作用。许多动物毒素是高效、专一的酶和离子通道和受体的抑制剂/激活剂，是解析人类重大疾病机制的工具和治疗人类疾病的优秀先导药物分子，有巨大的临床应用潜力。

（一）蜂毒

蜂毒是一种由工蜂毒腺和副腺分泌的具有高度药理学和生物学活性的复杂混合物，主要含有蛋白质、多肽类、酶类、生物胺类和其他物质，如活性酶、蜂毒肽、蜂毒肥大细胞脱粒肽、生物胺等10多种活性肽。此外，还有透明质酸酶、组胺等多种活性物质，故有肽类"宝库"之称。蜂毒中的主要功能物质是由26个氨基酸残基组成的蜂毒肽，约占蜂毒干重的45%~50%，是一种水溶性阳离子两亲多肽。并且具有抗病毒、抗炎、镇痛、降压、抑制血小板凝聚和抗肿瘤等药理作用。

蜂毒肽对多种实验性肿瘤细胞有强烈的杀伤作用，可以直接杀灭肿瘤细胞诱导肿瘤细胞凋亡。当Ca^{2+}从内质网中被释放进入细胞质后会激活内质网附近的calpain，然后作用于胱天蛋白酶12（Caspases-12）使之活化并释放入细胞质，从而诱导细胞凋亡。蜂毒肽能够增加细胞膜对离子的渗透能力，尤其是Na^+和Ca^{2+}。Ca^{2+}可以携带信号激活细胞来执行其程序功能。SARIS等研究发现钙超载可以诱导细胞凋亡，并且是由多种细胞建立起来的。CHU等研究发现蜂毒素在人骨瘤细胞MG63中能够通过L-型Ca^{2+}通道诱导Ca^{2+}内流，使细胞内Ca^{2+}浓度升高，导致细胞裂解从而引起MG63细胞凋亡，而且Ca^{2+}内流不依赖于蛋白激酶C和磷脂酶A2的活性。游育红等利用大鼠乳头肌观察蜂毒对心肌电生理特性的影响，发现蜂毒会引起大鼠乳头肌收缩力减少，并产生挛缩作用，延长不应期，降低兴奋性，降低自律性，使心房收缩力下降，左心房出现负性阶梯现象及抑制休息后增强作用，说明蜂毒抑制了快反应非自律性细胞钙通道中钙的内流，也可能抑制了工作细胞胞内钙的释放。蜂毒素对右心房率起正性频率作用，可被钙通道阻滞剂维拉帕米阻断，说明其可能促进了慢反应自律细胞钙通道中钙的内流。

（二）蛇毒

天然蛇毒是一种由多种蛋白质组成的混合物，少量的蛇毒便可以对人体造成伤害并伴随一系列综合症状，比如发热、头昏、局部麻木溶血等，严重的则会出现视觉听觉障碍。随着对蛇毒的深入研究发现，蛇毒中的多种活性成分具有良好的抗癌、镇痛、消炎等作用，具有很大的治疗药物开发价值。细胞毒素作为蛇毒中主要成分之一，占天然蛇毒20%~40%，成为蛇毒研究的热点。蛇毒细胞毒素（cytotoxin，CTX），属于作用靶点是钙通道的离子型神经毒素，又名心脏毒素，是广泛存在于眼镜蛇科蛇毒中的一类低分子量碱性多肽，具有广泛的生物活性，如溶血作用、心脏毒性、抗菌活性、溶解细胞、可兴奋性组织去极化作用等。细胞毒素是蛇毒中一类由60~63个氨基酸残基组成的强碱性的单链多肽，分子量6000~7000，稳定性较好，耐高温、耐强酸、强碱，能对抗水解酶。

蛇毒心脏毒素可以诱导离体灌注的心脏及分离的豚鼠的乳头肌在短时间的收缩后产生强直收缩。它可以使内源性钙通道激活，CTX与膜结合而引起去极化，此时部分电压依赖性钙通道将被激活，但去极化不是CTX引起收缩的基础，因为CTX能在低钠溶液中引起肌收缩，CTX能直接促进细胞膜对钙离子的通透性。Dufton提出内源性钙通道的激活是CTX引起肌收缩的机制。中华眼镜蛇毒中的CTX Ⅲ促进骨骼肌细胞的钙内流，细胞外低水平的Ca^{2+}（10^{-6} mol/L）或高浓度Mg^{2+}（10 mmol/L）增强CTX的作用；相反细外的Ca^{2+}浓度增加时，Ca^{2+}内流速率明显被抑制。钙通道由许多膜结合的亚单位组成，它们聚集形成激活的通道，这个聚集过程受严格的生理控制。CTX能促进蛋白质聚集速率或使聚集更稳定，然后导致Ca^{2+}内流增加。

（三）蝎毒

蝎毒素（scorpion toxin，SV）是一种毒性仅次于蛇毒的生物毒素，其成分复杂，有多种生理、药理活性。现已分离出能够选择性的与动物可兴奋细胞上的Na^+、K^+、Cl^-、Ca^{2+}等离子通道结合的蝎毒素，从而调节细胞膜上的离子通道功能，影响动物细胞、组织和机体的生理功能。另外，也分离出了应用于临床治疗肿瘤、镇痛、抗癫痫、抗栓、抗炎、抗风湿等疾病的抗肿瘤多肽（anti-neoplastic peptide，ANP）、镇痛活性肽（scorpion analgesic peptide，SAP）、抗癫痫肽（anti-epilepsy peptide，AEP）及纤溶活性肽等多种活性多肽。据报道非洲蝎中提取的蝎毒Ip Txa可使心肌与骨骼肌的Ca^{2+}通道呈现低电导状态；统治者帝王蝎中提取的蝎毒Tp Tx可阻断心肌与骨骼肌Ca^{2+}通道的开放，阻断SR释放Ca^{2+}。另有研究发现蝎毒可增加缺血再灌注后乳头肌收缩力，延长乳头肌动作电位时程，增加缺血再灌注心肌细胞L-型钙电流的峰值，下移L-型钙电流的电流-电压曲线，左移L-型钙电流稳态激活曲线，右移失活曲线，提示蝎毒通过影响心肌动作电位，增加心肌细胞L-型钙电流、影响L-型钙通道动力学等机制来稳定心肌的电生理，减轻再灌注性心律失常从而对缺血再灌注后心肌产生保护作用。

（四）蜘蛛毒素

蜘蛛种类繁多，我国已记载的就有近3000种。蜘蛛毒素的分子质量分为小分子物质、多肽类和蛋白质类毒素三类。目前研究最多的是多肽类毒素，相对分子质量在$（1～10）×10^3$的多肽类毒素，包括多肽神经毒素、激肽类似物、凝集活性肽和抗菌肽等，具有极大的分子多样性。神经毒素又是多肽类毒素中含量最多的成分，其主要生物学功能是作用于靶细胞膜上的各种离子通道，如钾、钙、钠通道。

1. 黑寡妇蜘蛛毒素

黑寡妇蜘蛛毒素中含有多种毒性成分，其中分离出来的α-latrotoxin（α-LTX）受到广泛的研究，它对脊椎动物毒性很强，作用于突触前膜，引起递质大量释放。目前α-latrotoxin的作用机制取决于细胞类型和毒素剂量，在相对较高的浓度下，主要在膜上形成一种非选择性的阳离子通道增加细胞内钙离子浓度，引发分泌囊泡外排，促使递质大量释放；在较低浓度下，则结合于钙离子依赖的膜受体neurexin和钙离子不依赖的膜受体latrophilin/CIRL，加强细胞对内源刺激的反应，促使递质释放。

2. 美洲漏斗网蛛毒素

ω-agatoxins是一种作用于突触前膜钙离子通道从美洲漏斗网蛛毒液中纯化出来的毒素。根据其结构和功能特性，它们可分为ω-Aga-Ⅰ、ω-Aga-Ⅱ、ω-Aga-Ⅲ、ω-Aga-Ⅳ四种类型，其中ω-Aga-IA能阻断昆虫运动神经元和神经分泌细胞，突触前膜二氢吡啶敏感的L-型钙通道电流并且具有可逆性，但对鸟类和哺乳类钙离子通道完全无活性。两种亚型ω-Aga-ⅣA和ω-Aga-ⅣB可以专一性地作用于P-型钙通道。

3. 巴西黑腹栉足蛛毒素

黑腹栉足蛛是一种分布于南美洲巴西东南部地区，富有进攻性的蜘蛛。其毒液毒性强，成分复杂，包括1种PhTx1、9种以上PhTx2、6种以上PhTx3和7种PhTx4。其中，PhTx3-3能降低诱发谷氨酸递质释放的钙电流，可以有效地抑制大鼠大脑皮层突触体中囊泡外排有关的ω-Aga-ⅣA敏感的钙电流。Cassola等人从这种蜘蛛毒液中还分离出一种由76个氨基酸残基组成的钙离子通道阻滞剂ω-phonetoxin IIA，相对分子质量为8362.7，含14个Cys，7对二硫键，与ω-Aga-ⅡA和ω-Aga-Ⅲ家族有较高的同源性。能够抑制大鼠背根神经节神经元的N-型钙离子通道电流以及大鼠胰腺β-细胞的L-型钙通道电流，但对后者亲和性低40倍。而且还有数据表明，该毒素可作用于P/Q-型通道，但对低阈值钙通道（如T-型）没有作用。

4. 虎纹捕鸟蛛毒素

虎纹捕鸟蛛是我国南方的一种穴居地下、个体大、毒性强的蜘蛛新种。粗毒中含有多种酶类和活性成分。虎纹捕鸟蛛毒素-Ⅰ（HWTX-Ⅰ）是从其粗毒中分离纯化的一种多肽类神经毒素，由33个氨基酸残基组成，分子量为3750 Da。药理学实验证明，HWTX-Ⅰ是一种作用于突触前膜的N-型钙离子通道阻滞剂。

5. 其他蜘蛛毒素

SNX-482是从非洲tarantula蜘蛛毒液中纯化的由41个残基组成的钙通

道阻滞剂，是第一种发现对E–型钙通道有阻滞作用的阻滞剂（IC50：15–30 nmol）。而从蜘蛛Filistatahibernalis毒液中纯化的DW13.3是一种广谱型的钙离子通道阻滞剂，它可以阻断除T–型电流以外的所有钙离子电流，对钙通道亚基的亲和性为：α1A>α1B>α1C>α1E。

（五）蟾毒

蟾酥是一种传统中药，为蟾蜍皮肤腺体的干燥分泌物。现代药理学研究表明，其具有抗肿瘤、强心、镇痛、抗炎、局麻等多种作用，被中国、日本、韩国等亚洲国家广泛应用。华蟾毒精是蟾酥中的有效成分之一，可抑制L型钙电流（I_{Ca-L}）。李品雅等人研究表明华蟾毒精可明显地抑制心肌细胞I_{Ca-L}，降低心肌细胞内钙离子浓度，减弱心肌收缩力，从而发挥心肌保护作用。蟾毒灵是中药蟾酥中的酯类甾体化合物。有研究者利用全细胞膜片钳技术和钙成像技术探讨蟾毒灵对心肌保护的细胞机制，结果证实蟾毒灵浓度依赖性的抑制L–钙通道，最大抑制率为71.5±2.67%，且蟾毒灵保护心脏的作用可能与抑制L–钙通道、抑制钙离子内流有关。

二、海洋生物毒素

海洋特殊的生态环境孕育了大量的生物资源，其中海洋毒素以其新颖的化学结构和独特的生理活性，成为21世纪研究与开发海洋生物资源的一个重要组成部分，成为研究生命科学的重要工具。

生物毒素是一类具有剧烈毒性可以在滤食性的软体贝壳类动物的组织内蓄积的高活性的特殊代谢成分，是海洋生物活性物质中研究进展最迅速的领域。生物毒素可根据化学结构将其大致分为多肽类毒素、聚醚类毒素、生物碱类毒素等三大类。其中一些毒素是作用于Ca^{2+}通道，有阻滞和激动两种作用。

海洋毒素对受体有高选择性和高亲和性的特征，它们通常作用于神经和肌肉，可兴奋细胞膜的关键靶位，如神经受体或离子通道，从而影响与受体有关的一系列细胞调控活动，具有广泛的神经系统活性、心血管系统活性和细胞毒活性。一方面可为神经生理学研究鉴定受体及其细胞调控分子机理提供丰富的工具药，另一方面对攻克人类面临的重大疑难疾病，特别是癌症和心血管等疾病具有重要意义。目前，已发现一些海洋毒素具有显著的抗肿瘤、抗病毒活性，许多海洋毒素具有钙通道调控作用，已成为寻找防治心血管疾病药物的重要来源。

（一）刺尾鱼毒素（maitotoxin，MTX）

刺尾鱼毒素是由岗比毒甲藻类产生并在海洋生物刺尾鱼体内蓄积、毒化的一类结构独特的海洋生物毒素。刺尾鱼毒素属于西加鱼毒中最引人注目的一种海洋毒素，由于其分子量达3422个质量单位，是目前分子量最大的非蛋白毒素。它的毒性极为强烈，是非蛋白毒素中毒性最强的物质，LD50仅为0.05 μg/kg。

刺尾鱼毒素可增加细胞膜对Ca^{2+}的通透性，属于典型的钙通道激动剂，引起钙离子超负荷效应，触发神经递质释放，导致骨骼肌、平滑肌和心肌钙依赖性收缩，是研究钙通道药理作用特异性工具药。硝苯地平是一种L-型Ca^{2+}通道的阻滞剂，可以明显地抑制刺尾鱼毒素对NG108细胞的毒性效应。但高剂量硝苯地平未能完全阻断刺尾鱼毒素对NG108细胞的毒性效应，说明MTX对Ca^{2+}通道激活的作用机制仍有待进一步明确，除了对L-型Ca^{2+}通道的激活效应外，可能对其他类型的Ca^{2+}通道也有作用，或通过其他的机制引起细胞死亡。刘洪英等人采用MTT法评价了钙通道拮抗剂维拉帕米、硝苯吡啶对刺尾鱼毒素细胞毒性的影响，结果表明Ca^{2+}通道拮抗剂维拉帕米、硝苯吡啶能明显地拮抗刺尾鱼毒素对LLC-PK1细胞的Ca^{2+}内流效应，使LLCPK1细胞很快中毒死亡，钙通道阻滞剂维拉帕米、硝苯吡啶明显提高细胞的存活率，这源于刺尾鱼毒素对细胞膜钙离子通道的激动作用。

（二）芋螺毒素（conotoxin，CTX）

芋螺是一类能分泌毒素（CTX）的肉食性热带海洋软体动物，其分泌的毒素既是用来捕食的武器更是保护自己的盾牌。芋螺是仅存在于我国南海特有的药用海洋生物资源。每种芋螺的毒液含有约100种不同的活性多肽，而且不同种的芋螺所含的活性多肽也各不相同。由于芋螺毒素化学结构新颖，生物活性强，对电压门控或配体门控离子通道（包括少数G-蛋白相关受体等）的作用靶位选择性极高，能区分相近的相关离子通道类型，在离子通道研究中被广泛用作药理学试剂，其中有些具有直接的诊断和治疗功能。

芋螺毒素的类型中，只有 ω-CTX 作用于Ca^{2+}通道。ω-芋螺毒素（ω-CTX）是近年从海产软体动物中发现的一组含25–29个氨基酸残基的亲水肽，是一种专一作用于电压敏感性钙通道的突触前阻滞剂。ω-芋螺毒素（ω-CTX）能特异地阻断并区分不同电压敏感性的钙离子通道亚型，已广泛作为神经生物学上的重要分子探针，应用于相关靶受体的基础研究中，并作为特异的诊断试剂及疗效特异的新药应用于临床。ω–CTX TXⅦ能选择性抑制L–型钙通道；ω–CTX SⅥB是P–型钙离子通道阻滞剂；GVIA含有27个氨基酸、3个二硫键，属于O超家族，它能选择性抑制N型钙通道，ω–CTX MVⅡA也选择性抑制N型钙通道，但前者与钙通道的结合是不可逆的，后者是可逆的。

Yoshikami等人在芋螺毒素MⅦA被纯化出来后不久，将MⅦA和同时被纯化的另外一种ω–芋螺毒素GⅥA用于蛙神经肌肉接头的研究，发现它们都能抑制蛙神经肌肉接头钙流及突触传递，据此认为这两种ω–芋螺毒素可能作用于一种控制神经递质释放的新类型电压敏感型钙通道。MⅦA现已成为第一个运用于临床实验治疗中风所造成的缺血性脑损伤（Ⅲ期）及改善外伤造成的脑损伤（Ⅱ期）的多肽类钙拮抗剂。另外，已有实验表明CTX不是通过可扩散的细胞浆内的第二信使或G蛋白，而是直接作用于钙通道本身，将细胞膜维持在–60 mV，以使通道关闭，或以持续去极化使通道失活，即无论静止状态或失活状态的钙通道，均可受到ω–CTX的作用。

（三）牡蛎毒素

1975至1981年间，日本有2500人因吃牡蛎而发生食物中毒，1995年上村大埔等人从牡蛎中分离出4个毒性成分pinnatoxins A–D，其中pinnatoxins A（46）和D（47）的结构已经确定，它们都是Ca^{2+}通道激动剂。从牡蛎、贝类提取的牛磺酸是一种含硫氨基酸，已有实验数据表明，牛磺酸有稳定细胞膜的作用，可以保护细胞膜磷脂免受降解，调节膜对钙离子的通透性，对抗钙超负荷引起的心肌损害，从而起到抗心律失常，保护心肌的作用。

（四）江瑶毒素

1995年，上村及其合作者从多棘裂江瑶中分离出江瑶毒素A，并测定了它的全部结构和相对立体化学。江瑶毒素是一种剧毒物质，其最小致死量为2.5 mg/kg。它具有显著激活钙通道的生物活性，是一种Ca^{2+}通道激动剂，它可增加细胞膜对Ca^{2+}的通透性，增加动作电位平台期Ca^{2+}的内流。从对Ca^{2+}通道的作用方面看，江瑶毒素与尾刺鱼毒素和海葵毒素相似，但江瑶毒素却不影响Na^+通道。

第二节　钙通道阻滞剂对心肌细胞钙信号的调节作用

一、钙通道阻滞剂功能

钙通道阻滞剂（Calcium channel blockers，CCB）是一种能与膜上的钙通道蛋白结合，阻止钙离子内流进入细胞，降低胞质内钙离子浓度，抑制钙离子所调解的细胞功能，使细胞内钙离子水平降低而引起心血管等组织器官功能改变的药物，故又称为钙拮抗剂（Calcium Antagonist）也称钙运转阻滞剂（图5-2-1）。

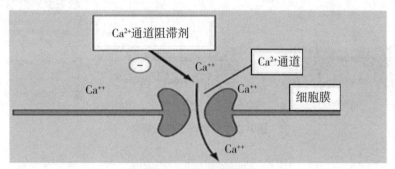

图5-2-1　钙通道阻滞剂

钙稳态对正常神经功能的维持至关重要。细胞内游离Ca^{2+}浓度上升导致骨骼肌的收缩，引起收缩的原因是Ca^{2+}浓度上升一定程度时Ca^{2+}与肌钙蛋白结合触发肌丝滑行。在骨骼肌兴奋收缩耦联前期，钙结合位点附近的Ca^{2+}浓度升高的同时，通过T管膜上L-型钙通道的去极化使肌浆网释放Ca^{2+}。当细胞受到某种刺激后，L-型钙通道开放，膜去极化产生互动作用，导致通道开放减弱或失活。这种负反馈性的L型电压依赖性钙通道的自身调控称为钙依赖性失活，这对于维持细胞内钙离子浓度在正常范围内即钙稳态有重要意义。心肌细胞通过L-型钙通道的慢向Ca^{2+}内流构成心室肌细胞动作电位平台期的基础。在缺氧情况下，由于此电流被抑制，使得缺血心肌细胞的动作电位时程（APD）缩短，加重心肌细胞动作电位的不均一性，诱发折返性心律失常。有研究表明，T-型钙通道在细胞生长和增殖中起着十分重要的作用。T-型钙通道促进钙内流而刺激细胞生长和增殖，血管紧张素Ⅱ亦可能过Gi蛋白激活T-型钙通道，促进心肌细胞和血管平滑肌细胞生长。T-型钙通道在心脏的起搏活动中发挥着重要作用，对维持心肌组织的自律性具有重要意义（图5-2-2）。

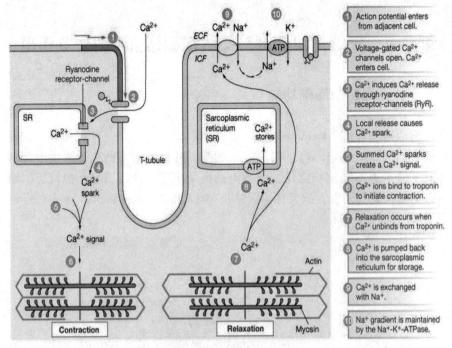

图5-2-2　钙离子作用机制

二、钙通道阻滞剂分类

（一）根据调控通道开闭的因素将Ca^{2+}通道分为五类

1. 电压依赖式钙通道

电压依赖式钙通道（voltage-dependent calcium channel，简称VDCC），可随膜电位的改变而出现通道的开放、关闭或激活。按照激活阈值的高低，又可将其分为：高电压激活钙通道（high-voltage activated Ca^{2+} channels，简称HVA Ca^{2+}通道），包括L，N，P/Q及R型Ca^{2+}通道，其膜电位低（阈值高），激活前膜需要去极化；低电压激活钙通道（low-voltage activated Ca^{2+} channels，简称LVA Ca^{2+}通道），即T型Ca^{2+}通道，在高膜电位（低阈值）下激活和失活。

2. 受体操纵式钙通道

受体操纵式钙通道（receptor operated calcium channel，简称ROCC）亦称配体门控钙通道（ligand-gated calcium channel），对相应的配体敏感。

当配体与受体结合，受体构型改变，使ROCC开放。兴奋性神经递质谷氨酸（glutamic acid）就是通过ROCC而发挥作用的。

3. 机械门控式钙通道

内皮细胞有牵张激活的Ca^{2+}通道，其P_{Ca}/P_{Na}的通透比约为6。这一通道也存于平滑肌和骨骼肌中，对它们的功能起着重要作用（图5-2-3）。

4. 第二信使门控钙通道

它的激活受控与细胞的第二信使。第二信使门控钙通道可使少量Ca^{2+}流入，正常不引起胞内Ca^{2+}明显升高，但提供一种稳定的Ca^{2+}流入和细胞内Ca^{2+}的周期性释放以产生钙峰，驱动钙波动。

5. 漏流钙通道

它的激活可以协助调节静息细胞内Ca^{2+}浓度。

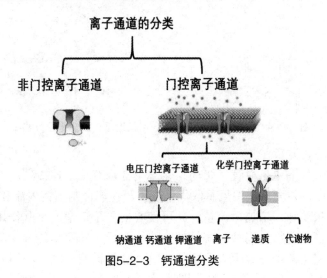

图5-2-3 钙通道分类

（二）根据其主要作用和临床应用分为两类

1. 选择性钙通道阻滞剂

（1）作用于L型钙离子通道阻滞剂
①二氢吡啶类
这类药物绝大多数是4-芳基-1，4-二氢吡啶-3，5-二羧酸酯的衍生

物，数量较多的一类钙拮抗剂。以上药物主要作用于血管平滑肌，但无抗心律紊乱作用，对心肌收缩性能一般无抑制作用，因其虽有直接的负性变力、变时和变传导作用，但因血管舒张诱发的交感神经张力反射性增加而抵销。再者，由于二氢吡啶类血管舒张作用较为强烈，恐怕未到抗心律紊乱及心肌抑制作用出现前，血压就已下降到危及生命的水平，因此这类作用是很难在临床见到的。有些此类药物对组织可能表现出选择性，如硝苯定（pifedipine；adalat，procardia），尼卡地平（nicardipine；cardene，vasonase），尼莫地平（nimodipine）和氨氯地平（amlodipine，Aml）为其代表药物（图5-2-4）。

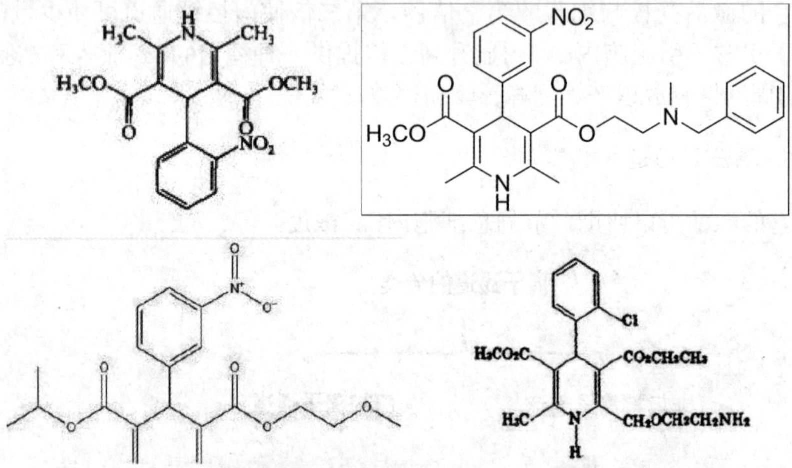

图5-2-4 硝苯啶；尼卡地平；尼莫地平；氨氯地平结构式

②苯烷胺类

这类药物主要是血管扩张药，化学结构都有一个连接到烷胺基或芳烷胺基的芳环，并大多被烷氧基取代。这类药物能抑制膜钙内流和Na^+内流，能扩张冠状动脉，增加血流量，并可使心搏趋于正常。是既作用于心脏也作用于血管的药物，能抑制窦结的自律性，延长房室结传导时间，减低心肌收缩性能及末梢血管阻力，延长房室结的反拗期，减低心肌收缩性能，防止冠状动脉痉挛。如维拉帕米即异搏定（verapamil；calan，isoptin）等为其代表药物（图5-2-5）。

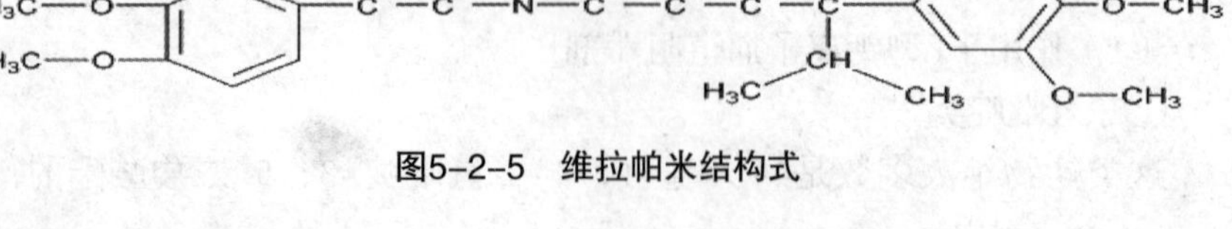

图5-2-5 维拉帕米结构式

③苯并氮䓬类

苯并氮䓬类为钙离子通道阻滞剂。通过作用于心肌、冠脉血管，以及房室结等部位的钙离子通道，抑制钙离子内流，导致细胞内钙离子的浓度降低，但不改变血清钙浓度。缓解和预防心肌细胞的收缩，具有扩张冠脉和末梢血管的作用，改善心肌肥大等问题，可以有效治疗高血压，心绞痛，心律失常。此药品对窦房结和房室结的传导有抑制作用，临床表现为不增加心率或使心率减慢。如地尔硫䓬（diltiazem；cardizem）（图5-2-6）为这类药物的代表（图5-2-7）。

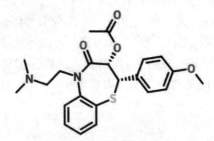

图5-2-6　地尔硫䓬结构式

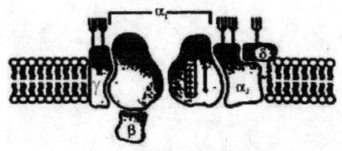

图5-2-7　L-型钙通道三类药物作用机制

（2）作用于T型钙离子通道阻滞剂

T-型钙通道是一种低电压依赖性钙通道。T-型钙通道阻滞剂是目前关注较多的一种新型钙通道阻滞剂，除具备与传统钙通道阻滞剂相似的降压作用外，还具有如降低心肌自律性、抗心肌重塑、抗交感神经等药理作用。通过改变细胞内外钙离子浓度及神经元的兴奋性发挥其独特的生物学特性。在体内分布广泛，参与多种生理过程。如米贝地尔（mibefradil dihydrochloride）、苯妥英钠（phenytoin sodium）等药物作用于T-型钙通道（图5-2-8）。

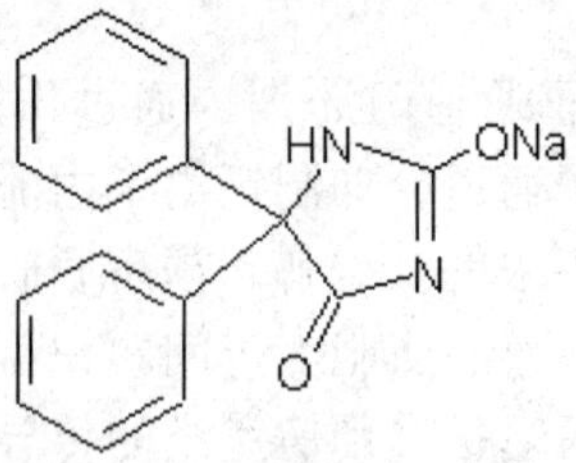

图5-2-8　苯妥英钠结构式

（3）作用于N型钙离子通道阻滞剂

N型钙离子（Neuronal）见于神经元中，调节神经递质释放。N型钙通道阻滞剂，能有效阻断胞外Ca^{2+}的大量内流，使细胞内游离钙降低，减少由于细胞内钙超载而引起的一系列病理损害，从而保护神经细胞，尤其是中枢神经细胞正常的结构与功能。芋螺毒素（conotoxin，CTX）等为其代表药物（图5-2-9）。

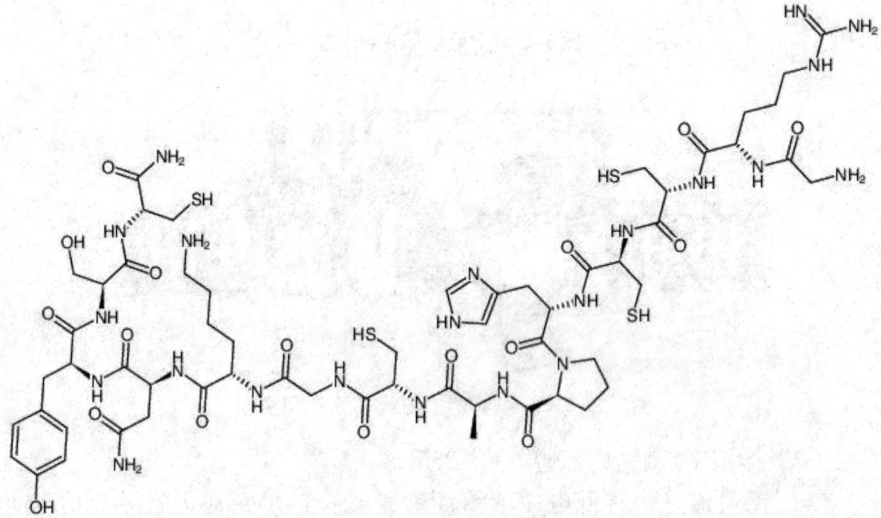

图5-2-9　芋螺毒素结构式

（4）作用于P/Q型钙离子通道阻滞剂

鉴于目前尚缺乏将P型和Q型钙通道进行严格区分的药理学手段，以及这两种钙通道都有相同的α1亚单元（α1A），故通常把含α1A亚单元的钙通道统称为P/Q型（P型和Q型）。P/Q型钙离子通道由α1、α2、β、γ、δ等5个不同的亚基构成，其中α1亚基是该复合体的主体和核心部分，在功能上是最重要的，作为电压感受器，并形成离子通道孔，其他亚单位则起到辅助调节的作用。P/Q型钙离子通道分布在海马神经末梢的突触前膜上，参与调节释放神经递质。合理应用P/Q型钙离子通道的拮抗剂，也许对抑制海马神经细胞的异常放电以及异常放电所导致的神经细胞损伤起一定的保护作用。蜘蛛毒提取物（ω–agatoxin–IVA）为其代表药物（图5–2–10）。

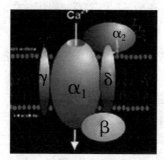

图5–2–10　P/Q钙离子通道的五个亚基

2. 非选择性钙通道阻滞剂

（1）哌嗪衍生物

桂利嗪（cinnarizine）和氟桂嗪（flunarizine）。这些钙拮抗剂对血管平滑肌有选择性，另在中枢神经系统中，可能亦有其作用部位。氟桂嗪据说能防止"钙负荷过重"，但在正常情况下，对钙流入作用甚微。除了对慢通道的阻滞作用外，氟桂嗪可能还有抗惊厥、抗组胺和对5-羟色胺阻滞作用（图5–2–11）。

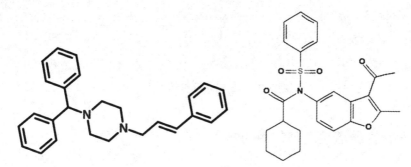

图5–2–11　桂利嗪；氟桂嗪结构式

（2）普尼拉明类

普尼拉明（prenvlamine）类在影响离子内流时，抑制50%依赖Ca^{2+}的兴奋—收缩耦联，还可抑制镁离子内流，因此它对钙拮抗的专属性较小（图5–2–12）。

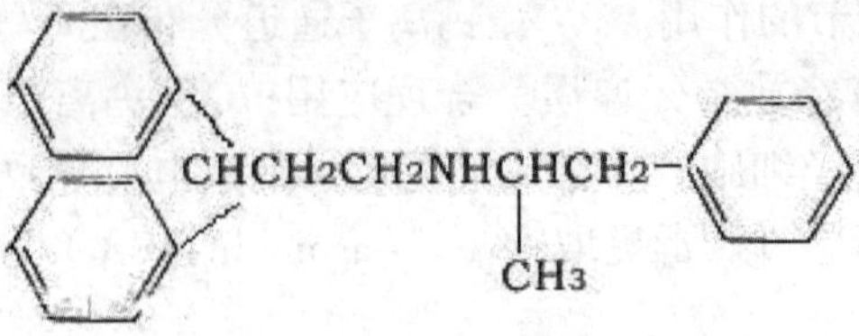

图5-2-12　普尼拉明结构式

（3）粉防己类

粉防己类如粉防己碱（tetrandrine，Tet），又名汉防己甲素是中药汉防己中提取的主要生物碱。Tet具有消炎、镇痛、降压、抗矽肺等作用；Tet是天然的非选择性的钙通道阻滞剂，也是钙调蛋白的拮抗剂，还有较强的抗肿瘤作用；Tet还有降低血糖和抗自由基损伤的作用。主要存在于防己科植物粉防己的根中，为双苄基异喹啉衍生物。临床上用于治疗高血压、心绞痛、阵发性室上性心动过速、矽肺、肝硬化等疾病，具有良好的效果（图5-2-13）。

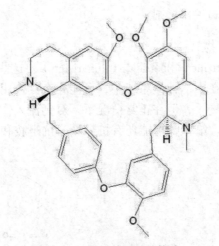

图5-2-13　粉防己碱结构式

三、钙通道阻滞剂常用药物

钙通道阻滞剂作用于细胞膜，通过阻断电压依赖性钙通道抑制钙内流。若抑制了钙离子的跨膜转运，则可使细胞内游离钙浓度下降。血管平滑肌细胞的收缩有赖于细胞内游离钙，减少了细胞内钙离子含量而松弛血管平滑肌，进而降低血压。钙阻滞剂主要是阻滞细胞外钙离子经电压依赖L-型钙通道进入血管平滑肌细胞内，减弱兴奋收缩耦联，降低阻力血管的收缩反应性。钙拮抗剂还能减轻血管紧张素Ⅱ（AngⅡ）和α_1肾上腺素受体介导的收缩血管效应，减少肾小管钠的重吸收。钙拮抗剂除抑制钙离子经慢通道流入外，还能以其对阻力血管中突触后β_2受体的激活作用而使血管收缩程度减低，特别是异搏停的活性代谢物，亦可对β受体起拮抗作用，长期应用，能增加受体对显效剂的亲和性，或使β受体的密度增高。各种钙通道阻滞剂由于对作用部位的选择性、附属性能的差异，以及促使后负荷减低和反射性增加β肾上腺素能张力以拮抗其直接的负性变力、变时和变传导作用的差异，而在电生理和血流动力学影响及临床应用上各有特色（图5-2-14）。

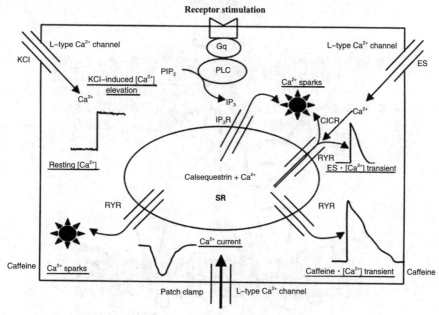

图5-2-14　钙通道阻滞剂作用机制

（一）作用于L-型钙离子通道阻滞剂

CCB种类很多，主要选择性地作用于L-型钙离子通道（L-type calcium channels，LTCC）结合部位在$\alpha 1c$亚单位，并根据其具体结合点，又分为三个亚类：二氢吡啶类、地尔硫䓬类和苯烷胺类。L-型钙离子通道在动作电位（action potential，AP）过程中，先由静息状态（R）转化为开放状态（O），此后又转化为失活状态（I）。钙离子通道阻滞剂与这三种状态均可结合，但是一般在失活状态下的结合率远远高于其他两者。L-型钙离子通道包括两种失活状态：电压依存性失活（voltage dependent inactivation，VDI）及钙离子依存性失活（calcium dependent inactivation，CDI）。L-型钙通道也称C型钙通道，是诸钙通道中最重要的钙通道类型，值得提出的是突触后膜L亚型通道开放形成一般所称的慢Ca²⁺内流，参与心血管系统的主要生理活动及疾病过程。心力衰竭、高血压、心肌肥大、心肌缺氧缺血、心律失常等高血压患者，钙泵活性降低，不能充分转运出细胞内钙离子，使细胞内钙浓度恢复至静息时的较低状态。如果血管平滑肌细胞内出现钙离子负荷过重，这是发生动脉粥样硬化的重要因素（图5-2-15）。

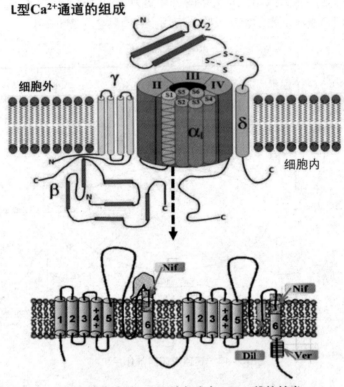

L型Ca²⁺通道的组成

Nif=硝苯地平；Dil=地尔硫卓；Ver-维拉帕米

图5-2-15　L型钙离子通道的组成及作用机制

1. 硝苯定（nifedipine；adalat，procardia）

硝苯定、地尔硫草和维拉帕米对变异型心绞痛作用都不相上下。硝苯定口服或舌下含化，可使血压迅速减低。硝苯定的直接负性变力作用常为反射性交感神经作用所掩盖，加之此类药物对窦房和房室结的电生理影响又极轻微，故对正应用β阻滞剂的病人和左室功能失常的病人来说，硝苯定要比维拉帕米安全。

硝苯定是一种慢钙通道阻滞剂，可选择性地阻滞细胞膜的慢钙通道而抑制钙离子内流，从而使肌肉兴奋—收缩耦联，故其对许多器官的肌肉运动均有影响。硝苯定是二氢吡啶类钙离子拮抗剂的典型药物，具有扩张血管，降低血液黏稠度，改善心功能和微循环，降低气道反应性，调节内脏器官平滑肌等作用。硝苯定的作用部位在细胞膜电压依赖性钙通道的外侧，与该通道上的相应药物受体结合后使通道的失活态和关闭态延长，从而阻滞钙的内流。其机制可能与其拮抗Ca^{2+}通道，阻止Ca^{2+}内流，硝苯定系一钙通道阻滞药，体外可抑制钙离子透细胞膜流动，但常规剂量对心肌无抑制作用。硝苯定还具有舒张冠状血管的作用，改善心肌血氧供需平衡，因而临床上可用于防治冠心病与心绞痛，特别是可治疗变异型心绞痛及冠状动脉痉挛所致心绞痛，对心肌梗塞、高血压和严重继发性高血压均有疗效（图5-2-16）。

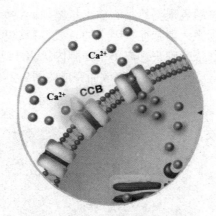

图5-2-16　钙拮抗剂作用位点

硝苯定和有关二氢吡啶类药物，可使很多原发性和某些继发性Raynaud氏症病例的血管痉挛发作频度及程度减轻。地尔硫䓬亦可收效，维拉帕米则似无效验。硝苯定可使食管下括约肌压力减低，从而使某些弥漫性食管痉挛即失弛缓症（achalasia）的疼痛得以解除。硝苯定抑制子宫收缩，已用于少数早产病例，推迟分娩。

2. 尼卡地平（nicardipine；cardene，vasonase）

尼卡地平（nicardipine；cardene，vasonase）是第二代1，4-二氢吡啶类钙通道拮抗剂，尼卡地平及其衍生物对胞外Ca^{2+}内流诱发的血管收缩有很强的扩张作用，1981年首次在日本上市。在无Ca^{2+}的血管营养液中，尼卡地平及其衍生物不对抗去甲肾上腺素诱导的血管收缩。在胞外无钙条件下，对内钙释放引起的血管收缩无扩张作用，而由受体调控的钙通道介导的血管收缩产生的对抗作用比较小。尼卡地平及其衍生物的扩血管作用依赖于阻断电压依赖性钙通道功能，抑制胞外钙内流。尼卡地平是强效的脑动脉扩张剂，能减轻各种原因所致的脑动脉痉挛。此药的血管扩张作用主要是由于抑制钙离子向血管平滑肌流入，cAMP磷酸二酯酶的抑制，导致细胞内cAMP增多，并与促进钙向肌肉内质网摄入有一定关系。该药直接作用于血管平滑肌，使血管扩张，选择性作用于脑动脉和冠状动脉，增加脑及冠脉的血流量，有良好的降压疗效，并有减轻心肌耗氧量，缓解左室后负荷及增加心输出量等作用。尼卡地平不仅对心肌，而且对血管平滑肌等均有抑制钙离子内流作用，这避免了心肌细胞内钙的超负荷。微弱的负性变力作用保留了细胞内的高能磷酸键和三磷酸腺苷，促进肌浆网对钙的再摄取，因而改善了舒张功能；而反射性的交感神经激活对心肌起正性变力作用，加之后负荷减少，总的表现仍然是心输出量增加。钙离子在气道高反应性上起重要作用。因为肥大细胞促炎因子的合成、释放和气道平滑肌收缩，以及神经元的传导都依赖胞浆钙离子，而胞内钙离子增加可以通过开放的钙通道使胞外钙内流及胞内钙库的释放而完成（图5-2-17）。

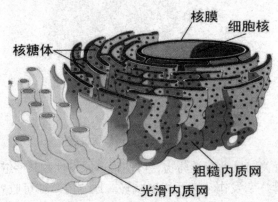

图5-2-17　内质网结构图

3. 氨氯地平（amlodipine，Aml）

氨氯地平（amlodipine，Aml）是临床上常用的二氢吡啶类钙通道阻滞剂，广泛应用于心血管疾病的治疗。氨氯地平为第三代钙离子拮抗剂，生物利用度高达65%，血浆半衰期为35~50 h，起效缓慢，与硝苯地平的药理特点和作用机制基本一致，其通过选择性的抑制钙离子内流，氨氯地平通过与失活状态钙通道有机结合，增加钙离子失活后的恢复时间，从而防止钙离子内流，抑制交感神经末梢释放，降低血浆茶酚胺水平。起到扩张血管和负性肌力作用，松弛血管平滑肌，降低末梢血管阻力从而降低血压，同时其具有排钠的作用，能降低血管平滑肌内钠离子浓度，使细胞内钙离子降低，从而减轻血管平滑肌对血管收缩物质的反应性，增强对舒张血管物质的敏感性，起到长期控制血压的作用。氨氯地平起效慢，不会对患者产生强烈的刺激，使血管能够平稳的扩张，以免由于血管扩张速度较快而使患者出现不良反应。该药物在血液中以离子形态存在，生物利用度和安全性更高，原发性高血压患者长期用药，更适宜选用氨氯地平（图5-2-18）。

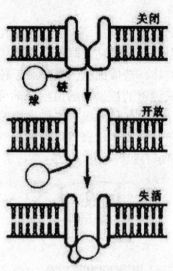

图5-2-18　氨氯地平作用机制

4. 维拉帕米（vearapmil，Vp）

维拉帕米（vearapmil，Vp）是第一个人工合成的钙通道拮抗剂，1964年首先用于治疗心绞痛和室上性心律失常。属于苯烷胺类的钙通道阻滞剂，通过特异性结合L-型钙通道的 α 亚基，起到抑制L-型钙通道介导的钙离子内流的作用。维拉帕米作用机制是阻滞外源性Ca^{2+}经 L 型钙离子通道进入细胞内，降低胞内的Ca^{2+}浓度，而Ca^{2+}是细胞内重要的第二信使，高浓度的Ca^{2+}可引起平滑肌收缩，低浓度Ca^{2+}可引起平滑肌舒张。基于维拉帕米的作用机制，近年来研究发现，维拉帕米在治疗动脉粥样硬化、高血压、心肌缺血/再灌注损伤等方面发挥重要作用，有显著保护心血管的效应。

维拉帕米治疗急性胰腺炎（AP）的作用机制：维拉帕米是一种亲脂性药物，不但能阻止Ca^{2+}内流，还能进入细胞、调整细胞器Ca^{2+}的有害再分配，故由此推测维拉帕米的治疗机制可能与其阻止Ca^{2+}细胞内流或（和）调整细胞内Ca^{2+}的分布有关。它能够在胆汁所致大鼠AP早期阻止磷脂酶降解、改善胰腺血循环、稳定花生四烯酸代谢紊乱，即在AP早期阻断了胰酶的细胞内激活和自身消化作用的发生发展。

5. 地尔硫䓬（diltiazem，cardizem）

地尔硫䓬（diltiazem；cardizem）是一种苯并硫氮杂䓬类化合物，为钙离子通道阻滞剂，口服时药物通过血液转运、分布，抑制心脏与血管平滑肌去极化时的钙离子内流，从而发挥其药理作用，临床上常用于心动过速、心绞痛和高血压的治疗。

其抗心肌缺血作用的机制可能是：心肌细胞缺血受损时，能量的产生发生障碍，细胞膜上钠泵和钙泵的功能降低，导致细胞外钙顺着浓度梯度差内流入细胞并进入线粒体，造成细胞内钙超载，使线粒体产生的能量被用来排出过多的钙而造成能量消耗，钙通道阻滞剂可以减少钙内流，阻止钙超负荷，减少ATP的分解，有利于线粒体将堆积的钙离子排出，保护心肌结构和功能的完整，研究证实地尔硫䓬可以减少钙超载，是通过抑制基质金属蛋白酶的活性而抑制心肌纤维化（图5-2-19）。

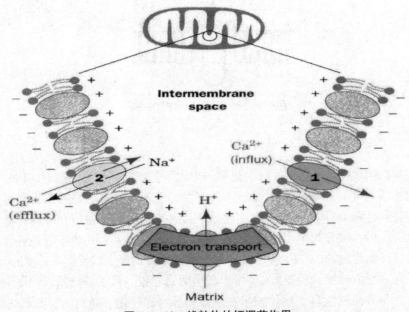

图5-2-19 线粒体的钙调节作用

钙离子拮抗剂地尔硫䓬可以通过抑制钙离子内流，抑制窦房结及房室结自律性，抑制房室结传导性，起到抗心律失常的作用。又因钙通道阻滞剂对气道阻力并无不良影响，故对支气管痉挛性病变的患者，比β阻滞剂更为可取。末梢血管病及糖尿病者，对钙通道阻滞剂的耐受情况亦较佳。

（二）作用于T型钙离子通道阻滞剂

已证实神经系统内存在多种类型的电压依赖性钙通道（voltage-dependent calcium channels，VDCC），VDCC按其激活所需的电位阈值分别为高阈值激活钙通道（high voltage-activated，HVA）和低阈值激活钙通道（low-voltage activated，LVA）。由于LVA通道具有缓慢关闭、快速激活，以及小的电导特性，因而又称为T-型钙通道（transient channel）。T-型钙通道分布于肾、心、脑等。其在接近静息膜电位下水平时被激活，可直接或间接的影响多种生理过程如激发神经动作电位形成、增加突触兴奋性和促进神经递质释放等。T-型钙通道分为3种亚型，即Cav3.1、Cav3.2、Cav3.3，它们的表达分布不一样，在脊髓和背根节的中小神经元中，主要有Cav3.2和Cav3.3的表达，而Cav3.1未见表达。T亚型通道开放所致的Ca^{2+}内流参与心肌细胞动作电位的形成。T通道在窦房结起搏活动中占据重要位置，通过其控制作用可引起心率减慢。T-型钙通道通过调节细胞的兴奋性和神经递质的释放，参与中枢敏感化和紧发条现象的形成。由于它在接近静息膜电位下就可以活化，使得钙离子在静息状态下电位就可以进入细胞内，增加神经元的兴奋性，产生阈下膜电位，导致钠依赖性动作电位的形成，在疼痛信号传递中有启动作用。T-型钙通道具有快速激活、缓慢关闭和在静息电位下即可激活的特点，它对调节神经元的兴奋性有作用。调节钙离子内流，与神经兴奋性动作电位形成、神经递质释放，以及钙依赖相关基因的表达有关。T-型钙通道通过调节钙离子的内流，在促使神经元兴奋性动作电位的形成、神经递质的释放、第二、第三信使浓度增加，以及钙依赖相关基因的表达等生理过程中起重要作用。此外，还有研究认为T-型钙通道可能与神经元兴奋性异常增加有关（图5-2-20）。

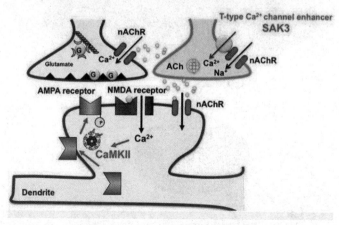

图5-2-20　T-型钙通道作用机制

1. 米贝地尔（mibefradil dihydrochloride）

米贝地尔（mibefradil dihydrochloride）为四氢萘酚衍生物，其结构与作用明显不同于目前的钙通道拮抗药苯并氮䓬类和二氢吡啶类。盐酸米贝地尔主要阻滞T-型钙通道，而不是L-型钙通道。米贝地尔作用途径与常用钙通道拮抗药既相同又相异。在治疗剂量或治疗浓度时，米贝地尔主要阻滞T-型钙通道；当T-型钙通道被完全抑制后，亦可抑制L-型钙通道。米贝地尔的受体结合点与维拉帕米、地尔硫䓬虽有交叉，但不影响二氢吡啶类（如硝苯地平等）药物的结合。其血管系统选择性与二氢吡啶类药物相似。二氢吡啶类易引起反射性心动过速，米贝地尔可减慢心率，这一点与维拉帕米和地尔硫䓬相似，但米贝地尔仅在过量时才产生后二者易引起负性肌力作用，因此较为安全。

对米贝地尔的重新认识发现，米贝地尔对T-型钙通道具有很好的选择性阻滞作用。研究表明，在血管和心肌组织内米贝地尔对T-型钙通道的选择性阻滞作用是L-型钙通道的10~30倍，而在脑内purkinje神经元这种作用则是200倍。采用电生理研究发现米贝地尔可选择性阻滞神经元T-型钙通道介导的电流，对其他类型的VDCC则没有明显作用。尽管认为米贝地尔在高浓度时可能对其他类型VDCC（如N、L型）也有阻滞作用，但其仍然是目前唯一的、最为理想的T-型钙通道选择性阻滞剂，因此被推荐用于神经病理性痛的研究（图5-2-21）。

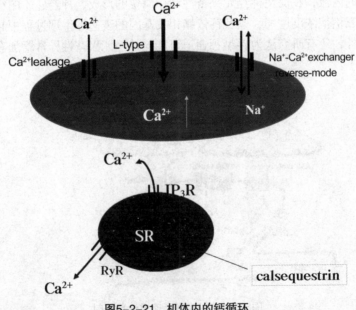

图5-2-21　机体内的钙循环

2. 苯妥英钠（phenytoin sodium）

苯妥英钠（phenytoin sodium）又称大伦丁（dilantin），属于乙内酰脲类，是非镇静催眠性抗癫痫药。本品抑制钙离子内流，这是与其他局麻药抗心律失常作用不同之处。此外还可降低心肌自律性、抑制交感中枢减少其传出冲动及提高心房颤动与心室颤动阈值。苯妥英钠作为抗癫痫药，其作用特点是预防癫痫放电的扩布，而不是抑制原发灶的电活动，或改变惊厥阈值，其稳定神经元膜的效应是由于其影响钠离子跨膜的流动速率，减少钠离子内流和钾离子外流。而产生的苯妥英钠对 Na^+ 通道具有选择性阻断作用，可减少 Na^+ 内流并呈现出明显的使用依赖性阻滞，即对高频率异常放电的神经元的 Na^+ 通道阻滞作用明显，可抑制其高频反复放电，而对正常神经元的低频放电无明显影响。苯妥英钠对突触前的作用是减少钙离子进入细胞膜，特别是突触小体膜，减少细胞内钙离子。治疗浓度的苯妥英钠还能选择性阻断 L-型和 N-型 Ca^{2+} 通道，抑制 Ca^{2+} 内流，也呈现使用依赖性阻滞。但是大剂量的苯妥英钠，又可以抑制线粒体对钙的摄取，使胞液钙离子增加，促进神经递质释放，出现兴奋效应。

（三）作用于 N-型钙离子通道阻滞剂

N 型电压门控钙离子通道（neural voltage-gated calcium channel，N-VGCC）属于高压激活钙离子通道，主要分布在中枢和外周神经系统的突触前神经末梢，在神经递质（如：谷氨酸、P 物质、CGRP 等）的释放过程中起关键作用，是治疗病理性慢性疼痛、炎症疼痛的重要靶点。N 型钙通道主要分布于神经细胞等，对于神经系统性生理功能调节，具有重要作用。主要是触发交感神经递质—去甲基肾上腺素释放。电压门控 N 型钙离子通道是与神经元中释放的神经信号传递有关的跨细胞膜的特殊蛋白质分子。它由好几个蛋白质亚基组成，其中的 α1 亚基包含了电压敏感器和钙离子的选择性孔道。N-型钙离子通道则主要存在于神经元，可以影响中枢神经系统神经递质的释放。并且作用于该通道的药物往往具有强效镇痛作用，并不具有耐受性和依赖性（图5-2-22）。

1. 芋螺毒素（conotoxin，CTX）

芋螺毒素（conotoxin，CTX）是一类来源于海洋软体生物芋螺属（corus）的活性多肽，具有相对分子质量小、富含二硫键、作用靶点广泛、功能专一、组织特异性强等特点，多数由 12~46 个氨基酸残基组成，并能够特异、高亲和性地与神经、肌肉组织的不同受体结合，阻断神经

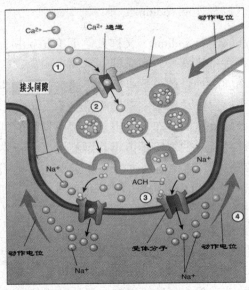

图5-2-22　神经递质释放

传导，尤其对一些配体和电压门控离子通道受体作用突出。芋螺毒素中conantokin家族，在药理学上表现为配体和电压双门控的Ca^{2+}离子通道受体-NMDA（N-甲基-D-天冬氨酸）的选择性拮抗剂，其具有神经保护作用。现在已经明确，N型钙通道可以被一些ω-芋螺毒素特异性地阻断，目前能够阻断N型钙通道的芋螺毒素主要有MⅦA、GⅥA。这种阻断是通过芋螺毒素与钙离子通道的相互作用而实现的。

2. 蜘蛛神经毒素虎纹捕鸟蛛毒素-1（HWTX-I）

蜘蛛神经毒素虎纹捕鸟蛛毒素-I（HWTX-I）就是一种作用于钙通道的毒素。HWTX-I是虎纹捕鸟蛛粗毒中分离纯化出的一种多肽神经毒素，多肽神经毒素中大部分能阻断或部分阻断小鼠膈神经膈肌标本的神经肌肉接头传递，此毒素在粗毒中的含量最高，能完全阻断小鼠膈神经膈肌标本的神经肌肉接头传递。有研究曾报道了突触前肾上腺能与胆碱能的神经递质的释放均能被抑制。可阻断Ca^{2+}通道电流，同时发现其可阻断Ca^{2+}通道中的N型通道。使痛觉的传递得到抑制，从而起到镇痛作用，并命名为虎纹镇痛肽。它对术后疼痛患者以及癌症患者的镇痛都是一种前景很好的低毒高效的镇痛药。HWTX-I可阻断小鼠膈神经膈肌神经肌肉接头的传递，钙通道以及钙泵能直接参与Ca^{2+}的运输，是调节细胞内外Ca^{2+}浓度的关键蛋白。膜联蛋白也是一类钙结合蛋白，在囊泡运输、胞吐作用中的膜融合、膜离子通道的形成等方面发挥重要作用。

（四）作用于P/Q型钙离子通道阻滞剂

P/Q型钙通道主要分布在中枢神经系统，以小脑浦肯野氏纤维含量为最高。P/Q型虽与N，L-型钙通道都属于高激活阈值钙通道，P/Q型钙通道阻滞剂无论对N型钙通道特异阻滞剂 ω-Conotoxin GVIA（CgTx）还是对L-型钙通道特异阻滞剂二氢吡啶类药物均不敏感；在通道失活动力学、单通道电导大小等方面，这4种高阈值激活钙通道也各不相同。P/Q型钙通道更集中分布于神经元的突触前末梢上，这预示了P/Q型钙通道在中枢神经系统突触传递中起着关键作用。P/Q型钙离子通道的主要功能是调节神经递质的传递，还以突触后的方式调节神经元的兴奋性和可塑性。它高度表达于小脑蒲肯野细胞及颗粒细胞，也广泛分布于大脑皮质神经元及三叉神经节细胞中，我们发现大脑额叶组织中的mRNA及蛋白表达均较三叉神经节及三叉颈复合体组织高，可能是大脑皮质中突触连接相对三叉神经节及三叉颈复合体区更丰富的缘故。

迄今发现的P/Q型钙通道最强的阻滞剂是蜘蛛毒提取物（ω-agatoxin-IVA），是一种肽类毒素，来源于漏斗网蜘蛛毒液（funnel-web spider toxin）。ω-Aga IVA能不可逆地选择性抑制P/Q型钙通道电流，阻止钙离子内流，扩张血管，增加血流量。ω-Aga-IVA能阻滞海马苔状纤维和CA3神经元及穿孔纤维和腺细胞间的突触传递。

（五）非选择性钙通道阻滞剂

1. 普尼拉明（prenylamine）

1971年，药理学家Fieckensfein发现血管扩张药普尼拉明（心可定）的冠脉舒张作用和对心脏的负性肌力作用，并证实其作用机制是Ca^{2+}经电压调控的钙离子通道（VOC）内流，且这一作用可被增加细胞外Ca^{2+}浓度而翻转，本品除具有阻滞Ca^{2+}内流作用外，还具有抑制磷酸二酯酶和抗交感神经作用。降低心肌收缩力和松弛血管平滑肌，可增加冠脉流量，同时能降低心肌氧耗量。另据报告尚有促进侧枝循环的作用。普尼拉明耗竭心脏Ca^{2+}贮存并有钙通道阻滞作用。能降低心肌收缩力和松弛血管平滑肌，降低心肌耗氧量。此外还抑制血管运动中枢和阻滞 α-受体，增加冠脉流量。过去曾用于心绞痛但已被毒性更小的药物所替代。普尼拉明可引起室性心律失常的发生及ECG异常。也可发生震颤和锥体外系症状。有人认为其用于心绞痛较其他药无明显优点而且更危险。对急性吡咯紫质沉着症（porphyria）病人是不安全的，因为动物及体外实验证明可出现吡咯紫质血症（porphyrinogemic）。普尼拉明能阻止钙离子从心肌细胞膜上的钙离子结合点转运到心肌细胞内，干扰钙离子在心肌肌浆网内贮存，逐渐导致心肌细胞内缺钙，从而使心肌收缩力减弱、心率减慢和心输出量减少,降低了心肌的耗氧量。心可定还能抑制组织对儿茶酚胺的再摄取,降低心肌中儿茶酚胺的含量,阻滞 α、β 受体,使冠状动脉扩张,增加冠状动脉血流量,并进一步减弱心肌收缩力,减慢心率。这些药理作用使心可定具有抗心绞痛和抗心律失常的作用,具有阻滞 Ca^{2+} 内流作用,具有抑制磷酸二酯酶和抗交感神经作用,降低心肌收缩力和松弛血管平滑肌,可增加冠脉流量,同时能降低心肌氧耗量。

2. 盐酸氟桂利嗪(flunarizine)

盐酸氟桂利嗪又名西比灵,是比利时杨森制药公司20世纪70年代中期研制成功的一种新型选择性钙通道阻滞剂,为第四类钙离子拮抗剂,是唯一能透过血脑屏障的钙离子拮抗剂。盐酸氟桂利嗪抑制过量钙离子向细胞内流动,阻止缺血病理状态的发展。盐酸氟桂利嗪能选择性抑制钙离子超负荷,不但对钙离子通过VSCCS功能有阻滞作用,而且对胞浆内钙池钙离子释放亦有影响。我们推测可能是VSCCS与细胞内钙池钙离子释放通道有功能耦联作用并受到抑制所致。盐酸氟桂利嗪主要作用于细胞膜表面的L-型和N-型高电压 Ca^{2+} 通道,阻滞细胞外的 Ca^{2+} 内流进入细胞质中。已有实验证实神经元在缺血再灌注时细胞质 Ca^{2+} 浓度升高,而使用盐酸氟桂利嗪之后,不但细胞质中 Ca^{2+} 的浓度被降低并且明显减轻了神经元的损伤程度。盐酸氟桂利嗪可阻滞钙离子内流和细胞内质网对钙离子的释放,起到减少结肠运动,改善和缓解腹痛、腹泻等肠道症状的作用。盐酸氟桂利嗪治疗脑血管疾病的作用机理是通过其抑制钙内流的作用而实现,钙离子在缺血脑损伤中起着重要作用,是导致细胞死亡的最终结果。盐酸氟桂利嗪可抑制神经细胞膜受体依赖性钙离子通道开放,具有重要的神经保护作用;钙超载可激活磷脂酶C和A2,使膜磷脂分解,产生大量血小板活化因子,为血栓形成提供基础,促使血栓形成;盐酸氟桂利嗪可阻止细胞内钙超载,抑制病理性血管收缩和改善微循环;能阻止血管内皮细胞内钙超载,从而减轻脑组织水肿。盐酸氟桂利嗪临床治疗各种脑血管疾病及缺血,缺氧性脑病均取得较好疗效(图5-2-23)。

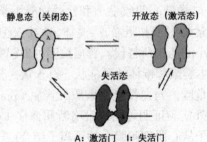

静息态(关闭态)　　　开放态(激活态)

失活态

A: 激活门　I: 失活门

图5-2-23　钙通道的三种状态

3. 粉防己碱（tetrandrine，Tet）

粉防己碱（tetrandrine，Tet）是一种钙离子通道拮抗剂，已经在临床上用来治疗心律失常等心血管疾病，能够缓解风湿痛、神经痛、关节痛，采用小剂量粉防己碱与放疗联用治疗癌症等。同时，近年来对粉防己碱的研究表明，粉防己碱具有抗高血压、降血糖、抗炎、抗纤维化、抗肿瘤、抗心律失常、抗疟疾等多种药理作用。粉防己碱减少钙离子内流，是通过抑制细胞膜上的电位依赖钙离子通道实现的。可以延长心肌细胞动作电位时程和有效不应期。在细胞电生理实验中表明，粉防己碱可以明显延长有效不应期（ERP）和动作电位时程（APD），但对心肌细胞动作电位0相上升幅度（APA）及速率（Vmax）无明显影响。这说明粉防己碱对离子通道无影响，是通过延长外向性钾电流的门控参数激活时间，使相复极减慢，导致了动作电位时程和有效不应期延长。粉防己碱作为钙离子通道拮抗剂，可以对抗细胞内因缺血缺氧引起的钙超载损伤，效果强于维拉阿米。其机制为抑制钙离子通道，清除自由基保护线粒体，稳定细胞膜以维持细胞的完整性（图5-2-24）。

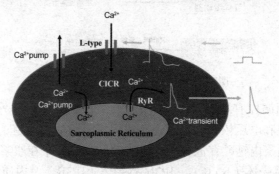

图5-2-24　电刺激引起的钙瞬变

钙通道阻滞剂是心血管病药物治疗学发展中继β受体阻滞剂后的又一个具有重要地位的药物。钙通道阻滞剂能解除冠状动脉痉挛，增加心肌供应量，对血小板凝聚亦有抑制作用。对劳力性心绞痛亦有良效，主要是为使心肌需氧量减低所致。钙通道阻滞剂能减少心绞痛发作频度，改善多数病人的运动耐量。

尤其是长效钙拮抗剂在高血压治疗中具有其他类降压药无法比拟的临床优势，而且副作用小、安全性高，成为目前循证依据最多、应用最为广泛的降压药。近二十多年来，循证医学和荟萃分析步入世界医药研究领域。大量的循证医学结果确立了钙拮抗剂在治疗高血压、冠心病、动脉硬化等心脑血管疾病中的基础地位。钙通道阻滞不仅是治疗心血管病重要而常用的药物之一，目前其治疗范围又扩增至其他领域。而且新的钙拮抗剂不断涌现，适应证不断拓宽，钙拮抗剂呈现广阔的发展前景。

第三节　促钙离子内流药物对钙信号的调节作用

一、钙通道激活剂

（一）作用机制

钙激动剂是一类可引起心肌和血管平滑肌收缩、激素分泌和促进神经递质稍放的化学物质。钙激动剂介导的三个主要生理过程：肌肉收缩、激素分泌、神经传递。此外，钙激动剂同样也可以使细胞兴奋（图5-3-1）。

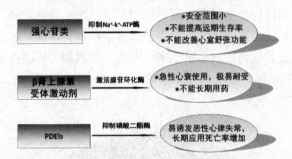

图5-3-1　钙通道激动剂存在的弊端

钙激动剂调控有3个方面：①激动剂结合膜受体，膜外的Ca^{2+}经受体依赖性钙通道和电压依赖性钙通道跨膜内流，激活钙通道，引起胞浆钙离子增多；②胞浆内钙贮存池释放，钙激动剂主要分布在肌浆网（SR）上的Ryanodine敏感受体（RYR）、IP3敏感受体（IP3R）及内质网上（ER）的IP3R，释放胞浆内贮Ca^{2+}进入胞浆；③细胞核被膜的IP3R与IP3结合后，钙通道开放，使贮存在胞核被膜间隙内的Ca^{2+}释放入核浆及胞浆中（图5-3-2）。

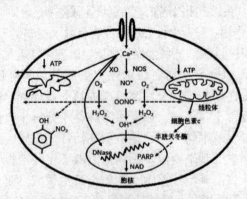

图5-3-2　细胞内钙离子调节图

1. 收缩作用

钙激动剂的收缩作用是其主要作用，所有的钙激动剂都有收缩血管和正性肌力作用，例如YC170收缩血管作用较为突出。迄今为止，没有一个钙激动剂对心脏有突出的收缩作用，尽管这一作用是用于治疗的先决条件，但是这些收缩作用很容易用增加Ca^{2+}内流来解释（图5-3-3）。

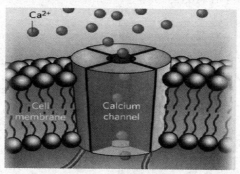

图5-3-3　外钙内流

2. 分泌作用

在内分泌系统中，钙非常重要。细胞内钙浓度的改变对激素的合成、释放，以及对靶组织的作用都密切相关。根据许多体外实验数据显示，静息状态时细胞内游离钙的浓度为10^{-8}~10^{-7}，兴奋时可增加10~100倍。说明当细胞内钙浓度上升时，激素的分泌也会增加。激素分泌和神经传递是通道增加钙离子内流而发挥钙激动剂的作用（图5-3-4）。

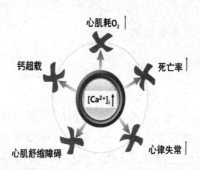

图5-3-4　钙离子内流增加导致

3. 兴奋作用

在心脏，钙激动剂显示较轻的正性变时作用，只不过此作用所需浓度高于产生正性变力作用浓度，在激动剂浓度很高时，引起心律失常是由于直接增强Ca²⁺内流作用所致。钙激动剂对兴奋的某些作用并不完全由于调节分泌所致。钙激动剂对于心脏和神经组织的作用明显，主要是受神经介质释放的调节，因此钙激动剂调节分泌也会间接地影响兴奋。钙激动剂与儿茶酚胺一样具有很强的正性肌力作用。钙激动剂和强心剂相似的作用是选择性的刺激心脏收缩，由于细胞内钙的分布使钙激动剂的作用更强，这使得它有可能成为治疗心衰的良好药物（图5-3-5）。

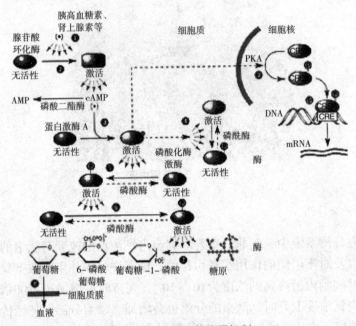

图5-3-5　cAMP的作用机制

（二）肾上腺素受体激动剂

1. β肾上腺素受体激动剂

（1）作用机制

G蛋白是一个由α、β、γ3个亚基组成的多聚体，功能性差别主要表现在α、β、γ亚基具有共同性，与不同的α亚基组成特异的寡聚体。G蛋白作为细胞糖蛋白的受体能够被细胞外特异的信号激活。这些信号包括多肽、儿茶酚胺、糖蛋白激素、前列腺素等物质。在激活之前的无活性状态，G蛋白与GDP处于紧密相连状态。激素的形成是由于与受体形成复合物，刺激G蛋白与GOP解离，使G蛋白与CTP结合。心脏存在一种G蛋白亚型，即Gs和Gi。G蛋白（Gs）发挥作用是由于介导β-AR激动从而使心脏收缩力增强，舒张速率加快，产生心率增快等生理效应。腺苷受体和心肌细胞膜乙酰胆碱能受体激活Gi蛋白，抑制腺苷酸环化酶活性，从而使心率减慢和收缩力下降。目前，认为Gi对腺苷酸环化酶的抑制作用有2种可能性：一是Gi蛋白释放β、γ亚苷，与Gsa亚基结合，消除Gs对腺苷酸环化酶的激活作用，达到抑制心肌细胞的作用；二是Gi蛋白β、γ亚基复合物可以与Ca^{2+}发生作用，使Ca^{2+}产生减少，达到对心脏的抑制效应（图5-3-6）。

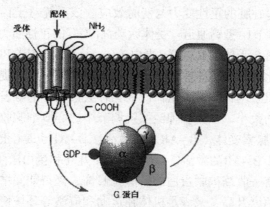

图5-3-6　G蛋白的作用机制

β-AR是1条多肽链，3个细胞外环和3个胞浆环组成，其氨基酸序列形成7个跨膜区，细胞外环氨基酸的组成对受体与配基结合的稳定性有一定的影响作用；决定受体与配基结合特性的是跨膜区的氨基酸。细胞内环则对β-AR与磷酸化反应，G蛋白耦联和受体下调等功能发挥作用。腺苷酸环化酶的活性使β-AR发挥作用，第2信使cAMP的主要功能是：①增强心肌收缩力，通过增加细胞膜通透性从而使钙内流；②调节神经细胞的兴奋性；③调节激素的释放，促进神经末梢递质的释放；④加速翻译过程，促进蛋白质和酶的释放；⑤促进脂肪和糖原的分解。近年来，研究认识到β-AR对心血管系统调节作用不仅通过调节cAMP的产生，而且还通过近年来发现的一条信息传递通路——一氧化氮（nitric oxyde，NO），调节心血管的活动。β-AR对组织细胞还有一条调节通路是通过G蛋白对Ca^{2+}通道的直接调节（图5-3-7）。

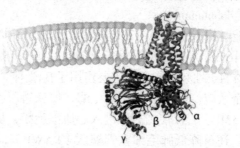

图5-3-7　α；β；γ膜蛋白

（2）β₁，β₂肾上腺素受体激动剂

异丙肾上腺素（isoprenaline, isoproterenol, ISO）：

通过G蛋白的介导作用而激活钙通道，从而对心肌细胞内钙信号造成影响。β₁与β₂受体在与Gs蛋白耦联后，在激动剂的作用之下，激活腺苷酸环化酶，cAMP生成增多，钙通道引起蛋白磷酸化开放是由于cAMP激活PKA，继而引起心脏的正性变力与变时效应。该系统对于T-型钙通道几乎无影响，主要调节L-型钙通道。受体激动剂ISO等的正性肌力和频率作用，主要是通过激活β受体和其耦联G蛋白（Gs）-AC-cAMP-PKA途径，使得通道蛋白磷酸化而开放，能够增加L-型钙通道内流电流，提高肌浆网钙回收能力并增加肌浆网钙储备，从而改变钙释放过程中的触发钙信号强度和可控钙释放量的大小。在交感神经系统调节中，心肌细胞收缩活动的主要因素是β-肾上腺素受体（β-AR）的激活，β-AR也是G蛋白耦联受体的经典代表。由于β-AR的激活，细胞内cAMP升高和蛋白激酶A激活。通过对有关细胞兴奋—收缩耦联蛋白的磷酸化修饰，兴奋期间增加心肌细胞的收缩力使瞬变幅度升高，来满足机体在运动和应激等环境情况下对心脏泵血功能的需求。β受体激动剂也可以通过蛋白激酶A（PKA），使受磷蛋白（PLB）磷酸化而激活。激活后的PLB使钙泵的活性增强，是因为对肌浆网上的钙泵抑制作用减弱。对胞质内的游离Ca²⁺摄取增加，胞质内Ca²⁺迅速降低，故可见ISO作用下心肌钙瞬变的时程缩短（图5-3-8）。

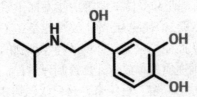

图5-3-8　异丙肾上腺素结构式

（3）β₁肾上腺素受体激动剂

多巴酚丁胺（dobutamine）：

为β肾上腺能受体兴奋剂，人工合成品，其化学结构和体内过程与多巴胺相似。属非洋地黄类的正性肌力药（图5-3-9），多巴酚丁胺对心肌有正性肌力和较弱的正性频率作用。主要作用于β₁受体，对β₂受体和α受体也有一定的兴奋效应。能激活腺苷环化酶，使三磷酸腺苷（ATP）转化为环磷酸腺苷（cAMP），促使钙离子进入心肌细胞膜，从而增加心肌收缩力，增加排血量。还可降低肺毛细血管楔压（PAWP），肺循环阻力亦下降，左右室每搏功能指数明显增加，降低左室前后负荷，增加肾血流量和滤过率，尤其心衰，肺水肿的病人，多巴酚丁胺疗效显著（图5-3-9）。

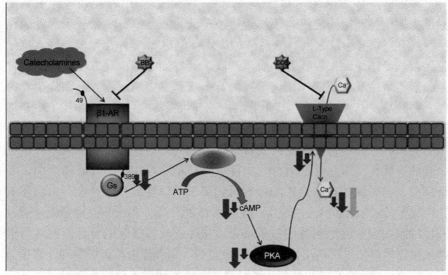

图5-3-9 多巴胺丁胺结构式；β₁肾上腺素受体激动剂作用机制

（小号箭头：甘氨酸在389位的下游作用；

中号箭头：儿茶氨酚的加入将进一步增强甘氨酸变异体的作用；

大号箭头：钙离子内流减少）

2. α，β肾上腺素受体激动剂

（1）肾上腺素（adrenaline，epinephrine，AD）

肾上腺素为α，β受体激动药，作用广泛而复杂，并与机体的生理病理状态、靶器官中肾上腺素受体亚型的分布、整体的反射作用和神经末梢突触间隙的反馈调节等因素有关。肾上腺素能同时激动血管上的α和β₂受体，激动血管上的α受体产生缩血管的作用，激动β₂受体产生扩血管作用。肾上腺素通过激活胞内Ca^{2+}-ATP酶释放Ca^{2+}，可结合细胞膜上α₁-AR，使胞膜Ca^{2+}通道激活，Ca^{2+}内流引起$[Ca^{2+}]_i$增加并作为第二信使发挥胞内作用；与此同时，肾上腺素又通过结合细胞膜上β-AR，一方面增加胞内细胞内环腺嘌呤核苷酸（cAMP）浓度，一方面抑制细胞膜Na^+、K^+、ATP酶，破坏Na^+、K^+循环。肾上腺素能激动心肌、窦房结和传导系统的β_1受体，加快心率传导、增加心肌收缩力和增加心输出量。与此同时，肾上腺素还能升高血压，使心脏兴奋，心输出量增加，心肌收缩力增强，收缩压升高。

（2）多巴胺（dopamine，DA）

多巴胺受体激动药。存在于外周交感神经、中枢神经和神经节系统中，为中枢神经递质之一，不易透过血—脑脊液屏障，主要表现为外周作用。具有兴奋肾上腺素α、β受体的作用，但对β_2受体作用较弱。大剂量时兴奋α受体而致血管收缩、血压升高，其增加心排血量方面优于去甲肾上腺素，增高动脉压的作用优于异丙肾上腺素，增加尿量方面则优于异丙肾上腺素及去甲肾上腺素。皮下或肌内给药可发挥收缩血管作用。Ca^{2+}是细胞内一种重要的第二信使，它在很多方面具有生物学功能，包括调节神经递质的释放；参与神经细胞的发育、神经元的兴奋性和影响细胞内外信息物质的跨膜传递等。多巴胺分子大部分时间是储存在细胞内的囊泡中，等待释放，突触囊泡神经递质的释放是钙离子依赖性的释放过程，由动作电位传导至神经末梢而引起细胞环境内Ca^{2+}浓度升高，多巴胺能神经元是通过调控细胞内突触囊泡胞吐的过程来完成神经递质多巴胺的释放。突触囊泡神经递质的释放是钙离子依赖性的释放过程，由动作电位传导至神经末梢而引起细胞环境内Ca^{2+}浓度升高，神经递质释放后通过重摄取和囊泡再循环，最终以胞吐形式将神经递质多巴胺释放到突触间隙，然后，Ca^{2+}通道关闭，完成囊泡循环的整个过程。除此之外，大剂量多巴胺可直接激动心脏β_1受体，还可通过促进去甲肾上腺素能神经末梢释放去甲肾上腺素，间接激动心脏β_1受体，使心肌收缩力加强，心输出量增加。多巴胺主要应用于治疗各种休克，如心源性休克、感染性中毒休克和出血性休克等，尤其适于伴有心肌收缩力减弱及尿量减少者而血容量已补足的休克（图5-3-10）。

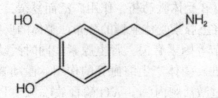

图5-3-10　多巴胺结构式

（3）麻黄碱（ephedrine）

中药麻黄的有效成分麻黄碱是一种肾上腺素能受体激动剂，既能直接作用于肾上腺素受体发挥拟肾上腺素作用，又能促进去甲肾上腺素神经末梢释放去甲肾上腺素。麻黄碱可使高电压依赖性钙通道电流密度增加，与钙离子浓度变化呈相同趋势，说明麻黄碱能升高细胞内钙离子浓度和促进高电压依赖性钙离子内流，对心肌细胞有兴奋作用。麻黄碱可兴奋心肌细胞，依靠细胞膜电压依赖性钙通道开放，钙离子大量内流，使钙离子浓度升高，同样可能造成心肌细胞过度兴奋导致的心律失常。麻黄碱可激动 β₁ 受体使心肌收缩力增强，心率加快，心输出量增加。通过促使肾上腺素能神经末梢释放去甲肾上腺素，对 α 和 β 受体均有激动作用：使黏膜、皮肤和内脏血管收缩，血流量减少；用药后血压升高，脉压加大。由于血压升高反射性地兴奋迷走神经，故心率不变或稍慢。兴奋大脑皮层和皮层下中枢，产生精神兴奋、失眠、不安和震颤等（图5-3-11）。

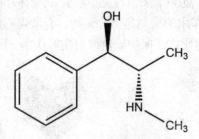

图5-3-11　麻黄碱结构式

3. α 肾上腺素受体激动剂

（1）作用机制

心肌 α 受体（α-AR）激动引起慢内向离子流增加，使肌浆网释放更多的 Ca^{2+}，胞浆 Ca^{2+} 浓度增高，心肌收缩力增强，使快反应细胞动作电位时程延长，心肌兴奋期和快反应细胞动作电位时程都相应延长。

正常情况下，心脏 α₁ 受体约占心脏肾上腺素受体总量的10%，β 受体约占90%。心衰时，α₁ 受体表达上调到约25%（9%~41%），β 受体脱敏表达下调。α₁ 受体又分为3种亚型：α₁A受体、α₁B受体、α₁D受体。α₁A、α₁B亚型，主要表达在心肌细胞上，所占比例为 α₁A：α₁B=1：（2~4）。刺激心脏 α₁ 受体可以产生正性肌力作用，不同于 β 受体的强效即刻作用，α₁ 受体产生的收缩作用缓慢。α₁ 受体刺激产生正性肌力的机制主要有：①抑制 K^+ 外流，延长动作电位；②抑制 L 型 Ca^{2+} 通道激活；③促使细胞内外Na$^+$/H$^+$交换；④通过肌球蛋白轻链、肌钙蛋白I磷酸化调节肌丝Ca^{2+}敏感度。α_1受体调节的心肌肥大有超过70种下游信号通路参与，包括蛋白激酶cisoforms、蛋白激酶D、细胞外调蛋白酶、丝氨酸/苏氨酸激酶、组蛋白去乙酰化酶。

刺激α_1受体发挥缺血预处理作用主要是通过α_{1A}受体产生，而非α_{1B}受体。心肌表达α_{1A}受体抑制了缺血/再灌注损伤，心肌表达α_{1B}受体不能对抗缺血/再灌注损伤。不容忽视的一点是，刺激α_1受体产生的冠状动脉收缩作用可以限制冠状动脉血流量的增加。研究发现，α_1受体可以收缩冠状动脉血管，且主要收缩心外膜血管，也参与了微血管（阻力血管）的收缩。刺激α_1受体导致的冠状动脉收缩持续存在会导致心肌缺血的发生。多年来，由于冠状动脉血流调节受代谢因素、物理或机械因素、神经因素等多种因素共同影响，心肌代谢活动增强，耗氧量增加，机体通过舒张冠状动脉，增加冠状动脉血流量来满足心肌对氧的需求。α_1受体收缩冠状动脉的范围和程度一直很难确定。近30年来，有关于心脏α_1受体功能的研究越来越多。α_1受体发挥心脏保护作用的机制是多方面的，有增强心肌收缩力、调节心肌适应性肥大、防止细胞死亡、保护缺血性损伤等作用（图5-3-12）。

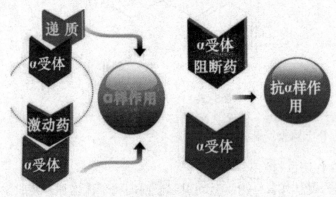

图5-3-12　α肾上腺素受体激动剂

（2）α_1；α_2肾上腺素受体激动剂

①去甲肾上腺素（norepinephrine，NE；noradrenaline，NA）

肾上腺髓质细胞在刺激分泌耦联过程中，胞质内游离的Ca^{2+}浓度升高是引起肾上腺素和去甲肾上腺素释放的原因之一。胞内Ca^{2+}浓度升高的原因，可以是质膜上钙离子通道开放，导致细胞外Ca^{2+}内流；也可以是细胞内钙库向胞内释放Ca^{2+}。NE激活三亚型α_1-AR而引发的细胞[Ca^{2+}]$_i$升高的作用显著增强，用PMA直接激活PKC时NE升高细胞[Ca^{2+}]$_i$的作用则被明显抑制，而PMA的这种作用可被calphostin C所翻转，PMA过夜温育使PKC失敏后，PMA的作用也随之消失。近年来已证实α_1-AR激动致PKC激活后，可使α_1-AR本身磷酸化，从而使α_1-AR脱敏、内陷，进而抑制α_1-AR的效应。因而，KPC很可能通过引起α_1-AR脱敏而降低NE的效应（图5-3-13）。

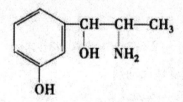

图5-3-13 去甲肾上腺素结构式

②间羟胺（metaramino）

间羟胺（metaramino）为α-肾上腺素受体激动药。主要作用于α受体，直接兴奋α受体，较去甲肾上腺素作用弱但较持久，对心血管的作用与去甲肾上腺素相似。间羟胺可使心室肌L-型钙电流增大，动作电位时程（APD）明显延长，动作电位复极明显延长。可增强心肌收缩力，持续地升高收缩压和舒张压，能收缩血管，正常人心输出量变化不大，但能使休克患者的心输出量增加。很少引起心律失常，对心率的兴奋不显著，无中枢神经兴奋作用。由于其升压作用可靠，较少引起心悸，维持时间较长或尿量减少等反应。其拟肾上腺素作用，使血管收缩，血压升高，但作用较去甲肾上腺素弱而持久；可增强心肌收缩力，增加脑、肾和冠状动脉血流量，对低血压及休克患者可增加心排血量；对肾血管的收缩作用较弱，故很少引起少尿、无尿等肾功能衰竭症状（图5-3-14）。

图5-3-14 间羟胺结构式

（3）α_1肾上腺素受体激动剂

①去氧肾上腺素（phenylephrine，PE）

去氧肾上腺素（phenylephrine，PE）又称苯肾上腺素，新福林。去氧肾上腺素是儿茶酚类的一种，其作用机制是与细胞表明α-AR结合从而动员细胞内钙释放，使细胞内游离钙浓度升高，从而引发一系列信号变化机制。正常细胞内游离钙浓度为50~150 nmol/L，胞外钙离子浓度为1.2~1.3 mmol/L，相差达10 000倍。胞外钙内流和胞内钙库动员形成的钙震荡（钙峰或钙波）在各种生理过程中起重要作用。PE引起血管收缩的机制主要由两部分组成：最初的内钙释放和随后激动α受体，继而激动受体激动性钙离子通道引起的钙离子内流（图5-3-15）。

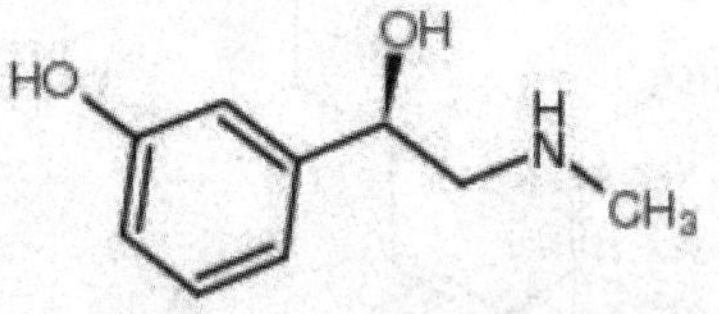

图5-3-15　去氧肾上腺素结构式

②甲氧明（methoxamine）

甲氧明（methoxamine）又称甲氧胺，为人工合成的 α_1 肾上腺素能受体激动药。对 β 受体无作用。其作用与去氧肾上腺素相似，主要是收缩血管从而升高血压。除冠状血管外的其他血管几乎都有收缩反应。由于血压升高，可反射性减慢心率。尚可延长心肌不应期和减慢房室传导。临床主要用于麻醉所造成的低血压，也可用于其他药物治疗无效的阵发性心动过速（图5-3-16）。

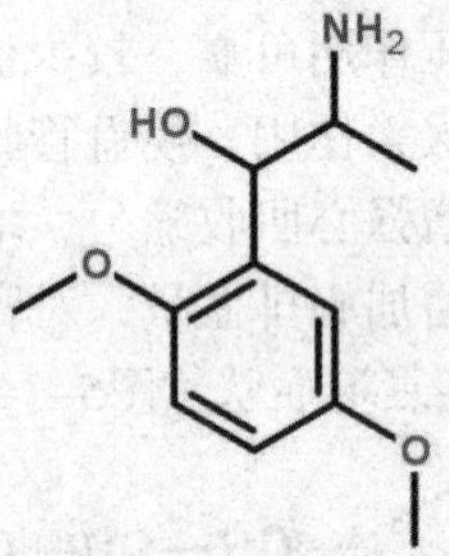

图5-3-16　甲氧明结构式

（4） α_2 肾上腺素受体激动剂

①羟甲唑啉（oxymetazoline）

羟甲唑啉（oxymetazoline）是α受体激动剂，能够减轻炎症所致的充血和水肿，具有良好的外周血管收缩作用，直接激动血管 α_1-AR引起鼻腔黏膜血管收缩。作用迅速，可维持数小时，也可在几分钟内发生作用，能有效地解除鼻充血。本品尚能抑制组胺等致敏致炎物质的释放，具有抗组胺作用，能抑制鼻、喉黏膜腐生菌生长，具有较强的抑菌消炎作用（图5-3-17）。

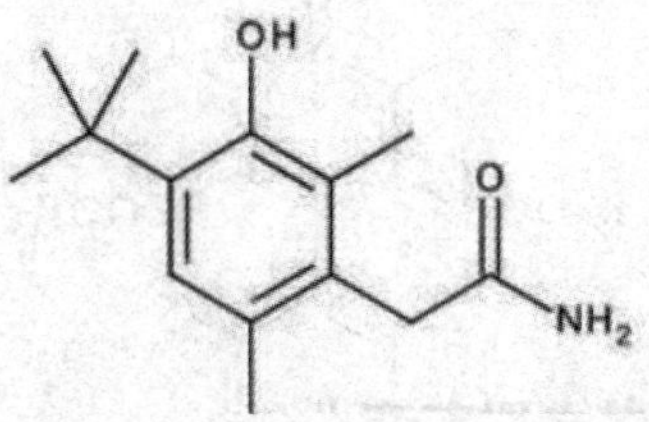

图5-3-17　羟甲唑啉结构式

②可乐定（clonidine）

可乐定（clonidine）是目前唯一应用于临床镇痛的α₂受体激动剂。它与应用局麻药镇痛不同，不影响运动或本体感觉功能，其镇痛作用也不被纳洛酮所拮抗。同时，还能使突触后膜超极化而阻滞钙离子、钾离子通道，抑制突触前P物质释放，降低3P物质使神经末梢敏感化，提高了痛阈，减轻了反应。可乐定与阿片类药联合用于硬膜外镇痛，且能加强阿片类镇痛或局麻药的镇痛效果，而单独应用阿片类药的呼吸抑制、恶心呕吐等副作用，与阿片类受体及局麻药有协同镇痛的效应，使镇痛时间延长（图5-3-18）。

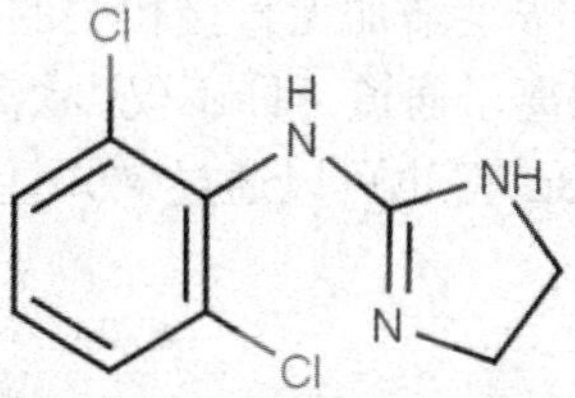

图5-3-18　可乐定结构式

（三）1，4-二氢吡啶类（DHPs）

1，4-二氢吡啶（DHPS）类包括YC170、CGP28-392、H-160/51、BAYK8644、202-791等，作用方式为CGP28-392、202-791和BAYK8644与二氢吡啶受体结合，在引起心血管反应的相同浓度范围内取代放射性同位素标记的钙拮抗剂DHPS。电生理研究证明，这一类所有的Ca²⁺激动剂是通过电压依赖性钙通道，增加Ca²⁺电流从而增加动作电位的时程。Ca²⁺电流的增加是由于直接作用于钙通道阀门所致，药物可以明显延长单一钙通道的平均开放时间。已有实验证明细胞内游离的Ca²⁺浓度控制大多数分泌过程，钙通道是否与这一控制有关还未确定（图5-3-19）。

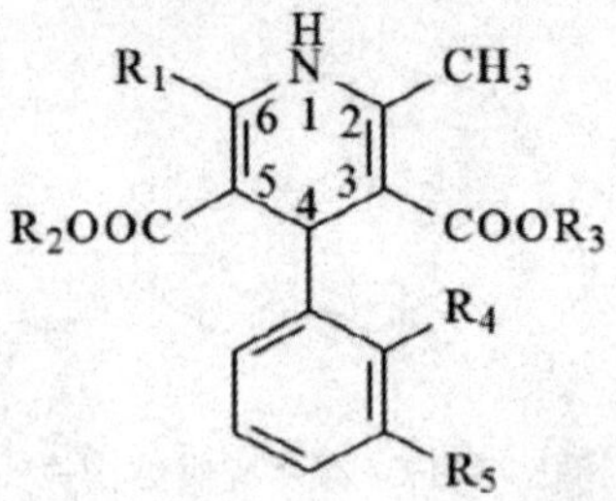

图5-3-19 1，4-二氢吡啶类结构式

（四）刺尾鱼毒素（MTX）

刺尾鱼毒素（maitotoxin，MTX）是一种海洋动物毒素，其细胞毒理作用主要是激活了Ca^{2+}依赖性离子通道，导致Ca^{2+}等离子内流，使胞内Ca^{2+}浓度迅速增高，产生一系列生物效应，大量的钙离子进入细胞内，而影响到和细胞内钙离子浓度增加相关的生理作用，例如：刺激神经传导物质或激素的释放，活化磷酸化酶C与A2及蛋白质激酶，造成肌肉的收缩作用，同时细胞膜电位去极化，最终导致细胞凋亡或死亡。另外，刺尾鱼毒素也影响到许多与细胞内钙离子浓度增加无直接相关的生理作用，MTX激活的离子通道是一种非选择性阳离子通道，即不仅Ca^{2+}离子可以通过，而且Na^+、NH_4^+、K^+、Cd^{2+}、Mn^{2+}、Ba^{2+}等也可以通过，并且这种离子通道是非电压依赖性的。（图5-3-20）。

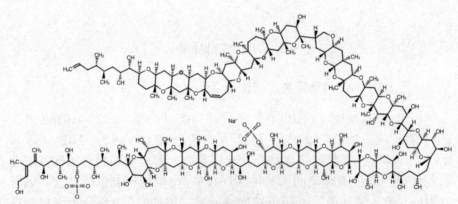

图5-3-20 刺尾鱼毒素结构式

（五）强心苷类

（1）作用机制

强心苷类药物是一类具有强心功效的甾体苷类化合物，临床主要用

于慢性心力衰竭、心律失常等疾病治疗，抑制细胞膜结合的Na^+、K^+-ATP酶，使细胞内Ca^{2+}增加。目前，认为Na^+、K^+-ATP酶是强心苷的特异性受体，它由α及β亚单位组成的一个二聚体。α亚单位是催化亚单位，贯穿膜内外两侧，分子量112 000。β亚单位为一糖蛋白，分子量约35 000，可能与α亚单位的稳定性有关。强心苷与Na^+、K^+-ATP酶结合，抑制酶的活性，使Na^+、K^+转运受到抑制，结果细胞内Na^+逐渐增加，K^+逐渐减少。强心苷的作用机制：阻滞Na^+、K^+-ATP酶后，使细胞内钠离子浓度升高，通过细胞膜上Na^+-Ca^{2+}交换系统，刺激β肾上腺素能受体激活细胞膜上的兴奋性G蛋白，使腺苷酸环化酶激活，胞内的cAMP升高，激活蛋白激酶A，使钙通道磷酸化，通道的开放能力和开放概率均增加，使钙电流（I_{Ca}）幅度加大。目前，大多数正性肌力药物都是通过增加I_{Ca-L}幅度，发挥其正性肌力作用的。不是使胞内Ca^{2+}与胞外Na^+进行交换，而是使胞内Na^+与胞外Ca^{2+}进行交换，使细胞内Ca^{2+}浓度升高。增加I_{Ca-L}可以通过增加细胞内cAMP实现，也可直接作用于I_{Ca-L}。但I_{Ca}增加在发挥正性肌力作用的同时，也增加了钙的负载。I_{Ca}开放幅度增大而致使电场诱发动作电位时经过L-型钙通道内流Ca^{2+}增多，表现为心肌诱发钙瞬变峰值增大，且上升速率增快（图5-3-21）。

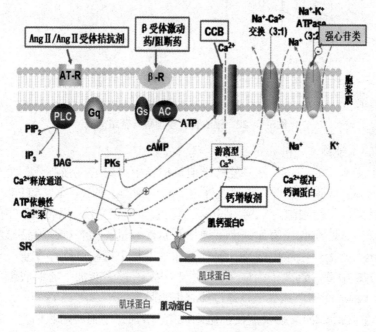

图5-3-21 强心苷作用机制

（2）洋地黄毒苷

洋地黄毒苷为强心苷类强心药，是玄参科植物紫花洋地黄（digitalispu-rpurea）叶中的一种次苷，其效价约为洋地黄的1000倍。洋地黄类的药理作用主要有三：减慢窦性频率；加强心肌收缩性，改善心肌的收缩功能；改变心肌的电生理活动，以影响传导系统的自律性、传导性及不应性。而洋地黄类药物通过抑制心肌细胞膜上的Na^+-K^+-ATP酶的作用，使细胞内钠浓度增高，再通过钠钙交换，而使细胞内钙增多，从而增强心肌收缩力。有文献报道，细胞内Na^+浓度的升高以及Ca^{2+}超载对凋亡发生具有调节作用。且通过Ca^{2+}和ROS途径引起的细胞凋亡是最普遍的细胞死亡机制。强心苷可特异性结合Na^+-K^+-ATP酶并抑制其功能，使细胞内K^+减少Na^+增加，进而使细胞膜电压门控Ca^{2+}通道激活和Na^+-Ca^{2+}交换器启动，导致细胞内Ca^{2+}持续性升高，促使细胞凋亡（图5-3-22）。

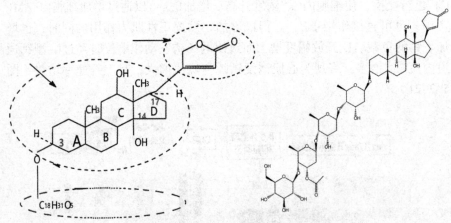

图5-3-22　强心苷；洋地黄毒苷结构式

（3）地高辛（digoxin）

地高辛（digoxin）是一种从洋地黄植物中提取的纯强心苷，是当今最古老的心脏药物，能增强心肌收缩力，与细胞膜上的Na^+-K^+-ATP酶结合并抑制其活性，使细胞内Na^+水平升高，促进Na^+/Ca^{2+}交换，导致细胞内Ca^{2+}的水平增高，心肌收缩力加强而不增加心肌耗氧量。在各种急慢性心功能不全等疾病的治疗中应用广泛，但其治疗浓度与中毒浓度间存在重叠现象，极易引起中毒。钙离子为应激离子，体内Ca^{2+}过多能加强心肌收缩力，抑制Na^+-K^+-ATP酶。地高辛是通过抑制细胞膜上的Na^+-K^+-ATP酶，从而间接通过Na^+-Ca^{2+}双向交换机制使细胞内Ca^{2+}量增加，增强心肌收缩力。作为控制室率的常用药物，地高辛的正性肌力作用使之尤其适用于合并心力衰竭的房颤患者。因地高辛即使在治疗剂量时也能轻度抑制Na^+-K^+-ATP酶，使细胞内Na⁺不能被充分泵出而有所增加，从而促进Na⁺与细胞外交换，使Ca²⁺内流增加细胞内Ca²⁺量，从而增加心肌收缩力，引起心脏期前收缩、心律不齐。尽管地高辛很安全，但通常需要数小时才能发挥作用，因此，不适用于急诊控制室率（图5-3-23）。

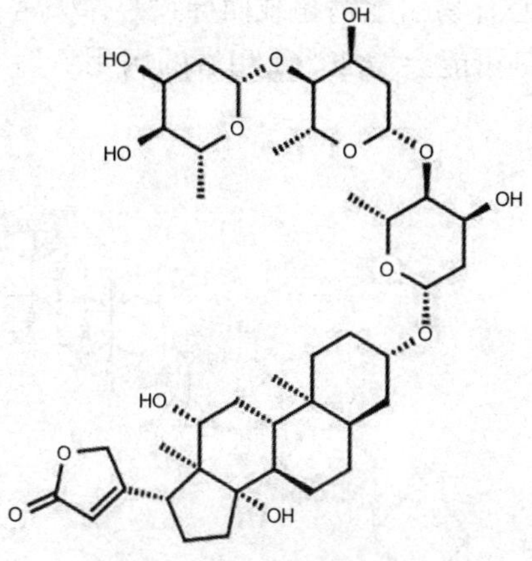

图5-3-23 地高辛结构式

（4）毛花甙丙西地兰

毛花甙丙西地兰为一传统强心苷类药物，临床上较为常用，主要通过抑制$Na^+-K^+-ATPase$，使胞内Na^+浓度增加，进而经$Ca^{2+}-Na^+$交换，使胞内Ca^{2+}浓度增加，以增强心肌收缩力，发挥正性肌力作用。正性肌力作用是选择性地与心肌细胞膜Na^+-K^+-ATP酶结合而抑制该酶活性，从而使肌膜上Na^+-K^+主动耦联转运受损，心肌细胞内Ca^{2+}浓度增高，激动心肌收缩蛋白从而增加心肌收缩力；心肌细胞内Na^+浓度升高，从而使肌膜上Na^+、Ca^{2+}储量亦增多，心肌兴奋时，有较多的Ca^{2+}释放。西地兰口服吸收约20%～30%，存在肝肠循环进入血液后可与血浆蛋白结合，但结合率很低，在体内部分脱去葡萄糖而转化为地高辛。

在临床上以静脉给药为主，给药后10~30 min起效，1~2 h达峰，药效持续3~6 d，适用于急性心力衰竭或慢性心力衰竭急性加重的患者，临床上较为常用，但大剂量或长期应用时存在易造成钙超载而致心律失常的缺陷。主要通过原发性、特异性、选择性与细胞膜结合并抑制其活力，致胞内含量增加，经交换机制，增加外流和内流，提高肌浆网摄钙量，使心肌兴奋时释放更多的钙而使心肌收缩性增强，主要用于治疗慢性心力衰竭和某些心律失常。并且通过减少血容量，降低心脏负荷，缓解体液贮留和血管充血所引起的多种症状，主要用于伴水肿者，受体阻滞剂和部分激动剂通过对受体的调节来缓解心衰症状。磷酸二酯酶抑制剂则通过提高浓度而使细胞内蛋白磷酸化，继而使钙离子通道开放或肌浆网释钙，使胞内钙含量增加，发挥正性肌力作用。扩血管药主要通过降低前后负荷而改善心功能。但大多传统药都在一定程度上存在着不足，如多巴胺类药物连用数日可因受体下调而失效；磷酸二酯酶抑制剂有较为严重的不良反应，如致死性血小板下降、心律失常；强心苷易引起钙超载而导致心律失常，有严重的心脏毒性反应，受体部分激动剂可能会增加严重患者的病死率。（图5-3-24）。

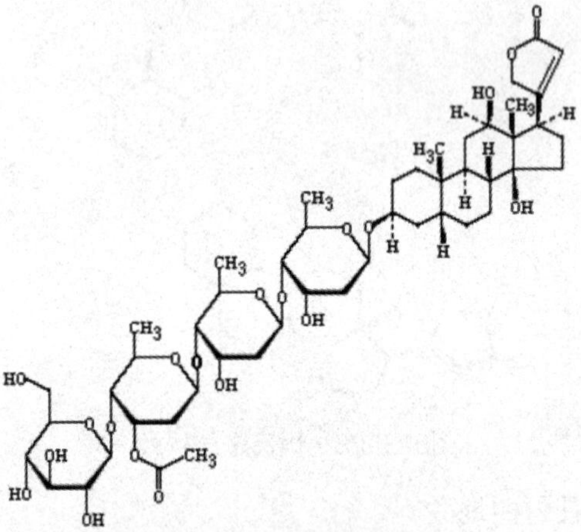

图5-3-24　毛花甙丙结构式

（5）毒毛花苷K

毒毛花苷K是从毒毛旋花种子中提取的强心苷，具有脂溶性低，化学活性高的特点，具有正性肌力作用，能选择性的和细胞膜Na^+-K^+-ATP酶结合而抑制该酶活性，促使心肌细胞钠离子升高，兴奋心肌，激动心肌收缩蛋白，增加心肌收缩力。毒毛花苷K为作用与排泄最快的强心苷之一，用药5～10 min即发挥作用。其作用机制可能为：①毒毛花苷K可加强心肌收缩性，使心输出量增加，改善全身缺血、缺氧状况。其原因：一方面，右心室收缩力增加，进入肺动脉的血流增加，使肺部血流氧合增加，改善了全身缺氧。另一方面，左心室射血量增加，使左心室前负荷减轻，肺静脉血液回流增加，从而减轻肺部因缺氧引起的肺小血管痉挛、渗出导致的肺水肿。②毒毛花苷K可保护心脏，预防心衰。因为该药可使心率减慢，心脏舒张期延长，有利于心脏得到休息及较多的冠状动脉血液供应。因此，毒毛花苷K应用不失为控制房颤心室率、缩短心室率恢复时间的一个安全、有效的治疗方法。另外，也能改善血液动力，增强迷走神经张力，减慢心率，延缓房室传导。中毒量强心苷对中枢交感神经的兴奋致使交感神经张力过高，是强心苷诱发心律失常的神经性因素，且强心苷对人的动脉和静脉有直接收缩作用（图5-3-25）。

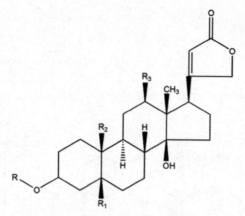

图5-3-25　毒毛花苷K结构式

（6）去乙酰毛花苷

去乙酰毛花苷是一种强心苷类药物，采用静脉注射可快速、有效发挥增强心肌收缩、控制心率传导等作用，还可减缓房室结传导速度，且无蓄积性毒副作用。其能快速加强心肌收缩，减慢心律，促使心脏输血量增加，改善血液循环。去乙酰毛花苷主要机制是作用于心肌细胞膜钠受体，抑制Na^+-K^+-ATP酶的活性，从而增加心肌收缩力和心排出量，心室舒张终末期压力明显下降，从而使静脉淤血减轻，但起效慢，在强心的同时增加心肌耗氧量，且易发生洋地黄中毒。去乙酰毛花苷属强心苷类药物，目前已广泛应用于慢性心力衰竭、心房颤动、阵发性室上性心动过速等多种心血管疾病治疗，因其对心肌细胞膜Na^+-K^+-ATP酶活性有选择性抑制作用，并可阻碍心肌细胞膜内外Na^+-K^+主动耦联转运，在心肌兴奋过程中产生大量钙离子，促进心肌收缩力加强。去乙酰毛花苷有正性肌力作用，可显著增加心输出量，改善心脏血流动力学与交感神经张力反射性，促使心率降低及心室传导减慢，故可在心房颤动治疗中取得一定效果。由于其具有正性肌力作用，可增加衰竭心脏输出量，改善血流动力状态，抑制交感神经张力反射性增高，同时提高迷走神经张力，减缓心率，延缓心室传导，降低房颤发生率。在阵发性室上性心动过速、心房颤动、慢性心力衰竭中有所应用，可选择性作用于心肌细胞膜Na^+-K^+-ATP酶，抑制其活性，并对心肌细胞膜内外Na^+-K^+主动耦联转运予以阻碍，增加心肌细胞及细胞浆中Na^+含量，于心肌兴奋时生成大量钙离子，强化心肌收缩能力。同时，去乙酰毛花苷注射液还能作用于迷走神经及心脏心肌电活动，减缓房室结构传导速度，降低窦房结自律性，增加有效不应期，并增加房室结隐匿性传导，减缓心房扑动及心房纤颤房室率（图5-3-26）。

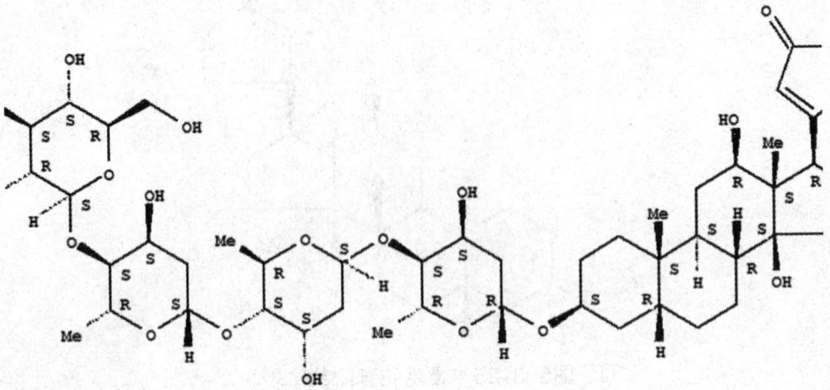

图5-3-26　去乙酰毛花苷结构式

（六）磷酸二酯酶抑制剂（PDEIs）

（1）作用机制

磷酸二酯酶（PDE）在哺乳动物中主要分布于心肌、平滑肌、血小板和肺中，并有四种亚型，即PDE Ⅰ、Ⅱ、Ⅲ、Ⅳ型。PDE Ⅲ型主要存在于心肌和血管平滑肌内，对环磷腺苷的水解有特异作用。PDE Ⅲ型抑制药通过结合在PDE Ⅲ型的酯酶部位而抑制此酶，减少环磷腺苷的降解，从而使细胞内环磷腺苷浓度增高，使多种环磷腺苷依赖的蛋白激酶激活，从而催化多种蛋白质的磷酸化（图5-3-27）。

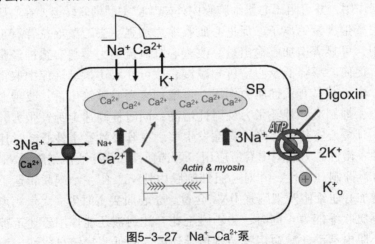

图5-3-27　Na$^+$-Ca^{2+}泵

正性肌力作用：通过心肌膜上慢钙通道的磷酸化，使动作电位慢钙通道的开放增加，钙离子内流增加；肌浆网上环磷腺苷依赖的钙泵调节蛋白的磷酸化，使肌浆网释放至胞浆的钙离子增加；肌钙蛋白Ⅰ（TnⅠ）和肌球蛋白等收缩蛋白的磷酸化。前两种效应使胞浆内游离钙增加，钙离子与肌钙蛋白结合后使肌动蛋白和肌球蛋白的分子构象改变，心肌收缩是由后两者结合导致的；收缩蛋白磷酸化后对钙离子敏感性增加。总体效果导致心肌收缩性增强，即"正性肌力效应"。扩血管作用：环磷腺苷是引起平滑肌松弛的"第二信使"。促进肌浆网对钙离子的重摄取，使细胞内钙离子减少，因而导致血管扩张；血管平滑肌细胞内环磷腺苷激活蛋白激酶促进钙离子外运，阻止钙离子内流。另外，心功能改善后交感神经亢进减轻也起部分作用（图5-3-28）。

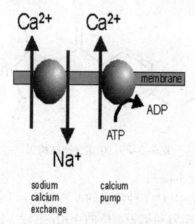

图5-3-28　Na⁺-Ca²⁺-ATP酶作用机制

（2）依诺昔酮（enoximone，Em）

依诺昔酮（恩奥酮，enoximone，Em）系咪唑酮类衍生物，是一种非苷非儿茶酚胺类强心药，兼有正性肌力和血管扩张作用，静注和口服均有效。Em是低米氏常数cAMP特异型PDE Ⅲ抑制剂，能选择性抑制心室组织CGI-PDE，而对窦房组织作用较弱，故其正性变力和变时作用分离，这点优于米利酮。由于cAMP降解受阻，细胞内cAMP水平增高，通过有关蛋白磷酸化增加向细胞浆中传递的钙离子数，加速肌浆网对钙的再摄取，降低肌钙蛋白—原肌球蛋白系统对钙离子的敏感性，进而激活更多的钙释放和运转，使横桥形成增多而增强正性肌力作用。许多动物实验表明，Em能逆转维拉帕米对狗心肺的抑制，表明其作用也与激活慢钙通道有关。Em对环腺苷酸磷酸二酯酶Ⅰ有强大的高度选择性的抑制作用，从而导致心肌和血管平滑肌细胞内的环腺苷酸水平提高。在高浓度时该药也抑制

Na⁺-K⁺-ATP酶。此外，PDEⅢ可能参与心肌胆碱—磷脂水解和去甲肾上腺素的调节。抑制PDEⅢ，增加心脏效应细胞和心脏神经末梢的cAMP，则能增强磷脂水解的生化效应和去甲肾上腺素的释放，可能也是Em作用机制的一个方面。与其他正性肌力药不同，该药还使心肌舒张速率加快，并使冠脉血流增加，对舒张功能减退的充血性心衰病人极为有利，其正性肌力作用比氨力农大12~15倍，且副作用较少，主要用于治疗心源性休克。Orime等研究认为，依诺昔酮不仅适用于心脏手术后心源性休克的病人，而且能够使心脏外科手术（如冠脉搭桥、心脏瓣膜置换术等）术后病人容易脱离连续性血液净化（CPB），使其显示优良的血液动力学状态。对心血管的作用不受酚妥拉明、普奈洛尔、硝酸甘油等药存在的影响（图5-3-29）。

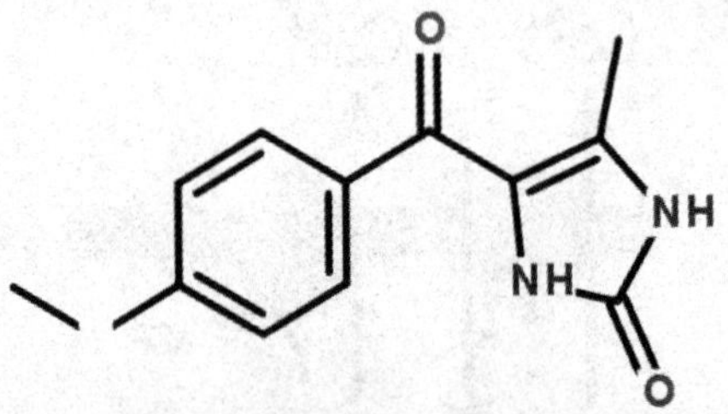

图5-3-29　依诺昔酮结构式

（3）米力农（milrinone）

米力农（milrinone）是一种新型的非洋地黄毒苷、非儿茶酚胺类强心药，具有增强心肌收缩力和扩张血管的作用。米力农保护心肌的机制与钙调节有关。米力农可有效调节心肌细胞内的Ca^{2+}浓度，增强心肌收缩力。肌钙蛋白酶Ⅰ（Cardiac troponin Ⅰ，cTn Ⅰ）参与心肌细胞骨架和肌节重建、信号传导及细胞凋亡，细胞内Ca^{2+}浓度升高和钙平衡破坏都会导致cTn Ⅰ激活，引起心肌组织损伤。作用机制是血管平滑肌细胞内cAMP增加，使平滑肌细胞的肌质网摄取钙离子增加，细胞浆钙离子减少，导致血管扩张。通过抑制细胞内磷酸二酯酶Ⅲ而使cAMP降解减少，心肌细胞内cAMP含量增高则促进钙离子内流和钙离子从肌质网释放，产生正性肌力作用。在心脏收缩舒张过程中，钙离子浓度的变化起着极其关键的作用。当心肌细胞内钙离子浓度下降时，钙离子与TnC分离，心肌舒张；心肌细胞内钙离子浓度升高时，钙离子与心肌肌节收缩，调节蛋白复合物TnC结合，引起心肌细胞的收缩。心肌细胞内钙离子浓度调节主要依赖细胞内cAMP。在心肌细胞动作电位平台期使心肌细胞内钙离子浓度增高时，cAMP升高可促进心肌细胞膜钙离子通道的磷酸化，钙离子通道通透性增加。米力农剂量增加到一定程度时，可能会使细胞外钙离子通过激活的电压依赖性通道大量进入细胞内，而文献报道，细胞内钙离子浓度升高到一定程度时，导致细胞内线粒体功能钙离子摄入障碍，从而引起细胞损伤。因而，适当剂量米力农可以促进心肌细胞的收缩，而较大剂量时，反而能引起心肌细胞损害，造成不良后果（图5-3-30）。

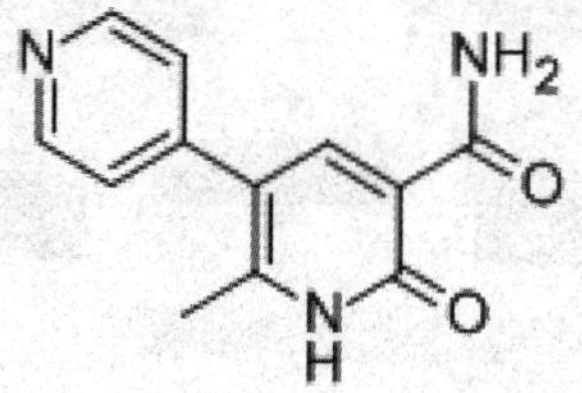

图5-3-30　米力农结构式

（4）氨力农（amrinone）

氨力农属于磷酸二酯酶抑制剂，是一种非洋地黄类、非儿茶酚胺类的正性肌力药物。它通过增加细胞内的环磷酸腺苷（cAMP）的浓度、选择性地抑制磷酸二酯酶，改变细胞内的钙离子转运，增加心肌耗氧量的同时产生正性肌力作用；同时，通过对血管平滑肌的直接松弛作用，降低心脏的前后负荷。目前，这类药物已经成为治疗充血性心力衰竭、肺心病的重要药物。氨力农通过抑制磷酸二酯酶使cAMP分解延迟，同样使心肌内的cAMP浓度升高。当cAMP浓度升高后，可发挥正性肌力作用和血管扩张作用，在心力衰竭治疗中发挥重要作用（图5-3-31）。

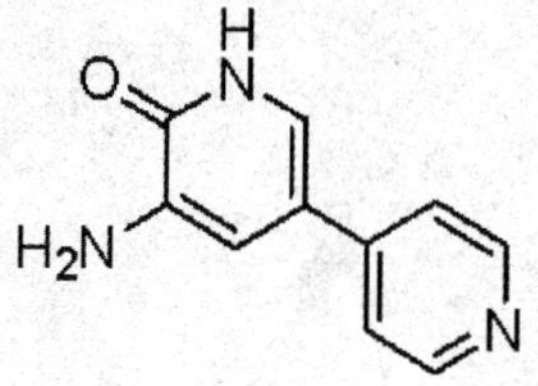

图5-3-31　氨力农结构式

二、钙增敏剂

（一）作用机制

钙增敏剂：研究发现某些磷酸二酯酶抑制剂（PDEI）的正性肌力作用强度与钙瞬变增加幅度不平行，即$[Ca^{2+}]_i$增加低于肌张力的增加，此现象称为心肌收缩蛋白对钙的敏感性（钙敏感性）增加，具有此作用性质的药物称为"钙增敏剂"（图5-3-32）。

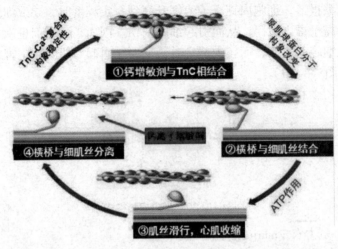

图5-3-32 钙增敏剂作用机制

钙增敏剂是一类新型的非洋地黄正性肌力药物，有强心作用。现有的钙增敏剂几乎均伴有抑制PDE的作用，钙增敏剂在其正性肌力作用中的地位则因药而异。其克服了传统强心药增加心肌耗氧量和引起细胞内钙超载等缺点。该类药物通过增加心肌收缩蛋白对Ca^{2+}的敏感性来发挥强心作用，不会引起心肌细胞内钙离子过多而致心律失常、细胞损伤甚至死亡；有潜在的逆转疾病状况下（如酸中毒和心肌顿抑）心肌收缩功能紊乱的作用，在治疗心衰、休克及心脏保护方面有良好的发展前景（图5-3-33）。

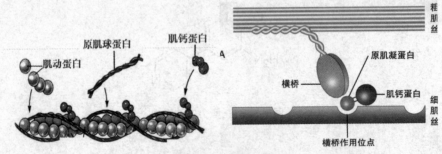

图5-3-33 肌丝作用机制

Blinks等把人将引起心肌细胞收缩的机制分类为：①上游机制。即通过提升内环磷酸腺苷（cAMP）含量来提高细胞内钙浓度；②中央机制。即通过增加肌钙蛋白C（Tn C）与钙离子的敏感性来增加细胞收缩力；③下游机制。作用于心肌细胞收缩系统，如细肌丝和横桥，增加细胞收缩蛋白与钙离子的反应，从而增强收缩。但中心机制和下游机制在调节收缩系统钙敏感性方面有重叠，因此有的钙增敏剂可能同时有两种作用。这一分类在不同的病理生理过程，如休克、酸中毒、缺血再灌注和心衰等条件下研究钙增敏剂的作用机制有一定作用。

钙增敏剂是在研究治疗充血性心力衰竭（心衰）的新型强心药时发现的一类作用机制完全不同于传统强心剂的强心药物。它们主要通过增加心肌收缩系统对Ca^{2+}的敏感性来发挥强心作用。

1. 上游机制

通过上游机制发挥作用的药物与心肌细胞Ca^{2+}依赖性收缩机制密切相关。这一类药物包括了全部的传统强心剂：①PDE类，通过抑制PDE活性，减少cAMP降解，增加细胞内Ca^{2+}浓度而发挥强心作用。②肾上腺素能β受体激动剂，通过与心肌细胞表面β受体结合，激活腺苷酸环化酶，升高cAMP浓度，增加心肌细胞内Ca^{2+}浓度而增强心肌收缩力。③强心苷类，通过抑制心肌细胞膜上Na^+-K^+-ATP酶活性，增加细胞内Ca^{2+}浓度，促进Na^+—Ca^{2+}交换，升高$[Ca^{2+}]_i$浓度而发挥正性肌力作用。大部分钙增敏剂同时也具有选择性地抑制PDE Ⅲ作用。近来研究出的新药，如选择性激活肌浆内质网Ca^{2+}-ATP酶/钙泵（sarcoplasmic reticulum Ca^{2+}-ATPase，SERCA）而增加Ca^{2+}拮抗剂Bay K 8644等，其共同和最终作用环节是升高$[Ca^{2+}]_i$以强心，因而不可避免地引起胞内Ca^{2+}过多而继发心律失常、细胞损伤甚至坏死。因此，出现不增加细胞内Ca^{2+}浓度而通过增加收缩系统Ca^{2+}的敏感性来发挥强心效应的钙增敏剂有特殊意义。

2. 中心机制

通过中心机制发挥作用的药物：Ⅰ型，如左西孟旦（levosimendan），作用于细肌丝，通过调节细肌丝Ca^{2+}复合物来促进肌动蛋白的作用，但并不影响TnC与Ca^{2+}的结合动力学；Ⅱ型，如CGP 48506和匹莫苯丹（pimobendan），主要通过中心机制，依赖直接作用或调节细肌丝构象变化来增加Ca^{2+}和TnC的亲和力。肌丝收缩除涉及肌钙蛋白I（TnI）、肌钙蛋白T（TnT）和原肌球蛋白（Tns）的一系列蛋白—蛋白反应、钙—TnC触发收缩外，还涉及到改变肌丝对Ca^{2+}的反应和神经—神经体液机制的调节。TnC与Ca^{2+}的结合是肌纤维收缩的关键，而一个肌丝收缩状态则是经Ca^{2+}的肌丝变构激活与经横桥的肌丝协同激活之间的平衡。

TnC是心肌肌钙蛋白的Ca^{2+}结合亚单位，也是心肌收缩的触发亚单位，钙增敏剂增强肌钙蛋白与钙的亲和力主要表现在以下三个方面：①TnI磷酸抑制效应。TnI对TnC与的结合具有调节作用，TnI被磷酸化后，使Tnc对

Ca^{2+}亲和力降低。某些钙增敏剂如McI-154、羟苯氨酮通过抑制cAMP的蛋白激酶或激活某个内源性蛋白磷酸酶、减少TnI的磷酸化，而增强TnC对Ca^{2+}的亲和力。②直接作用。如Levosimedan通过停靠在TnC的氨基末端调节钙结合的区域而增加细肌丝激活的水平和对Ca^{2+}的亲和力。也有人认为levosimedan结合部位是在肌钙蛋白的亲水囊上而发挥效应。甚至还有人认为Levosimedan仅作用于钙—TnC触发的一系列蛋白—蛋白反应而并非增加TnC对Ca^{2+}的亲和力。③针对ThC氨基酸残基乙酰化作用，Gmbarek等发现TnC的赖氨酸残基被乙酰化后，钙结合位点对Ca^{2+}的亲和力提高6倍以上，可能通过其他途径使TnC乙酰化增强而使TnC对Ca^{2+}的亲和力增强。

3. 下游机制

某些钙增敏剂如MCI-154还涉及到增强调节蛋白TnI、TnT和原肌球蛋白对Ca^{2+}的敏感性，也有直接促进心肌肌动蛋白与肌球蛋白的相互作用，表面MCI-154（0.1 ~ 100 um/L）使心肌去膜肌纤维收缩力–Pca关系曲线显著左移，以及使心肌肌原纤维蛋白Ca-Mg-ATP酶活性–Pca关系曲线显著左移。镜像体EMD-57033能刺激肌动蛋白肌丝滑动速率，直接作用于横桥，调节肌动蛋白、肌球蛋白的反应性。体外测定发现，即使在缺乏Ca^{2+}情况下，也能诱导收缩或激活肌动、肌球蛋白ATP酶。还认为某些作用于肌动蛋白和肌球蛋白的药物可通过改变收缩蛋白活力及肌动、肌球蛋白ATP酶的再生而影响收缩蛋白的钙增敏性（图5-3-34）。

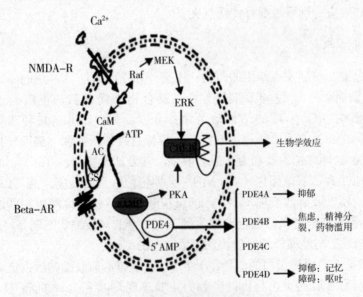

图5-3-34　磷酸二酯酶抑制剂作用机制

（二）常用药物

1. 左西孟旦（levosimendan，LS）

左西孟旦（levosimendan，LS）是以增加钙敏感性为主的正性肌力药，LS改善心衰动物的心脏功能，增加冠脉流量，缩小心梗范围。至今对千余例心衰病人的疗效观察显示LS能明显改善其症状，降低死亡率。它结合了心肌TnC的氨基端，稳定TnC-Ca^{2+}结合物的构型，此反应呈[Ca^{2+}]$_i$依赖性，在收缩期的作用最强，舒张期的作用较小。因此，可防止或减轻钙增敏导致的舒张功能损害（图5-3-35）。

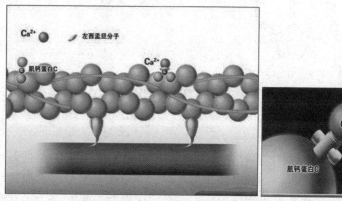
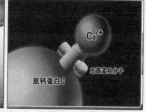

图5-3-35　左西孟旦的整体及局部作用机制

左西孟旦临床上主要用于治疗各种急性心力衰竭病症。在治疗心衰、休克及心脏保护有很好的疗效。静滴左西孟旦24 h后，其作用可持续7~9 d。左西孟旦耐受性良好，常见的不良反应为头痛、低血压，偶见心动过速和心悸。左西孟旦经静脉注射后，入肠道部分变成活性代谢产物，其清除半衰期长达75~80 h（左西孟旦自身的半衰期只有1 h）。结束静脉用药后活性代谢产物的血浆达峰时间为2 d。大部分副作用（如头痛、低血压）因剂量过大或血管扩张所致。为了避免血压降得过低带来的风险，当应用这种药时，尽可能暂时停用米力农及其他血管扩张药物（图5-3-36）。

图5-3-36　左西孟旦结构式

2. 舒马唑（sulmazole）

舒马唑是最早出现的钙增敏剂，由于它存在视觉障碍、暂时性色盲、诱发实验动物肝癌等毒副作用而被停止临床实验。舒马唑能够增加Ca^{2+}对肌钙蛋白的亲和力。右旋舒马唑在体内外比左旋体显示较强的活性，而PDEI一般不存在立体选择性（图5-3-37）。

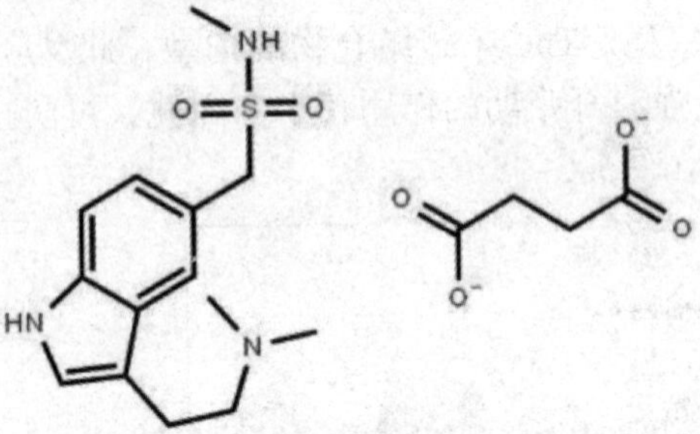

图5-3-37　舒马唑结构式

3. 磺甲唑（sulmazole）

磺甲唑（sulmazole）是首先被发现具有钙增敏作用的正性肌力药。其衍生物匹莫苯（Pimobendan）的作用更强，匹莫苯是最早上市的钙增敏剂，结构上属于咪唑—哒嗪酮衍生物，二者均使裸露心肌P_{Ca}张力关系曲线左移，增加TnC对$[Ca^{2+}]_i$的亲和力。

和舒马唑一样具有PDEI作用，该药同时具有I型钙增敏剂和磷酸二酯酶（PDE）抑制剂的作用。其作用机制主要是增加肌丝的钙敏感性，并且也有PDE抑制剂的作用和延长动作电位时间的作用。匹莫苯用于急性心衰和轻、中度慢性心衰的治疗（图5-3-38）。

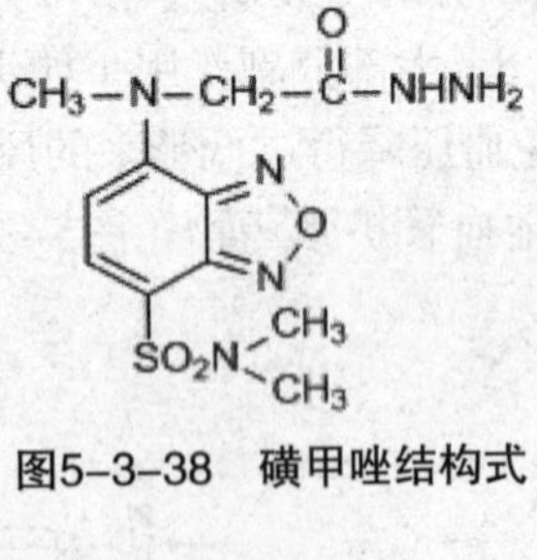

图5-3-38　磺甲唑结构式

4. EMD-57033

EMD-57033是一种消旋噻二嗪类衍生物EMD-53998的（+）异构体，有着突出的钙增敏作用，是最强的钙增敏剂（作用为匹莫苯的100倍）。低剂量的EMD-57033能增加心肌收缩力及舒张力；而高剂量EMD-57033尚有PDE抑制作用，虽然不改变细胞最高Ca^{2+}浓度，但延长Ca^{2+}内流时间，相对增加舒张期细胞内Ca^{2+}浓度，影响舒张功能。该药几乎完全表现为钙增敏作用。只有微弱的PDE抑制作用。它不增加TnC-Ca^{2+}结合，而是直接作用在肌动蛋白与肌球蛋白界面，激活肌动蛋白向肌球蛋白头部滑动的速度。EMD-57033可逆转酸中毒引起的心肌抑制。本品的缺点是收缩时间延长，增加了心脏舒张期的张力和耗氧量。它引起舒张功能不全，增加心脏的舒张末压，导致静脉淤血，加重心衰症状（图5-3-39）。

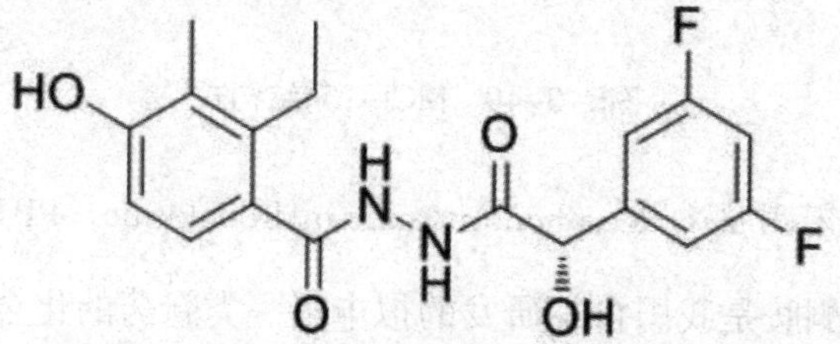

图5-3-39 EMD-57033结构式

5. MCI-154

MCI-154是一种合成的哒嗪酮类化合物，属于I型钙增敏剂，其对慢性心衰，尤其是缺血性心衰的治疗非常有利。MCI-154的强心作用机制如下：增强肌动蛋白ATP酶活性，增加Ca^{2+}与肌钙蛋白的亲和力，从而引起肌钙蛋白构象变化，触发肌球蛋白与肌动蛋白相互作用，形成环形横桥，导致心肌纤维收缩。但本品具有较弱的PDEI作用，并且钙增敏作用具有Ca^{2+}浓度依赖性，即在低Ca^{2+}浓度下不发挥任何作用。

Yosihmi报道，TnI可能是MCI-154强心作用的另一个潜在靶物质。MCI-154具有轻微的PDE抑制作用。其活性分别是匹莫苯和舒马唑的15倍和85倍，能增加纤维蛋白对Ca^{2+}敏感性，刺激Ca^{2+}和心肌蛋白的结合，同时该药能够促进肌动蛋白和肌球蛋白的相互作用，具有拮抗失血性休克和内毒素休克的作用。MCI-154的钙增敏作用具有Ca^{2+}浓度依赖性，即在低Ca^{2+}浓度下不发挥任何作用。

MCI-154能增加Ca^{2+}与TnC的亲和力，触发肌球蛋白和肌动蛋白相互作用，形成环行横桥，从而引起肌钙蛋白构象改变，导致心肌纤维收缩。此外，MCI-154还具有降低心肌氧耗、扩张血管、不增加心率等作用（图5-3-40）。

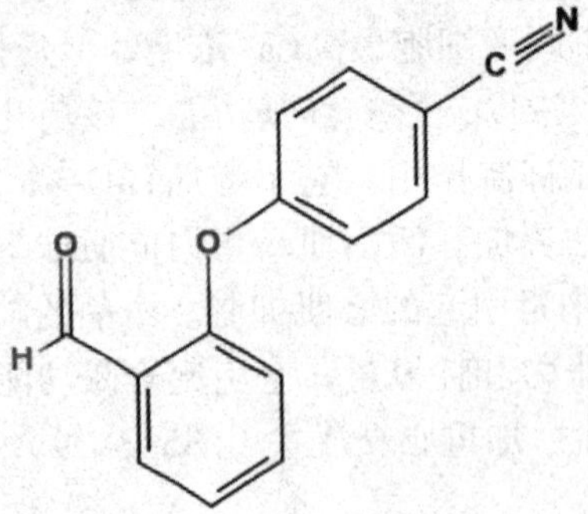

图5-3-40　MCI-154结构式

6. 盐酸椒苯酮胺（piperphentonamine hydrochloride，PPTA）

盐酸椒苯酮胺是我国自主研发的拟申报一类新药的化合物，其强心与扩血管作用已经在离体与整体多种试验模型上证实。PPTA不增加心肌细胞内钙离子，而是通过增加cTnC和Ca^{2+}的亲和力来加强心肌收缩蛋白对钙的敏感性，从而发挥强心作用，属于钙增敏剂类的强心药。

临床前研究发现，PPTA具有良好的保护受损心肌、增强心功能并降低心肌耗氧量的双重作用；可增加心肌收缩蛋白对Ca^{2+}的敏感性，而不增加心肌细胞内Ca^{2+}浓度，甚至有抗Ca^{2+}超载作用，无致心律失常的危险；PPTA增加心肌收缩蛋白对钙离子的敏感性，且不会产生导致心律失常的不良反应，该化合物为具有独特作用机制、不良反应小的潜在新药。目前国内外尚无同类药物（图5-3-41）。

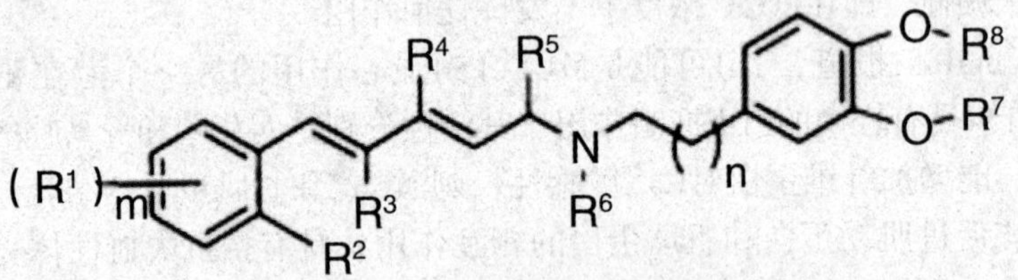

图5-3-41　盐酸椒苯酮胺结构式

7. 羟苯氨酮（oxyphenamone，Oxy）

羟苯氨酮是具有钙增敏作用的强心扩血管剂。Oxy对Na^+、K^+-ATP酶和PDE无抑制作用，也不影响心肌cAMP含量，但能显著增强心肌肌原纤维对Ca^{2+}的敏感性，高浓度时轻度抑制心肌肌浆网Ca^{2+}-ATP酶活性。该化合物能够增强心脏功能、改善冠脉循环、降低心肌氧消耗、减轻实验性心肌缺血损伤。Oxy显著增加cTnC和Ca^{2+}的亲和力，且呈剂量与效应相关性。Oxy呈浓度依赖性和可逆性激活钙敏感钾通道，从而发挥其血管舒张作用（图5-3-42）。

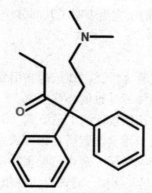

图5-3-42　羟苯氨酮结构式

第四节　中药对心肌细胞钙信号的调节作用

中药是祖国医药的重要组成部分，其种类繁多，疗效各异，在防病治病中发挥着重要作用。随着越来越深入地对中药有效成分机理的研究和研究手段的提升，特别是膜片钳技术的应用，在分子水平认识药物的详细机制已经成为可能。其中，中药对心肌细胞钙通道作用的研究已深入到中药的有效成分，对中药复方的研究也开始加深。中医中药治疗疾病多以复方为主，复方的研究虽然比较复杂，但是有着重大的意义。将单味药、单体有效成分、有效部位及复方相结合研究，从整体电生理到单个心肌细胞，膜片钳可以全面系统地对某一有效验方进行电生理作用研究，提高中药研究的系统性和科学性，为相关临床应用和新药研发提供理论依据，并且促进传统医学的现代化发展。

一、中药复方

（一）宣导泻肺饮

范氏等通过研究观察不同浓度下宣导泻肺饮大鼠含药血清对大鼠心室肌细胞钙离子通道电流的影响，发现不同浓度的宣导泻肺饮含药血清对心室肌细胞的I_{Ca-L}呈浓度依赖性抑制，但未改变电压—电流曲线图整体形状。宣导泻肺饮方中药物主要成分为葶苈子、猪苓、泽泻、杏仁、厚朴等。其中葶苈子利尿消肿，泄热驱邪。李时珍称其"肺中水气贲郁满急者，非此不能除"。其主方更是具有抗心律失常、利尿、强心等作用，通过含药血清对心肌细胞钙离子通道的研究更表明了其部分作用机制。

（二）炙甘草汤

炙甘草汤的药理研究较为广泛，如抗药物引发的实验性心律失常，抗心肌缺血、心肌缺血再灌注所导致的心律失常，以及对心肌电生理的影响等。周氏采用伤寒论原方比例按传统工艺煎煮，浓缩比例至2.25 g/mL作用于成年雄性日本大耳白兔，用全细胞膜片钳方式观察含不同浓度炙甘草汤细胞外液对各组APD的影响情况。观察可见炙甘草汤含药血清对各组APA无明显影响，对APD可有延长作用。含药血清各组可抑制Ito与I_{Ca-L}峰值，对I_{Na}则无明显影响。该实验表明炙甘草汤可作用于多个靶点，从而起到抗心律失常的作用。

（三）芪玄益心胶囊

栗氏等使用全细胞膜片钳技术记录芪玄益心胶囊对大鼠心肌细胞动作电位的影响。可见芪玄益心胶囊可促进Ito1开放，改善动作电位。瞬时外向钾电流是心肌在去极化时快速激活和快速失活的钾通道，并具有时间依赖性，Ito的变化不仅可以影响动作电位的产生，还可以对整个心脏电生理产生影响，从而导致心律失常，严重时还会影响心肌细胞的功能。进而推断芪玄益心胶囊对缺血性心肌细胞产生保护作用。

（四）冠心胶囊

冠心胶囊是在祖国传统千家妙方基础上研制的中药复方制剂。杜智敏等通过观察冠心胶囊对豚鼠心肌细胞L-型钙通道的作用，发现1，10，30 mg/mL的冠心胶囊对I_{Ca-L}的抑制作用依次升高，其最大抑制率可达52%，提示其可能显著抑制L-型钙通道，从而减少钙离子内流，使心肌收缩力降低，心率减慢，降低心肌耗氧量，保护心肌。

（五）通脉汤

李彤等通过建立心肌细胞体外缺氧模型，利用血清药理学方法、PT-PCR方法证实通脉汤含药血清干预可明显降低缺氧心肌细胞的游离钙离子浓度，与左旋氨氯地平有相当的水平。

（六）稳心颗粒

稳心颗粒（山东步长制药有限公司）作为国家批准的第一个抗心律失常的中药制剂，由中国中医研究院研制，主要药物组成为三七、党参、琥珀、甘松、黄精，能有效治疗多种类型心律失常且毒副作用小。有研究发现稳心颗粒有治疗早搏的作用。近年来有研究稳心颗粒对大鼠心室肌细胞L-型钙电流动力学特性的影响。研究表明，稳心颗粒抑制I_{Ca-L}呈浓度依赖性，使I电流电压曲线上移，激活曲线右移，并延长失活后恢复时间，从而抗心律失常。

（七）参附注射液

参附注射液可显著地改善心功能，在充血性心力衰竭的应用上已取得很好效果。闫福曼等通过研究发现，参附注射液可增加L-型钙通道的平均开放概率，并且呈浓度依赖性关系，提示其可能是通过促进钙离子的内流，达到增强心肌收缩力的作用，从而对抗心力衰竭。

（八）丹参复方液

丹参复方液由江苏江阴天江药业有限公司生产，主要包括丹参、生黄芪、钩藤等，具有逆转高血压性心肌肥大的作用。有研究用灌胃法给予丹参复方液来治疗用腹主动脉缩窄法建立的高血压性心肌肥大模型。结果表明，丹参复方液组小于高血压未治疗组，丹参复方液组与正常对照组相比无显著性差异。可以得出，丹参复方液具有逆转高血压性肥大心肌L-型钙电流的药理作用。

二、中药提取物

（一）枳实提取液

枳实提取液由中药枳实提取制成，主要含有辛弗林、N-甲基酪胺和枳实总黄酮等有效成分。据报道枳实提取液和辛弗林通过促进电压依赖性L-型钙通道开放，浓度依赖性增强钙电流。此外，枳实提取液中所含的枳实总黄酮等有效成分对钙通道可能也有部分作用。已知L-型钙电流影响快反应细胞动作电位平台期，参与兴奋—收缩耦联，与钙离子从肌浆网释放有关。枳实提取液增强L-型钙通道电流，促进钙通道的开放，使细胞内钙离子浓度增加，增强心肌收缩力。

（二）瓜蒌皮提取物

瓜蒌是一种常用中药，始载于《名医别录》，原名栝楼实，为葫芦科植物栝楼或双边栝楼的干燥成熟果实。近年来的研究表明，瓜蒌有扩张冠脉、保护心肌缺血等功效。瓜蒌能治疗冠心病，瓜蒌提取物中的有效成分可以阻滞钙通道，减少Ca^{2+}内流。瓜蒌皮的水溶性成分主要由蛋白质、多糖、多肽组成，有明显的钙激动作用，具体是哪种物质有激动作用，有待深入研究。另据报道，瓜蒌皮用不同浓度乙醇回流提取，拮抗实验表明，70%乙醇提取物钙拮抗作用最强。

（三）茯苓水提物

茯苓性平、味淡，归心肺脾肾经，具有利水渗湿、宁心安神的功效。现代医学研究表明，茯苓的宁心安神功效来源于它对神经系统的镇静作用。而不少中枢神经系统疾病与胞浆内钙稳态失衡有密切关系（如老年性痴呆，血管性痴呆等），尤其是胞浆内钙离子超载，可以导致细胞的结构和功能破坏。研究表明，茯苓的水提物对神经细胞内的钙离子具有双向调节作用。

低浓度的茯苓水提液对正常的神经细胞内钙离子浓度有增强作用。而导致胞浆内钙离子浓度上升的主要途径有两条：一是细胞外钙离子通过钙通道进入胞浆内；二是胞浆内钙库（内质网等）释放钙离子入胞浆。茯苓水提液对谷氨酸诱导的神经细胞内钙离子浓度上升有抑制作用。茯苓水提液抑制谷氨酸诱导胞浆内钙离子浓度上升的作用部位可能有三处：一是阻断谷氨酸与NMDA（N-甲基-天门冬氨酸）受体结合，阻止与NMDA受体耦合的钙通道的开放；二是阻断谷氨酸与谷氨酸受体结合，抑制IP 3（1，4，5-三磷酸肌醇）的生成；三是阻断IP 3与钙库上的IP 3受体结合，阻止内钙释放。茯苓水提液是通过哪条途径诱导胞浆内钙离子浓度上升有待进一步的研究。

（四）银杏叶提取物

银杏酮酯（GBE50）是近年我国自主开发的一种新型银杏叶提取物。有实验观察模拟缺血游离豚鼠心室肌细胞L-型钙电流和游离钙浓度会受到GBE50的影响。结果显示，50 mg/L的GBE50可以减轻缺血对I_{Ca-L}的抑制效应，心室肌细胞内游离钙浓度的增加，GBE50可减轻心肌缺血区域与非缺血区域电生理的异质性，维持缺血时I_{Ca-L}的特性，使缺血后豚鼠心肌细胞电生理稳定，减轻缺血后心肌细胞内钙超载介导的心肌损伤。银杏苦内醋B是从银杏叶中提取的一种六环笼状结构的二萜类化合物，其能抑制血管紧张素转换酶的活性，从而起到降血压的作用。药理研究发现银杏苦内酯B能呈浓度依赖性抑制I_{Ca-L}。银杏苦内酯B 10^{-6} mol/L浓度下，峰值I_{Ca-L}降低24.7%；10^{-5} mol/L浓度下，峰值I_{Ca-L}降低36.9%。随着药物浓度的增加，I–V关系曲线逐渐上移，但其峰值电压保持不变。

三、中药有效成分

（一）生物碱类

1. 小檗碱

小檗碱即黄连素（图5-4-1），是从毛茛科多年生草本植物黄连中提取的季胺型生物碱，具有抗心律失常、降血压的作用。研究发现其小剂量兴奋心脏，大剂量则抑制心脏，提示对心脏具有双向治疗的作用。膜片钳实验研究表明，小檗碱对心室L–型和T–型心肌细胞钙通道均有抑制作用。10~30 mol/L的小檗碱能明显抑制豚鼠心室肌细胞L–型钙电流,且抑制效应呈浓度依赖及非频率依赖，其电流—电压关系曲线的峰值也下降。

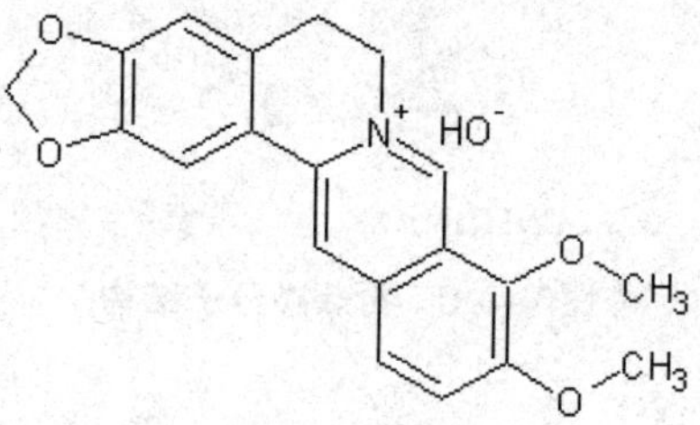

图5-4-1　小檗碱分子结构

2. 青藤碱

青藤碱（图5-4-2）是由防己科植物青藤根茎中提取的生物碱，黄氏等通过使用膜片钳技术，记录了青藤碱对豚鼠心肌细胞子通道的影响，尤其是钾离子通道。黄氏研究发现青藤碱对心肌细胞内向整流钾电流和延迟整流钾电流在不同浓度下均具有阻滞作用，并且具有延长心肌细胞的复极效应，同时降低心肌细胞膜的静息电位。钾通道阻滞剂的研究与开发可为临床抗心律失常的治疗提供新的方向，青藤碱对复极作用的延长可能是抗心律失常的主要作用机制之一。青藤碱对钠通道的明显抑制和钙通道中等程度上的抑制，提示其可能具有对其他离子电流抑制作用或抗心律失常作用。

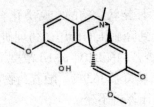

图5-4-2　青藤碱分子结构

3. 粉防己碱

粉防己碱（图5-4-3）又名汉防己甲素，是从防己科多年生木质藤本植物粉防己中提取的异喹啉类生物碱，运用膜片钳单通道技术研究发现0.3—30 μmol/L粉防己碱能阻滞L-型钙电流，且呈浓度依赖性，其半数抑制浓度IC_{50}为13.3 μmol/L，但对其电流—电压曲线无明显影响，是一种天然的非选择性钙通道阻滞剂。

粉防己碱

Tetrandrine

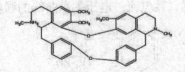

分子式：$C_{38}H_{42}N_2O_6$　　　分子量：622.73

图5-4-3　青藤碱分子结构

4. 蝙蝠葛碱

蝙蝠葛碱（图5-4-4）是中药北豆根中的有效成分，据报道，蝙蝠葛碱对豚鼠心室肌细胞具有浓度依赖性阻断L-型钙电流的作用，且抑制作用是可逆的。在临床试用于心律失常有良好的效果，且不良反应小，安全度大，是具有良好发展前景的一个新药。

5. 乌头碱

乌头碱（图5-4-5）是存在于中药川乌中具有显著阻滞钙通道作用的毒性成分，对心肌具有显著影响。陈龙等在单个大鼠心室肌细胞上观察乌头碱对L-型钙通道活动的影响，结果表明，50 μg/mL的乌头碱能显著阻断L-型钙通道活动，缩短其开放时间，延长关闭时间，使其开放概率下降。

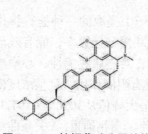

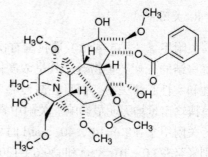

图5-4-4 蝙蝠葛碱分子结构　　　　　图5-4-5 乌头碱分子结构

6. 汉防己碱

汉防己碱（图5-4-6）是一种具有氧桥的双分子苯甲基异喹啉生物碱，具有抗炎作用。有研究发现，汉防己碱可抑制大鼠大脑皮层神经元膜L-型和N-型电压依赖性通道，且具有浓度依赖性，使其关闭时间延长，开放时间缩短，开放概率降低，降低钙内流，其对L-型钙通道的作用与钙通道阻滞剂维拉帕米相似但较弱。而粉防己碱可浓度依赖性缩短由缺氧诱导的L-型和N-型钙通道开放时间增加，降低其开放概率。

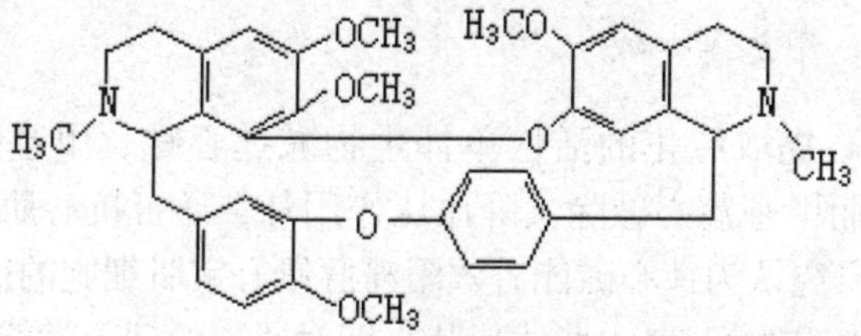

图5-4-6 汉防己碱分子结构

7. 钩藤碱

钩藤碱（图5-4-7）对大鼠大脑皮层神经元L-型钙通道有阻滞作用。30 mol/L的钩藤碱能使大鼠大脑皮层神经元L-型钙通道的平均开放时间明显缩短，降低其开放概率，延长其关闭时间，但对钙通道电流幅度无明显影响，此作用相似于维拉帕米（20 mol/L）对同类细胞的作用但弱于维拉帕米。

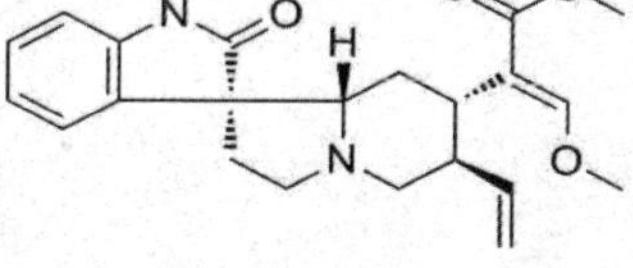

图5-4-7 钩藤碱分子结构

8. 关附甲素

关附甲素（图5-4-8）是我国首次从白附子中提取的一种能直接作用于窦房结的二萜类生物碱，其呈浓度依赖性地减慢窦性频率，能有效治疗房性和室性心律失常。而且在减慢心率的同时，对心肌收缩性、心输出量和每搏输出量均无明显影响。关附甲素对I_{Ca-L}具有阻滞作用，且呈浓度依赖性。关附甲素在8 mol/L、40 mol/L时可使I_{Ca-L}最大峰值从1020.8 ± 197.3 pA分别降至523.0 ± 101.8 pA和429.6 ± 120.0 pA，使L-型钙通道I-V关系曲线上移，但不改变其峰值、激活和反转电位。

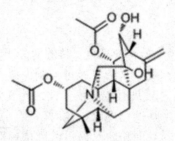

图5-4-8　关附甲素分子结构

9. 莲心碱、甲基莲心碱

中药莲子心提取纯化的活性单体生物碱莲心碱、甲基莲心碱具有降血压的作用，而甲基莲心碱除具降血压作用外，还可抗心肌缺血、心律失常。赵颖等的研究认为莲心碱能有效阻滞豚鼠心室肌细胞的I_{Ca-L}并且具有浓度依赖性，但并未改变其I-V曲线形状，即对通道的动力学特性无影响。

10. 益母草水苏碱

唇形科植物益母草中的有效成分可以保护心肌，防止心肌损伤等。有研究采用不同浓度的益母草水苏碱去干预去甲肾上腺素诱导新生大鼠心室肌细胞，观察肌浆网的钙摄取功能的改变及SERCA的含量和活性变化，明确益母草水苏碱的疗效，进一步探索益母草水苏碱对心肌细胞肌浆网钙摄取功能的影响。结果表明，益母草水苏碱可有效提高NE诱导的心肌肥大细胞的肌浆网钙摄取和SRECA活性，且呈剂量依赖性。

（二）皂苷类

1. 薯蓣皂苷

薯蓣皂苷是从中药穿龙薯蓣提取的甾体皂苷，为水溶性成分中的主要物质。有研究采用全细胞钳制技术，观察薯蓣皂苷对正常大鼠心室肌细胞L-型钙通道电流的影响，结果表明薯蓣皂苷能呈剂量依赖性的降低I_{Ca-L}峰值，同时使失活曲线向负电位方向变化，曲线左移，对激活曲线无影响。提示薯蓣皂苷对L-型钙通道电流的阻断作用可能是它通过减轻钙超载而产生的。

2. 人参皂苷

人参具有抗心律失常、扩张血管和保护心肌的作用，并且对心脏收缩功能有先兴奋后抑制、小剂量兴奋大剂量抑制，对血压小剂量升血压，大剂量降血压的作用。临床用于高血压、冠心病和心律失常。其主要成分为三萜类化合物人参皂苷。其中人参三醇类皂苷Re、Rgl、RgZ、Rhl使L、T-型钙通道的开放时间缩短、关闭时间延长、开放概率减少，而R_f仅使L-型钙通道的开放时间缩短、关闭时间延长、开放概率减少。人参二醇组皂苷能对正常及缺血、缺氧所致大鼠大脑皮层神经元钙通道产生影响。据报道人参二醇组皂苷可显著缩短正常及缺血、缺氧大鼠大脑皮层神经元L-型钙通道的平均开放时间，延长其平均关闭时间，降低其开放概率，而对该通道的电流幅值无明显影响，该作用类似于维拉帕米，但其作用弱于维拉帕米。

3. 西洋参茎叶皂苷

从西洋参茎叶皂苷中提取的主要单体成分Rb3能有效阻滞钙通道。Rb3在300 mg/L时使L、T型钙通道的开放时间缩短，关闭时间延长，开放概率减少，其作用与异搏定37.5 mg/L相似。

4. 三七皂苷

三七皂苷分离纯化可以得到两种单体成分Rb1和Rg1。张斌等研究二者对豚鼠心室肌细胞L-型钙通道的作用，结果表明Rb1可以有效阻滞钙离子通道为钙通道抑制剂，而Rg1对钙通道则无抑制作用。Rb1在10 mol/L、30 mol/L时分别使对Bay和Nifedipine敏感的钙通道电流减少$16.2 \pm 3.7\%$和$38.3 \pm 10.4\%$，且在3~1000 mol/L范围内，其作用呈浓度依赖关系。Rg1在1030 mol/L、30 mol/L时对钙电流均无明显影响。

（三）苷类

例如，芍药苷（图5-4-9）来源于芍药、牡丹等中药的根部，可以有效抑制心肌细胞中的I_{Ca-L}。经洗脱后I_{Ca-L}能基本恢复，说明芍药苷对钙通道的阻断作用具有可逆性，而对L-型钙通道激活态无明显影响。芍药苷使失活曲线向较负的方向偏移，明显延长通道从失活态的恢复时间。提示芍药苷能改变L–型钙通道的失活特性，延长通道从失活态到静息态的恢复。虽然芍药苷对心肌细胞钙通道有明显的阻断作用，但药效相对弱于双氢吡啶类药物。

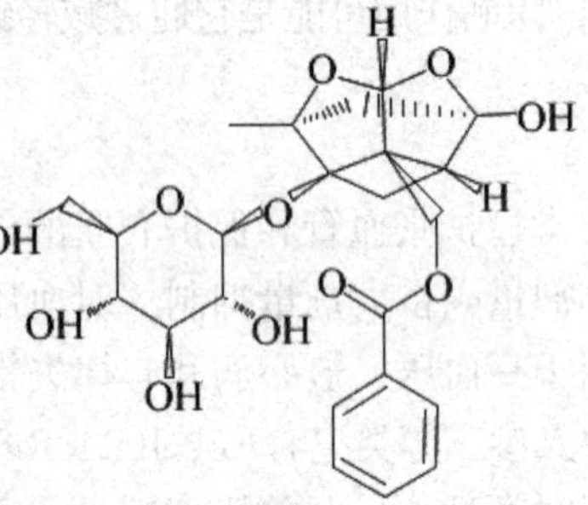

图5-4-9　芍药苷分子结构

（四）其他

1. 灯盏花素

灯盏花素能明显增加冠状动脉血流量、减慢心率及抗心肌缺血，临床应用于冠心病等。而且灯盏花素能明显抑制心室肌细胞的Ca^{2+}通道，使I_{Ca-L}呈电压依赖性减小，在峰电流电压下作用最明显，而对其反转电位无明显影响。

2. 葛根素

葛根素（图5-4-10）是从豆科中药野葛根中提取出来的具有扩张冠状动脉，抑制血液凝聚，抗心肌缺血和抗心律失常作用的一种水溶性单体成分。葛根素对心肌细胞的I_{Ca-L}具有一定程度的时间依赖性阻断作用，最大抑制程度接近20%，同时葛根素可以上移I_{Ca-L}而I–V曲线不改变其激活、峰值、反转电位，提示葛根素于不同电位时对I_{Ca-L}具有均匀一致的阻断作用。目前，随着研究的深入，发现它能直接抑制单个心肌细胞缺血、低氧后细胞内钙离子浓度的增高，提示葛根素的抗心肌缺血、低氧可能通过抑制细胞内钙超载途径得以实现的。虽然心肌细胞钙超载调控主要取决于肌浆网内的钙离子释放到细胞浆内的多少，但葛根素可以抑制心肌细胞L–型钙离子通道电流，因为L–型钙离子通道也参与细胞内钙离子浓度的调控，并且它是诱发肌质网Ryanodine受体开放的主要原因，因此至少部分解释了葛根素对细胞内钙离子浓度的作用。因而葛根素以电压依赖性方式抑制心肌细胞膜上的钙离子通道电流，使钙离子电流内流减少，起到抗心律失常的作用。

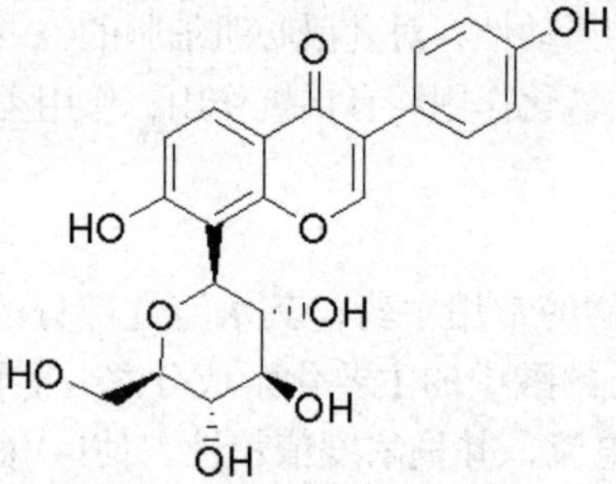

图5-4-10 葛根素分子结构

3. 淫羊藿

淫羊藿为常见的一种中药，具有补命门、益精气、强筋骨、补肾壮阳的功效，淫羊藿能增加心脑血管血流量，促进造血功能、免疫功能及骨代谢，临床常用于治疗男子阳痿不举、滑精早泄、小便不禁，以及女子不孕等症。淫羊藿含淫羊藿甙、挥发油、蜡醇、植物甾醇、鞣质、维生素E等成分，能兴奋性机能，对动物有促进精液分泌作用。还有降压（引起周围血管舒张）、降血糖、利尿、镇咳祛痰，以及维生素E样作用。

淫羊藿对心脏、动脉、平滑肌、肾脏四种器官^{45}Ca跨膜流动具有显著影响，既能阻滞钙（^{45}Ca）大量内流，又能促进已流入细胞中的^{45}Ca外溢，但对肝脏^{45}Ca流动的影响相对较弱。这对维持细胞内Ca^{2+}浓度的稳定和细胞的正常生理功能有重要意义。淫羊藿的碱提组对内脏器官钙通道的调控作用优于醇提组和水提。但关于淫羊藿中某些单体对钙通道调控力强弱关系，还有待于进一步研究。

4. 白藜芦醇

白藜芦醇是一种生物活性很强的天然多酚类物质，存在于虎杖、桑葚、决明子等植物中，具有抗氧化、抗炎、抗肿瘤等多种药理作用。可以治疗由细胞内钙超载引起的急性胰腺炎，有效减轻炎症。虽然目前有关白藜芦醇治疗胰腺炎的机制尚未明确，但白藜芦醇与细胞内钙离子调节之间有很密切的治疗效应关系。据研究表明，正常细胞的结构和功能由于钙离子调节失衡被破坏，而白藜芦醇能够纠正这种失衡，缓解细胞内钙超载，从而降低细胞损伤。

5. 丹皮酚

丹皮酚是从中国的国花牡丹的根皮中提取的活性成分之一。据研究表明，丹皮酚有抗心律失常作用，可能与拮抗再灌注引起的细胞钙超载有关，能明显减慢心肌细胞的搏动性，对乳鼠心肌细胞的Ca^{2+}摄取有显著抑制作用，对正常及钙反常产生的氧化作用均有拮抗作用，作用类似于慢通道阻滞剂。

6. 丹酚酸A和B

丹参是治疗冠心病的常用中药，其水溶性部分的主要有效成分为丹参总酚酸。丹酚酸A是丹酚酸中的主要化学成分之一。研究表明，丹酚酸A可阻断心肌细胞钙通道电流，并呈浓度依赖性，使I–V曲线上移，激活曲线右移，但不改变失活、恢复曲线的形状。丹酚酸B是从丹参中提取的药物单体，有研究表明丹酚酸B对大鼠心肌细胞上的I_{Ca-L}具有抑制作用。

四、中药钙激动剂

（一）甘草

甘草制剂或其提取物主要成分甘草次酸具有一定的抗心律失常作用，可减轻由氯化钡、乌头碱、氯仿、$CaCl_2$混合液或冠状动脉结扎后诱发的小鼠心律失常。有研究发现甘草次酸在10^{-6} mmol/L可使豚鼠心室肌细胞I_{Ca-L}峰值增加22.51%，I–V关系曲线有相应的下降，但其峰值电压不变，提示甘草次酸可促使L–型钙通道开放，使心肌细胞内钙浓度增加，故可加强心肌细胞的收缩力。

（二）红花

红花黄素是一种从红花中提取出的查尔酮类化合物，具有水溶性的特征。有研究表明红花黄素（3.3 μg/L）能在不改变通道的开放概率而通过增加电流幅值的作用下使I_{Ca-L}的峰值由（−1021 ± 74）pA增至（−1436 ± 212）pA。红花具有降血压、降血脂、扩血管、抗凝、抗炎和提高耐缺氧能力等作用，其对心脏及血管的影响是双向的，红花煎剂小剂量增强心肌收缩力，大剂量则有抑制作用，临床用于治疗缺血性心脏病、脑中风等。

（三）氧化苦参碱

氧化苦参碱是从豆科槐属植物苦参或平科植物广豆根中提取的生物碱，具有抗肿瘤、抗过敏、抗炎症、保肝及抗病毒等药理作用。庄宁宁等应用全细胞钳制技术，研究氧化苦参碱对豚鼠心室肌细胞膜I_{Ca-L}的影响，结果表明在不同膜电位水平氧化苦参碱对I_{Ca-L}具有均匀一致的同等程度的增强作用，且呈浓度依赖性。因而认为氧化苦参碱的正性肌力作用是通过作用于L-型钙通道促进钙内流完成的。

（四）冬虫夏草

冬虫夏草具有强心苷类药物的正性肌力作用，临床用于多种心律失常。药理研究结果表明，冬虫夏草水提液可明显促进豚鼠心肌细胞I_{Ca-L}，使I_{Ca-L}从（-151 ± 23）pA增加到（-197 ± 32）pA，提示冬虫夏草水提液促进心肌细胞钙内流，可能是该药治疗缓慢型心律失常的机制之一。

（五）枳实

枳实的有效成分可用于治疗各种休克，具有强心、利尿、升压和增加心、脑、肾血流量的作用。辛弗林和N-甲基酪胺是中药枳实的主要有效活性成分，研究表明，辛弗林（10、25、50、100 mmol/L）能增大I_{Ca-L}，增加率分别为8.27%、27.29%、41.01%和48.74%。用N-甲基酪胺（10、25、50、100 mmol/L）时能增大I_{Ca-L}，增加率分别为10.05%、30.12%、43.05%和51.90%，二者只改变电流幅度，不改变I-V曲线形状。提示辛弗林和N-甲基酪胺具有促进钙通道开放的作用，并且有浓度依赖性的增大豚鼠心室肌细胞I_{Ca-L}。

（六）大黄

大黄有效成分大黄素能显著影响肝细胞、淋巴细胞、血管平滑肌细胞、血小板等细胞内钙。研究结果表明，1 μmol/L大黄素可明显促进I_{Ca-L}，10 μmol/L对I_{Ca-L}无影响而100 μmol/L明显抑制I_{Ca-L}，提示大黄素对心肌细胞L-型钙电流具有双向调节作用。

心肌细胞电生理学的发展特别是细胞膜片钳技术的应用，使中药药理研究从器官水平深入到细胞和分子水平，为中药研究开辟了新途径，但目前的研究仍存在一些问题。中药尤其是复方制剂由于其成分复杂，实验影响因素众多，并且缺乏严格对照，其结论一直难以得到世界范围的关注和认可。近年发展起来的通过研究给药动物血清生物学活性来揭示药物作用机制并与膜片钳技术相结合的中药血清药理学，有望解决这一难题。如今，在中药的抗心律失常的研究中，还未从心肌细胞水平将中医心悸的病症病机和心律失常的发病机制联系起来，而这方面的研究是有针对地进行药理研究的前提条件。实验动物离体单个心肌细胞在生理状态和病理状态的药理研究与人体整体心脏心律失常之间的相关性也有许多问题有待探讨。采用心肌细胞电生理技术进行中药研究是中医走向现代化的重要标志之一，这对传统中药的筛选和新药的开发具有前瞻性意义。

参考文献

第一章：

[1] 朱大年，王庭槐，罗自强，等.生理学（九版）[M].北京：人民卫生出版社，2018.

[2] 冯定苏，陈丰原.心血管药理学（四版）[M].北京：人民卫生出版社，2011.

[3] L.H.奥佩.心脏生理学：从细胞到循环（三版）[M].北京：科学出版社，2001.

[4] 余承高.心脏电生理学基础与临床[M].武汉：华中科技大学出版社，2008.

[5] 郭志坤，文小军.成人房室结的超微结构[J].解剖科学进展，2004（03）：209-211.

[6] 刘晶，陈复辉，陈淑芳，等.钠钾ATP酶的临床研究进展[J].现代医学2016，44（06）：914-917.

[7] 李宝珠，高炳淼，吴勇，等.钠离子通道研究进展[J].生物技术，2012，22（03）：94-97.

[8] 肖剑锋，王勇，沈建新.心肌钾通道的研究进展[J].医学综述，2008（04）：512-515.

[9] 姚金朋，高尔.心脏氯离子通道研究进展[J].医学综述，2007（22）：1688-1691.

[10] 何作云，刘健，王培勇.压力超负荷下大鼠心肌细胞核钙调节系统的变化[J].中国分子心脏病学杂志，2004（03）：35-39.

[11] 陆彤，蒋彬.心肌细胞钙离子通道[J].中国心脏起搏与心电生理杂志，2008，22（06）:477-482.

[12] Ponnusamy M, Li PF, Wang K. Understanding Cardiomyocyte proliferation: an insight into cell cycle activity [J]. Cell Mol Life Sci, 2017, 74（6）:1019-1034.

[13] Schirone L, Forte M, Palmerio S, et al. A Review of the Molecular Mechanisms Underlying the Development and Progression of Cardiac Remodeling [J]. Oxid Med Cell Longevity, 2017:3920195.

[14] Klabunde RE. Cardiac electrophysiology: normal and ischemic ionic currents and the ECG [J]. Adv Physiol Educ 2017, 41（1）: 29–37.

[15] van der Heyden MA, Jespersen T. Pharmacological exploration of the resting membrane potential reserve: Impact on atrial fibrillation [J]. Eur J Pharmacol, 2016（771）: 56–64.

[16] Chen X, Qin M, Jiang W, et al. Electrophysiological characteristics of pressure overload–induced Cardiac hypertrophy and its influence on ventricular arrhythmias [J]. PLoS One 2017, 12（9）: e0183671.

[17] Liu J, Laksman Z, Backx PH. The electrophysiological development of cardiomyocytes [J]. Adv Drug Deliv Rev , 2016（96）: 253–273.

[18] Gomez JF, Cardona K, Trenor B. Lessons learned from multi–scale modeling of the failing heart [J]. J Mol Cell Cardiol, 2015, 89（Pt B）: 146–159.

[19] Yu S, Li G, Huang CL, et al. Late sodium current associated Cardiac electrophysiological and mechanical dysfunction [J]. Pflugers Arch 2018, 470（3）: 461–469.

[20] Mangold KE, Brumback BD, Angsutararux P, et al. Mechanisms and models of Cardiac sodium channel inactivation [J]. Channels, 2017, 11（6）: 517–533.

[21] Roden DM. Predicting drug–induced QT prolongation and torsades de pointes [J]. J Physiol 2016, 594（9）: 2459–2468.

[22] Veerman CC, Wilde AA, Lodder EM. The Cardiac sodium channel gene SCN5A and its gene product NaV1.5: Role in physiology and pathophysiology [J]. Gene, 2015, 573（2）:177–187.

[23] Willis BC, Ponce–Balbuena D, Jalife J. Protein assemblies of sodium and inward rectifier potassium channels control Cardiac excitability and arrhythmogenesis [J]. Am J Physiol Heart Circ Physiol, 2015, 308（12）: H1463–1473.

[24] Abriel H, Rougier JS, Jalife J. Ion channel macromolecular complexes in Cardiomyocytes: roles in sudden Cardiac death [J]. Circ Res, 2015, 116（12）: 1971–1988.

[25] Wagner S, Maier LS, Bers DM. Role of sodium and Calcium dysregulation in tachyarrhythmias in sudden Cardiac death [J]. Circ Res, 2015, 116（12）: 1956–1970.

[26] Schmidt C, Peyronnet R. Voltage–gated and stretch–activated potassium channels in the human heart : Pathophysiological and clinical significance [J].

Herzschrittmacherther Elektrophysiol, 2018, 29（1）: 36–42.

[27] Jeevaratnam K, Chadda KR, Huang CL, et al. Cardiac potassium channels: physiological insights for targeted therapy [J]. J Cardiovasc Pharmacol Ther, 2018, 23（2）: 119–129.

[28] Gordan R, Wongjaikam S, Gwathmey JK, et al. Involvement of cytosolic and mitochondrial iron in iron overload Cardiomyopathy: an update [J]. Heart Fail Rev, 2018, 23（5）: 801–816.

[29] Wijarnpreecha K, Kumfu S, Chattipakorn SC, et al. Cardiomyopathy associated with iron overload: how does iron enter myocytes and what are the implications for pharmacological therapy? [J]. Hemoglobin, 2015, 39（1）: 9–17.

[30] Hutter OF. A personal historic perspective on the role of chloride in skeletal and Cardiac muscle [J]. Physiol Rep, 2017, 5（6）: e13165.

[31] Abeyrathne PD, Chami M, Stahlberg H. Biochemical and biophysical approaches to study the structure and function of the chloride channel （ClC）family of proteins [J]. Biochimie, 2016, 128–129: 154–162.

第二章:

[1] 刘泰槿. 心肌细胞离子通道和通道病[M]. 北京: 人民卫生出版社, 2006.

[2] 孙大业. 细胞信号转导（二版）[M]. 北京: 科学出版社, 2000.

[3] KrebsJ, MichalakM. 生死攸关的钙离子[M]. 北京: 科学出版社, 2008.

[4] 黄金明, 王根林, 杭苏琴. 钙的吸收和转运机制及其影响因素[J]. 动物医学进展, 2001（04）: 8–11.

[5] 顾清. 钙的生理功能及代谢的研究进展（综述）[J]. 中国食品卫生杂志, 2002（06）: 29–33.

[6] 高利平, 方海立. 钙超载与细胞损伤[J]. 四川医学, 2004（09）: 1039–1041

[7] 严赛峰, 林芳. 儿童钙剂的合理应用[J]. 现代医药卫生, 2012, 28（15）: 357–358.

[8] 宿俊杰, 齐戈尧, 党晓智, 等. 钠钙交换体的生理和病理生理功能研究进展[J]. 生理学报, 2014, 66（02）: 241–251.

[9] 李涛, 曾晓荣. 钠钙交换体与心脏疾病的研究进展[J]. 泸州医学院学报, 2014, 37（01）: 65–68.

[10] 吴钢, 程冕, 黄从新, 等. 醛固酮对心肌细胞钙稳态及电生理特性的影响[J]. 临床心血管病杂志, 2012, 28（01）: 74–75.

[11] 蔡文锋，石刚刚. 维持心肌细胞钙稳态的重要因素及意义[J]. 汕头大学医学院学报，2010，23（02）：124-128.

[12] 陆久维，翟宇佳，孙飞. 线粒体钙离子转运的研究进展[J]. 生物物理学报，2013，29（03）：167-180.

[13] 孙宇，胡慧媛，郝丽英. 心肌L型钙通道钙依赖性调节研究新进展[J]. 生理科学进展，2013，44（05）：372-376.

[14] 薛全福，王纲. 钙超载的危害和新型钙阻断剂的研发[J]. 中国药学杂志，2009，44（02）：150-152.

[15] 赵婷，魏盛，方华强，等. 钙火花研究进展与瞻望[J]. 生物物理学报2007（04）：265-280.

[16] 裴建明，朱妙章. 如何测定心肌细胞内的钙瞬变[J]. 心脏杂志，2002（04）：359-360.

[17] 杨晓慧，卢新政. 心肌细胞钙瞬变信号的研究进展[J]. 国际心血管病杂志，2009，36（04）：215-218，224.

[18] 沈建新，韩太真，程和平. 心肌细胞兴奋—收缩耦联的微观机制[J]. 生理科学进展，2004（04）：294-298.

[19] 蔡云，杨长军，毛华，等. 心肌细胞兴奋—收缩耦联过程中钙离子调控的研究进展[J]. 科技信息，2009（31）：51-52.

[20] Grzybowska EA. Calcium-Binding Proteins with disordered structure and their role in secretion, storage, and cellular signaling[J]. Biomolecules, 2018, 8（2）: E42.

[21] Ghigo A, Laffargue M, Li M, et al. PI3K and Calcium signaling in cardiovascular disease[J]. Circ Res, 2017, 121（3）: 282-292.

[22] Das PN, Mehrotra P, Mishra A, et al. Calcium dynamics in cardiac excitatory and non-excitatory cells and the role of gap junction[J]. Math Biosci, 2017, 289: 51-68.

[23] Eisner D. Calcium in the heart: from physiology to disease[J]. Exp Physiol, 2014, 99（10）: 1273-1282.

[24] Alevriadou BR, Shanmughapriya S, Patel A, et al. Mitochondrial Ca^{2+} transport in the endothelium: regulation by ions, redox signalling and mechanical forces[J]. J R Soc Interface , 2017, 14（137）: 2017，0672.

[25] Schonleitner P, Schotten U, Antoons G. Mechanosensitivity of microdomain Calcium signalling in the heart[J]. Prog Biophys Mol Biol, 2017, 130（Pt B）: 288-301.

[26] Dewenter M, von der Lieth A, Katus HA, et al. Calcium signaling and

transcriptional regulation in Cardiomyocytes[J]. Circ Res, 2017, 121（8）: 1000–1020.

[27] Eisner DA, Caldwell JL, Kistamas K, et al. Calcium and excitation–contraction coupling in the heart[J]. Circ Res, 2017, 121（2）: 181–195.

[28] Stafford N, Wilson C, Oceandy D, et al. The plasma membrane Calcium ATPases and their role as major new players in human disease[J]. Physiol Rev, 2017, 97（3）: 1089–1125.

[29] Landstrom AP, Dobrev D, Wehrens XHT. Calcium signaling and cardiac arrhythmias[J]. Circ Res, 2017, 120（12）: 1969–1993.

[30] Lascano E, Negroni J, Vila Petroff M, et al. Impact of RyR2 potentiation on myocardial function[J]. Am J Physiol Heart Circ Physiol, 2017, 312（6）: H1105–h1109.

[31] Briot J, Tetreault MP, Bourdin B, et al. Inherited ventricular arrhythmias: The role of the multi–subunit structure of the L–type Calcium channel complex[J]. Adv Exp Med Biol, 2017, 966: 55–64.

[32] Willegems K, Efremov RG. Structural details of the ryanodine receptor Calcium release channel and its gating mechanism[J]. Adv Exp Med Biol, 2017, 981: 179–204.

[33] Winslow RL, Walker MA, Greenstein JL. Modeling Calcium regulation of contraction, energetics, signaling, and transcription in the cardiac myocyte[J]. Wiley Interdiscip Rev Syst Biol Med, 2016, 8（1）: 37–67.

[34] Zhang JZ, Waddell HM, Jones PP. Regulation of RYR2 by sarcoplasmic reticulum Ca^{2+}[J]. Clin Exp Pharmacol Physiol, 2015, 42（6）: 720–726.

[35] Ljubojevic S, Bers DM. Nuclear calcium in cardiac myocytes[J]. J Cardiovasc Pharmacol, 2015, 65（3）: 211–217.

[36] Bers DM. Cardiac excitation–contraction coupling[J]. Nature, 2002, 415（6868）: 198–205.

[37] Gambardella J, Trimarco B, Iaccarino G, et al. New insights in cardiac Calcium handling and excitation–contraction coupling[J]. Adv Exp Med Biol, 2018, 1067: 373–385.

第三章:

[1] 刘振伟.实用膜片钳技术（二版）[M]. 北京: 北京科学技术出版社, 2016.

[2] 关兵才, 张海林, 李之望. 细胞电生理学基本原理与膜片钳技术[M]. 北京: 科学出版社, 2013.

[3] 石晓路，柳絮，郭会彩，等. 大鼠心肌细胞分离方法的改进[J]. 中国药理学通报，2010，26（05）：687-690.

[4] 刘书源，刘雅茹，高青华，等. 大鼠心室肌细胞单通道钙电流的记录及其电生理学特性分析[J]. 中国医科大学学报，2013，42（03）：197-200.

[5] 娄雪林，周专，康华光. 单通道和全细胞记录技术[J]. 中国医疗器械杂志，2000（04）：221-226，205.

[6] 陈思喜，瞿安连. 膜片钳吉欧封接的电极内微压力控制系统[J]. 华中科技大学学报（自然科学版），2004（10）：60-62.

[7] 韩旭东，王益民，刘彦强，等. 膜片钳技术原理及在中药研究中的应用[J]. 实验室科学，2011，14（04）：107-109，112.

[8] 商丽宏，崔跃，朱启文，等. 膜片钳实验中玻璃微电极的拉制技术研究[J]. 实验室科学，2015，18（01）：37-39.

[9] 陈恒胜，伍亚民，刘宝松，等. 噪声来源及解决在膜片钳实验中的作用[J]. 中国临床康复，2004（05）：955.

[10] 刘振伟，李立君，刘传缋. Axon公司膜片钳系统的漏减分析[J]. 中国应用生理学杂志，2003（01）：99-102.

[11] 张海锋，张博，张晓东，等. 可视化动缘探测系统检测心肌细胞舒缩功能[J]. 中国应用生理学杂志，2004（04）：99-103.

[12] 齐亚娟，郭芳，李吉和，等. 可视化动缘探测系统同步检测慢性心衰对豚鼠心肌细胞舒、缩功能和钙瞬变的影响[J]. 中国药理学通报，2006（03）：333-337.

[13] 裴建明，朱妙章. 如何测定心肌细胞内的钙瞬变[J]. 心脏杂志，2002（04）：359-360.

[14] 史娟，李继硕. 细胞内钙成像和钙测定的基本原理及应用[J]. 神经解剖学杂志，2006（04）：455-462.

[15] Bell DC, Dallas ML. Using automated patch clamp electrophysiology platforms in pain-related ion channel research: insights from industry and academia [J]. Br J Pharmacol, 2018, 175（12）: 2312-2321.

[16] Obergrussberger A, Goetze TA, Brinkwirth N, et al. An update on the advancing high-throughput screening techniques for patch clamp-based ion channel screens: implications for drug discovery [J]. Expert Opin Drug Discov, 2018, 13（3）: 269-277.

[17] Li X, Zhang R, Zhao B, et al. Cardiotoxicity screening: a review of rapid-throughput in vitro approaches[J]. Arch Toxicol, 2016, 90（8）: 1803-

1816.

[18] Liu J, Backx PH. Patch−clamp technique in ESC−derived cardiomyocytes[J]. Methods Mol Biol, 2014, 1181: 203−214.

[19] Edwards JN, Blatter LA. Cardiac alternans and intracellular Calcium cycling[J]. Clin Exp Pharmacol Physiol, 2014, 41（7）: 524−532.

[20] Kopljar I, Hermans AN, Teisman A, et al. Impact of Calcium−sensitive dyes on the beating properties and pharmacological responses of human iPS−derived cardiomyocytes using the Calcium transient assay[J]. J Pharmacol Toxicol Methods, 2018, 91: 80−86.

第四章:

（第一节）

[1] Fleckenstein A, Frey M, Fleckensteingrün G. Consequences of uncontrolled Calcium entry and its prevention with Calcium antagonists[J]. European Heart Journal. 1983, 4 Suppl H(suppl_H): 43−50.

[2] 唐景荣. 钙超载与心肌钙反常[J]. 中国药理学通报, 1991(5): 333−336.

[3] Langer GA, Nudd LM. Addition and kinetic characterization of mitochondrial Calcium in myocardial tissue culture[J]. American Journal of Physiology. 1980, 239(6): 769−774.

[4] 吴淞. 钙离子对心脏的反常作用[J]. 生理科学进展. 1985.

[5] 万福生, 赵小曼, 雷厉, 等. 牛磺酸对缺血大鼠心肌镁钙钾钠含量的影响[J]. 南昌大学学报: 医学版. 1996(4): 14−17.

[6] 万福生, 赵小曼. 牛磺酸对缺血大鼠心肌线粒体Ca^{2+}−Mg^{2+}−ATP酶活性与MDA含量影响[J]. 中国病理生理杂志. 1999,15(2): 137−139.

[7] 异丙肾上腺素致大鼠心肌坏死时心肌细胞核钙转运功能的变化[J]. 中国病理生理杂志. 1999,15(5): 426−429.

[8] Mancarella S, Yue YE. Impaired Ca^{2+} homeostasis is associated with atrial fibrillation in the alpha1D L−type Ca^{2+} channel KO mouse[J]. American Journal of Physiology. 2008, 295(2): H2017.

[9] Sylvie D, Christophe B, Christophe J, Jean−Sébastien H, Alain C, Catherine RM, Nicolas B, Bruno LG, Michel S, Jean−Jacques M. Downregulation of the Calcium current in human right atrial myocytes from patients in sinus rhythm but with a high risk of atrial fibrillation[J]. European Heart Journal. 2008, 29(9): 1190.

[10] Rimantas T, Jonas J. L−type Ca^{2+} channels in the heart: structure and

regulation[J]. Medicina. 2008, 44(7).

[11] Su W, Bruce Z, Ilona B, Marta R, Ying–Ying Z, Karen DS, Bishopric NH, Arnold S, Lakatta EG. Dilated cardiomyopathy with increased SR Ca^{2+} loading preceded by a hypercontractile state and diastolic failure in the alpha(1C)TG mouse[J]. Plos One. 2009, 4(1)：e4133.

[12] N J, H N, X C, H K, S M, H Z, R B, J R, L C, JD M, SR H. Ca^{2+} Influx Through T– and L–Type Ca^{2+} Channels Have Different Effects on Myocyte Contractility and Induce Unique Cardiac Phenotypes[J]. Circulation Research. 2008,103(10)：1109–1119.

[13] Ilona B, Gabor M, Koch SE, Akhter SA, Arnold S. The L–type Calcium channel in the heart：the beat goes on[J]. Journal of Clinical Investigation. 2005, 115(12)：3306–3317.

[14] Antoons G, Sipido KR. Targeting Calcium handling in arrhythmias[J]. Europace. 2008, 10(12)：1364–1369.

[15] Brown EM, Pollak M, Riccardi D, Hebert SC. Cloning and characterization of an extracellular Ca^{2+}–sensing receptor from parathyroid and kidney：new insights into the physiology and pathophysiology of calcium metabolism[J]. Nephrol Dial Transplant. 1994, 9(12)：1703–1706.

[16] 李宏霞, 孔凡娟, 白淑芝, 等. 钙敏感受体参与oxLDL诱导的大鼠血管平滑肌细胞MMP-2产生[J]. 第八届海峡两岸心血管科学研讨会论文集, 2011.

[17] Vezzoli G, Terranegra A, Rainone F, Arcidiacono T, Cozzolino M, Aloia A, Dogliotti E, Cusi D, Soldati L. Calcium–sensing receptor and Calcium kidney stones[J]. Journal of Translational Medicine, 9, 1(2011–11–22). 2011, 9(1)：201.

[18] 卢玉珊. 钙敏感受体调控神经干细胞增殖、凋亡、迁移和分化[J]. 南京医科大学, 2011.

[19] Renata S, Reed JC. ER stress–induced cell death mechanisms[J]. Biochimica et Biophysica Acta (BBA) – Molecular Cell Research. 2013,1833(12)：3460–3470.

[20] Qi H, Cao Y, Huang W, Liu Y, Wang Y, Li L, Liu L, Ji Z, Sun H. Crucial role of Calcium–sensing receptor activation in cardiac injury of diabetic rats[J]. Plos One. 2013, 8(5)：e65147.

[21] 孙轶华, 张力, 徐长庆, 等. 不同鼠龄大鼠心肌组织中钙敏感受体的表达及与缺氧—再灌注损伤的关系[J]. 中国病理生理杂志. 2006, 22(8)：1506–1509.

[22] Alexandre L, Suresh Krishna R, Bharath W, Régine C, Renaud DLF,

Soline B, Patrick B, Chantal M, Erik Ilso C, Héléne F. PTH–independent regulation of blood Calcium concentration by the Calcium–sensing receptor[J]. Journal of Clinical Investigation. 2012, 122(9)：3355–3367.

[23] Ray JM, Squires PE, Curtis SB, Meloche MR, Buchan AM. Expression of the Calcium–sensing receptor on human antral gastrin cells in culture[J]. Journal of Clinical Investigation. 1997, 99(10)：2328.

[24] Wenyan C, Bergsman JB, Xiaohua W, Gawain G, Carol–Renée P, Daniel EA, Awumey EM, Philippe D, Dodd RH, Martial R. Presynaptic external Calcium signaling involves the Calcium–sensing receptor in neocortical nerve terminals[J]. Plos One. 2012, 5(1)：e8563.

[25] Parkash J, Asotra K. L–histidine sensing by Calcium sensing receptor inhibits voltage–dependent Calcium channel activity and insulin secretion in β–cells[J]. Life Sciences. 2011, 88(9)：440–446.

[26] 郭津，徐长庆，李鸿珠.异丙肾性心肌梗死大鼠钙敏感受体的表达和凋亡通路的变化[J]. 中国病理生理杂志. 2009, 25(1)：48–53.

[27] Firth AL, Jun Yeon W, Won Sun P. Regulation of Ca^{2+} signaling in pulmonary hypertension[J]. Korean J Physiol Pharmacol. 2013,17(1)：1–8.

[28] Aya Y, Hisao Y, Jason X–J Y. Enhanced Ca^{2+}–sensing Receptor Function in Pulmonary Hypertension[J]. Yakugaku Zasshi–journal of the Pharmaceutical Society of Japan. 2013,133(12)：1351–1359.

[29] Qiang G, Jian–An H, Aya Y, Hisao Y, Zimnicka AM, Ruby F, Jason X–J Y. Inhibition of the Ca^{2+}–sensing receptor rescues pulmonary hypertension in rats and mice[J]. Hypertension Research Official Journal of the Japanese Society of Hypertension. 2014, 37(2)：116.

[30] Marunouchi T, Tanonaka K. Cell Death in the Cardiac Myocyte[J]. Biological & Pharmaceutical Bulletin. 2015, 38(8)：1094–1097.

[31] 黄侠, 赵明. 缝隙连接蛋白和心房颤动的研究进展[J]. 心肺血管病杂志. 2015, 34(5)：419–421.

[32] 李海涛.钙敏感受体激活对缺血再灌注兔心脏电生理特性的影响[J]. 郑州大学学报(医学版). 2013(6)：740–743.

[33] Anderson ME. Calmodulin kinase signaling in heart：an intriguing candidate target for therapy of myocardial dysfunction and arrhythmias[J]. Pharmacology & Therapeutics. 2005, 106(1)：39–55.

[34] Couchonnal LF, Anderson ME. The role of calmodulin kinase II in myocardial physiology and disease[J]. Physiology. 2008, 23(3)：151–159.

[35] Andy H, Howard S. Structure-function of the multifunctional Ca^{2+}/calmodulin-dependent protein kinase II[J]. Biochemical Journal. 2002, 364(3): 593-611.

[36] Igor D, Yuejin W, Colbran RJ, Balser JR, Anderson ME. Calmodulin kinase determines calcium-dependent facilitation of L-type Calcium channels. Nature Cell Biology. 2015, 17(4): 173-177.

[37] Yuejin W, Joel T, Rong Z, Igor D, Wei Z, Robert T, Dan M, Roden, Robert P, Olson EN, Colbran RJ. Calmodulin kinase II and arrhythmias in a mouse model of cardiac hypertrophy[J]. Circulation. 2002, 106(10): 1288-1293.

[38] Lai-Hua X, Fuhua C, Karagueuzian HS, Weiss JN. Oxidative-stress-induced afterdepolarizations and calmodulin kinase II signaling[J]. Circulation Research. 2008, 104(1): 79-86.

[39] Stefan N, Nataliya D, Samuel S, Ort KR, Nina F, Kay N, Ralf S, Ndube FA, Gerd H, Maier LS. Ca MKII-dependent diastolic SR Ca^{2+} leak and elevated diastolic Ca^{2+} levels in right atrial myocardium of patients with atrial fibrillation[J]. Circulation Research. 2010, 106(6): 1134.

[40] Zhang W, Qi FD, Xiao WY, Wang J, Zhu WZ. Ca^{2+}/calmodulin-dependent protein kinase IIdelta orchestrates G-protein-coupled receptor and electric field stimulation-induced cardiomyocyte hypertrophy[J]. Clinical & Experimental Pharmacology & Physiology. 2010, 37(8): 795-802.

[41] Kashiwase K, Higuchi Y, Hirotani S, Yamaguchi O, Hikoso S, Takeda T, Watanabe T, Taniike M, Nakai A, Tsujimoto I, Matsumura Y, Ueno H, Nishida K, Hori M, Otsu K. Ca MKII activates ASK1 and NF-κB to induce cardiomyocyte hypertrophy[J]. Biochemical and Biophysical Research Communications. 2004, 327(1).

[42] Nakamura TY, Yuko I, Yuji A, Kazuo K, Shigeo W. Activation of Na^+/H+ exchanger 1 is sufficient to generate Ca^{2+} signals that induce cardiac hypertrophy and heart failure[J]. Circulation Research. 2008, 103(8): 891-899.

[43] Wei P, Yan Z, Ming Z, Heping C, Weizhong Z, Chun-Mei C, Rui-Ping X. Cardioprotection by Ca MKII-deltaB is mediated by phosphorylation of heat shock factor 1 and subsequent expression of inducible heat shock protein 70[J]. Circulation Research. 2010, 106(1): 102-110.

[44] C. C. A beta1-adrenergic receptor CaM kinase II-dependent pathway mediates cardiac myocyte fetal gene induction[J]. AJP: Heart and Circulatory Physiology.

[45] Wuytack F, Raeymaekers L, Missiaen L. Molecular physiology of the SERCA and SPCA pumps[J]. Cell Calcium. 2002, 32(5)：279–305.

[46] Luo M, Anderson ME. Mechanisms of Altered Ca^{2+} Handling in Heart Failure[J]. Circulation Research.2013（10）：690–708.

[47] Shareef MA, Anwer LA, Poizat C. Cardiac SERCA2A/B： Therapeutic targets for heart failure[J]. European Journal of Pharmacology. 2014, 724(1)：1–8.

[48] 丁绍祥. 触发活动致心律失常发生机制的探讨[J]. 中国循环杂志. 2015(4)：407–409.

[49] Bouyon S, Roussel V, Fromes Y. SERCA2a gene therapy can improve symptomatic heart failure in δ–sarcoglycan–deficient animals[J]. Human Gene Therapy. 2014, 25(8)：694–704.

[50] Egbert B, Paulina W, Michael P, Heinzel FR. Targeting cardiac hypertrophy：toward a causal heart failure therapy[J]. Journal of Cardiovascular Pharmacology. 2014, 64(4)：293–305.

[51] Michael H, Harvey H, Pleger ST, Kuhn MC, Raisa K, Carr AN, Kimball TF, Hewett TE, Dorn GW, Koch WJ. Pharmacological– and gene therapy–based inhibition of protein kinase Calpha/beta enhances cardiac contractility and attenuates heart failure[J]. Circulation. 2006, 114(6)：574–582.

[52] Alex D, Abusamhadneh EM, Howarth JW, Rosevear PR. Solution structure of Calcium–saturated cardiac troponin C bound to cardiac troponin I[J]. Journal of Biological Chemistry. 2002, 277(41)：38565–38570.

[53] 于影. 心肌肌钙蛋白与心血管病[J]. 基层医学论坛. 2007, 11(5)：273–275.

[54] Nikolaou NI, Christou AH, Spanodimos SG, Antonatos DG, Korkonikitas PI, Patsilinakos SP. Marked troponin elevation after implantation of a permanent antibradycardia pacemaker[J]. Hellenic J Cardiol. 2011, 52(6)：489–492.

[55] 张建保, 王斯刚. 心肌细胞钠钙交换通道及其功能[J]. 心脏杂志. 2003, 15(1)：58–60.

[56] Hilgemann DW, Ball R, . Regulation of cardiac Na^+, Ca^{2+} exchange and KATP potassium channels by PIP2[J]. Science. 1996, 273(5277)：956–959.

[57] Chunlei H, Pasi T, Matti WM. Role of the $Na^+–Ca^{2+}$ exchanger as an alternative trigger of CICR in mammalian cardiac myocytes[J]. Biophysical Journal. 2002, 82(3)：1483–1496.

[58] Baryshnikov SG, Pulina MV, Alessandra Z, Linde CI, Golovina VA. Orai1, a critical component of store–operated Ca^{2+} entry, is functionally associated

with Na^+/Ca^{2+} exchanger and plasma membrane Ca^{2+} pump in proliferating human arterial myocytes[J]. Am J Physiol Cell Physiol. 2009, 297(5)：1103-1112.

（第二节）

[1] Daniela Z, Junichi S. Solving the Cardiac Hypertrophy Riddle： The Angiotensin II-Mechanical Stress Connection[J]. Circulation Research. 2013, 113(11)：1192-1195.

[2] Gava AL, Balarini CM, Peotta VA, Abreu GR, Cabral AM, Vasquez EC, Meyrelles SS. Baroreflex control of renal sympathetic nerve activity in mice with cardiac hypertrophy[J]. Autonomic Neuroscience Basic & Clinical. 2012, 170(1-2)：62-65.

[3] Wouter DR, Stienen GJM, Jan VK, Lange JJ, De. Negative and positive inotropic effects of propofol via L-type Calcium channels and the sodium-Calcium exchanger in rat cardiac trabeculae[J]. Anesthesiology. 2002,97(5)：1146-1155.

[4] Sprung J, Ogletree-Hughes ML, Mcconnell BK, Zakhary DR, Smolsky SM, Moravec CS. The effects of propofol on the contractility of failing and nonfailing human heart muscles[J]. Anesthesia & Analgesia. 2000, 93(3)：68-75.

[5] Noriaki K, Brad G, Murray PA, Damron DS. Propofol increases phosphorylation of troponin I and myosin light chain 2 via protein kinase C activation in cardiomyocytes[J]. Anesthesiology. 2003, 98(6)：1363-1371.

[6] Roof SR, Tang L, Ostler JE, Periasamy M, Györke S, Billman GE, Ziolo MT. Neuronal nitric oxide synthase is indispensable for the cardiac adaptive effects of exercise[J]. Basic Research in Cardiology. 2013, 108(2)：1-10.

（第三节）

[1] Weber KT. Cardiac interstitium in health and disease： the fibrillar collagen network[J]. Journal of the American College of Cardiology. 1989, 13(7)：1637-1652.

[2] Kozak JA, Cahalan MD. MIC Channels Are Inhibited by Internal Divalent Cations but Not ATP[J]. Biophysical Journal. 2003, 84(2)：922-927.

[3] Ying H, Guoying Y, Carmine S, Touyz RM. Transient receptor potential melastatin 7 ion channels regulate magnesium homeostasis in vascular smooth muscle cells： role of angiotensin II[J]. Circulation Research. 2005, 96(2)：207-215.

[4] Ocaranza MP, Diaz AG, Chiong M, Munoz D, Riveros JP, Ebensperger R, Sabat S, Irarrazaval P, Jalil JE, Lavandero S. Isoproterenol and angiotensin I-converting enzyme in lung, left ventricle, and plasma during myocardial

hypertrophy and fibrosis[J]. Journal of Cardiovascular Pharmacology. 2002, 40(2): 246-254.

[5] Sandmann S, Claas R, Cleutjens J, Mj, Unger T. Calcium channel blockade limits cardiac remodeling and improves cardiac function in myocardial infarction-induced heart failure in rats[J]. Journal of Cardiovascular Pharmacology. 2001, 37(1): 64-77.

[6] Nishikawa N, Masuyama T, Yamamoto K, ., Sakata Y, ., Mano T, ., Miwa T, ., Sugawara M, Hori M. Long-term administration of amlodipine prevents decompensation to diastolic heart failure in hypertensive rats[J]. Journal of the American College of Cardiology. 2001, 38(5): 1539-1545.

[7] Brilla CG, Funck RC, Rupp H. Lisinopril-mediated regression of myocardial fibrosis in patients with hypertensive heart disease[J]. Circulation. 2000, 102(12): 1388-1393.

（第四节）

[1] Braunwald E,Kloner RA. The stunned myocardium: prolonged, postischemic ventricular dysfunction[J]. Circulation. 1982, 66(6): 1146.

[2] Hiroshi I. No-reflow phenomenon and prognosis in patients with acute myocardial infarction[J]. Nature Clinical Practice Cardiovascular Medicine. 2006, 3(9): 499-506.

[3] Manning AS. Reperfusion-induced arrhythmias: Mechanisms and prevention[J]. Journal of Molecular & Cellular Cardiology. 1984, 16(6): 497-518.

[4] M PH, D G-D, M O. A fresh look at reperfusion injury[J]. Cardiovascular research. 1998, 38(2).

[5] Pan Z, Damron D, Nieminen AL, Bhat MB, Ma J. Depletion of intracellular Ca^{2+} by caffeine and ryanodine induces apoptosis of chinese hamster ovary cells transfected with ryanodine receptor[J]. Journal of Biological Chemistry. 2000, 275(26): 19978-19984.

[6] Nutt LK, O'Neil RG. Effect of elevated glucose on endothelin-induced store-operated and non-store-operated Calcium influx in renal mesangial cells[J]. Journal of the American Society of Nephrology Jasn. 2000, 11(7): 1225.

[7] 韩笑, 刘建勋. 心肌缺血再灌注损伤的细胞信号转导机制[J].中国药理学通报. 2004, 20(1): 4-7.

[8] Díaz ME, Trafford AW, O'Neill SC, Eisner DA. Can changes of ryanodine receptor expression affect cardiac contractility? [J] .Cardiovascular Research. 2000, 45(4): 1068-1071.

[9] Birnbaumer L, ., Zhu X, ., Jiang M, Boulay G, Peyton M, Vannier B, Brown D,latano D, ., Sadeghi H, ., Stefani E, . On the molecular basis and regulation of cellular capacitative Calcium entry: roles for Trp proteins[J]. Proc Natl Acad Sci U S A. 1996, 93(26): 15195-15202.

[10] Ferrier GR, Howlett SE. Cardiac excitation-contraction coupling: role of membrane potential in regulation of contraction[J]. American Journal of Physiology Heart & Circulatory Physiology. 2001, 280(5): H1928.

[11] Alto LE, Elimban V, Lukas A, Dhalla NS. Modification of heart sarcolemmal Na^+/K^+-ATPase activity during development of the Calcium paradox[J]. Molecular & Cellular Biochemistry. 2000, 207(1-2): 87.

[12] Chen WJ, Lin-Shiau SY, Huang HC, Lee YT. Ischemia-induced alteration of myocardial Na^+ -K^+-ATPase activity and ouabain binding sites in hypercholesterolemic rabbits[J]. Atherosclerosis. 1996, 127(1): 59.

[13] 李悟, 李彤, 杨景学, 等. 家兔未成熟心肌缺血再灌注肌浆网摄钙功能的初步研究[J]. 中国现代医学杂志. 2003,13(16): 23-25.

[14] Vijay Kumar K, Mahmood K, Rajarsi M, Ganesan LP, Susheela T, Tamas K, Kalman H, Periannan K. Attenuation of myocardial ischemia-reperfusion injury by trimetazidine derivatives functionalized with antioxidant properties[J]. Journal of Pharmacology & Experimental Therapeutics. 2006, 317(3): 921-928.

[15] Yin RX, Liang WW, Liu TW, Tao XZ, Zhu LG, Alghazali R. Inhibitory effect of trimetazidine on cardiac myocyte apoptosis in rabbit model of ischemia-reperfusion[J]. Chinese Medical Sciences Journal. 2004, 19(4): 242-242.

（第五节）

[1] A ED, G I, R SK. Normal and pathological excitation-contraction coupling in the heart ——an overview[J]. The Journal of Physiology. 2003, 546(Pt 1).

[2] A F. Calcium-induced release of Calcium from the cardiac sarcoplasmic reticulum[J]. American Journal of Physiology (Consolidated). 1983, 245(1).

[3] C F-A, F P, V R. Shape, size, and distribution of Ca^{2+} release units and couplons in skeletal and cardiac muscles[J]. Biophysical journal. 1999, 77(3).

[4] L CL, J WA, R S. Evidence for Ca^{2+} activation and inactivation sites on the luminal side of the cardiac ryanodine receptor complex[J]. Circulation Research. 2000, 87(3).

[5] G PS, B CP. Mechanisms underlying early and delayed afterdepolarizations induced by catecholamines[J]. The American journal of physiology. 1990, 258(6 Pt 2).

[6] K S, M BD. Sarcoplasmic reticulum Ca^{2+} release causes myocyte depolarization. Underlying mechanism and threshold for triggered action potentials[J]. Circulation Research. 2000, 87(9).

[7] D F, D N, C RA, J SA. The arrhythmogenic transient inward current iTI and related contraction in isolated guinea-pig ventricular myocytes[J]. The Journal of Physiology. 1987, 392.

[8] E ED. Cardiac alternans: mechanisms and pathophysiological significance[J]. Cardiovascular research. 1999, 42(3).

[9] A BL, Jens K, A SK, V ZA, Jörg H, L LS. Local Calcium gradients during excitation-contraction coupling and alternans in atrial myocytes[J]. The Journal of Physiology. 2003, 546(Pt 1).

[10] Rubenstein DS, Lipsius SL. Arrhythmias: Premature Beats Elicit a Phase Reversal of Mechanoelectrical Alternans in Cat Ventricular Myocytes: A Possible Mechanism for Reentrant Arrhythmias[J]. Circulation. 1995, 91(1).

[11] E DM, A ED, C ONS. Depressed ryanodine receptor activity increases variability and duration of the systolic Ca^{2+} transient in rat ventricular myocytes[J]. Circulation Research. 2002, 91(7).

[12] Jens K, A BL. Subcellular Ca^{2+} alternans represents a novel mechanism for the generation of arrhythmogenic Ca^{2+} waves in cat atrial myocytes[J]. The Journal of Physiology. 2002, 545(Pt 1).

[13] Sipido KR. Understanding Cardiac Alternans: The Answer Lies in the Ca^{2+} Store[J]. Circulation Research: Journal of The American Heart Association. 2004, 94(5).

[14] L EC, A L, S S, J S, A O, J GG, M H, V HL. Inhibition of Na^+/Ca^{2+} exchange by KB-R7943: transport mode selectivity and antiarrhythmic consequences[J]. American Journal of Physiology: Heart and Circulatory Physiology (Print). 2001, 281(3).

（第六节）

[1] L MR, P FD. Frank-Starling relationship: long on importance, short on mechanism[J]. Circulation Research. 2002, 90(1).

[2] S GF, T DS. The effects of propofol on vascular function in mesenteric arteries of the aging rat[J]. AJP: Heart and Circulatory Physiology (Online). 2009, 297(1).

[3] Mikyung Y, Xueqin D, A MP. Differential effects of intravenous anesthetics on capacitative Calcium entry in human pulmonary artery smooth muscle cells[J].

American Journal of Physiology： Lung Cellular and Molecular Physiology (Print). 2008, 294(5).

[4] Ebert TJ. Sympathetic and Hemodynamic Effects of Moderate and Deep Sedation with Propofol in Humans. Anesthesiology. 2005, 103(1).

[5] L W, B W, Y S, T X, X Z, M Z, W J. Translocation of protein kinase C isoforms is involved in propofol-induced endothelial nitric oxide synthase activation[J]. British Journal of Anaesthesia. 2010, 104(5).

[6] Bielen SJ, Lysko GS, Gough WB. The Effect of a Cyclodextrin Vehicle on the Cardiovascular Profile of Propofol in Rats[J]. Anesthesia & Analgesia. 1996, 82(5).

[7] 金毅, 徐建国, 张隽, 等. 异丙酚对局灶性癫痫大鼠发作期皮质脑电图棘波活动的影响[J]. 中华麻醉学杂志. 1999(03)： 35-37.

[8] Laver DR, Kong CHT, Imtiaz MS, Cannell MB. Termination of Calcium Sparks： An Emergent Property from Stochastic RyR Gating and Dyad Geometry. Biophysical Journal. 2013, 104(2).

[9] W HJ, L MD, Jean WD, Billy S, Joseph M. Effects of burn serum on myocardial inflammation and function[J]. Shock (Philadelphia). 2004, 22(5).

[10] Wen-Ting Y, Tao Z, Zeng-Chun M, Qian-de L, Cheng-Rong X, Xiang-Lin T, Hong-Ling T, Bo-Li Z, Yu-Guang W, Yue G. Ophiopogonin D maintains Ca^{2+} homeostasis in rat cardiomyocytes in vitro by upregulating CYP2J3/EETs and suppressing ER stress[J]. Acta pharmacologica Sinica. 2016, 37(3).

[11] 包蕾, 郭姗姗, 崔晓兰. 与利巴韦林比较宿主因子CaMKⅡ与PACT对降低甲型流感病毒聚合酶活性的影响[J]. 中国药物警戒. 2016, 13(01)： 1-4.

[12] D S, T M, R AP, M KY, G S. Nitric oxide activates skeletal and cardiac ryanodine receptors[J]. Cell calcium. 1997, 21(1).

[13] Antoniades C, Tousoulis D, Koumallos N, Marinou K, Stefanadis C. Levosimendan： Beyond its simple inotropic effect in heart failure[J]. Pharmacology and Therapeutics. 2007, 114(2).

第五章：

（第一节）

[1] 黄绍重, 秦振华. 生物毒素研究进展[J]. 毒理学杂志. 2006,20(4)： 257-258.

[2] 胡延春, 贾艳, 张乃生. 生物毒素的应用研究[J]. 生物技术通讯. 2004,15(1)： 83-85.

[3] 陈红霞. 生物毒素的医药应用研究进展[J]. 生物技术. 2006,16(1)：

84-86.

[4] 邴晖, 高炳淼, 于海鹏, 等. 海洋生物毒素研究新进展[J]. 海南大学学报(自然科学版). 2011, 29(1)：78-85.

[5] 王新, 郑天凌, 胡忠, 等. 海洋微生物毒素研究进展[J]. 海洋科学. 2006(07)：76-81.

[6] Saris NE, Carafoli E. A historical review of cellular Calcium handling, with emphasis on mitochondria[J]. Biochemistry (Mosc). 2005, 70(2)：187-194.

[7] Chu ST, Cheng HH, Huang CJ, Chang HC, Chi CC, Su HH, Hsu SS, Wang JL, Chen IS, Liu SI. Phospholipase A(2)-independent Ca^{2+} entry and subsequent apoptosis induced by melittin in human MG63 osteosarcoma cells[J]. Life Sciences. 2007,80(4)：364-369.

[8] 郑淑贞, 黄方吕. 江瑶毒素的分离及其生物活性[J]. 中国海洋药物. 1990(1)：33-35.

[9] 李素那, 苏琴, 张建波, 等. 中医药治疗毒蛇咬伤的古代文献梳理与现代研究进展[J]. 蛇志. 2015(3)：292-294.

[10] 王宝福, 谢席胜. 蛇咬伤临床资料分析[J]. 临床医药文献电子杂志. 2015(18)：3700-3701.

[11] Kumar TKS, Sivaraman T, Yu C. Probing the Structure, Function, Dynamics, and Folding of Snake Venom Cardiotoxins[J]. Acs Symposium Series; 1999.

[12]周升铭.舟山眼镜蛇细胞毒素CTX1优化分离及其活性研究[J]. 广州医学院;广州医科大学; 2011.

[13] Sun JJ, Walker MJ. Actions of cardiotoxins from the southern Chinese cobra (Naja naja atra) on rat cardiac tissue[J]. Toxicon. 1986, 24(3)：233-245.

[14] Harvey AL, Marshall RJ, Karlsson E. Effects of purified cardiotoxins from the Thailand cobra (Naja naja siamensis) on isolated skeletal and cardiac muscle preparations[J]. Toxicon Official Journal of the International Society on Toxinology. 1982, 20(2)：379-396.

[15] 李秋菊, 黄守坚, 孙家钧. 眼镜蛇毒心脏毒素的毒理及机制[J]. 动物学杂志. 1991(1)：49-52.

[16] 李凤君, 韩丽萍, 蒋琳兰, 等. 蛇毒神经毒素的研究进展[J]. 药物生物技术. 2013(6)：560-564.

[17] 董伟华, 韩雪飞, 魏玲, 等. 蝎毒抗癌多肽对肝肿瘤的抑制作用研究[J]. 中国病理生理杂志. 2000,16(2)：123-127.

[18] 刘崇铭, 蔚立贵, 王起振.东亚钳蝎毒的提取物Tityustoxin-Ⅲ镇痛

作用及其机理的研究[J]. 沈阳药科大学学报. 1989.

[19] 刘崇铭, 高殿振, 于佩玉, 等. 东亚钳蝎毒及其成分抗癫痫肽的抗癫痫作用[J]. 沈阳药科大学学报. 1989(2)：95–98.

[20] 吕欣然, 白林. 蝎毒多肽对大鼠纤溶系统的作用[J]. 潍坊医学院学报. 1994(3)：193–195.

[21] Tripathy A, Resch W, Xu L, Valdivia HH, Meissner G, . Imperatoxin A induces subconductance states in Ca^{2+} release channels (ryanodine receptors) of cardiac and skeletal muscle[J]. Journal of General Physiology. 1998, 111(5)：679–690.

[22] Valdivia HH, Kirby MS, Lederer WJ, Coronado R, . Scorpion toxins targeted against the sarcoplasmic reticulum Ca^{2+}–release channel of skeletal and cardiac muscle[J]. Proceedings of the National Academy of Sciences of the United States of America. 1992,89(24)：12185–12189.

[23] 李蕊. 蝎毒对缺血再灌注心肌的保护作用及其电生理机制[D].吉林大学, 2006.

[24] 黄仁槐, 梁宋平. 蜘蛛多肽神经毒素研究新进展[J]. 生命科学研究. 2000(s1)：2–10.

[25] 李品雅.华蟾毒精对心肌细胞L型钙电流，钙瞬变和收缩力的影响[D]. 河北医科大学，2015.

[26] Song T, Chu X, Zhang X, Song QT, Zhang Y, Zhang Y, Han X, Zhang J, Chu L. Bufalin, a bufanolide steroid from the parotoid glands of the Chinese toad, inhibits L–type Ca^{2+} channels and contractility in rat ventricular myocytes[J]. Fundamental & Clinical Pharmacology. 2017.

[27] 李勇, 杨雁, 史清文, 等.海洋毒素研究进展[J]. 天然产物研究与开发. 2011, 23(3)：582–589.

[28] 缪宇平. 海洋生物毒素———一类重要的新药研究先导化合物[J]. 海洋渔业. 2004, 26(2)：140–146.

[29] 邹玉宝, 彭双清, 刘洪英, 等. 刺尾鱼毒素对NG108细胞的毒性效应[J]. 军事医学. 2004, 28(3)：247–249.

[30] 刘洪英, 彭双清, 沈勇, 等. 刺尾鱼毒素对LLC–PK1细胞的毒性及钙通道阻滞剂的拮抗效应[J]. 中华预防医学杂志. 2002, 36(1)：22–24.

[31] 林秋金, 罗素兰, 彭世清, 等. ω–芋螺毒素的研究进展[J]. 中国海洋药物. 2005, 24(4)：289–294.

[32] 蒋世卫, 周晓巍, 黄培堂. 芋螺毒素MⅦA研究进展[J]. 生物技术通讯. 2003, 14(5)：428–432.

[33] 徐幼芬, 施玉樑. ω-芋螺毒素及其在 Ca 通道研究中的应用[J]. 生物化学与生物物理进展. 1993, 20(1)：1-6.

[34] 陈玲, 陈兴荣, 马志敏, 等. 牛磺酸在心血管系统中的生理药理作用[J]. 医药导报. 2003, 22(5)：294-295.

（第二节）

[1] Malinski T, Bailey F, Zhang ZG, Chopp M. Nitric oxide measured by a porphyrinic microsensor in rat brain after transient middle cerebral artery occlusion[J]. J Cereb Blood Flow Metab. 1993, 13(3)：355-358.

[2] Rothstein JD, Bristol LA, Hosler B, Brown RH, Kuncl RW. Chronic Inhibition of Superoxide Dismutase Produces Apoptotic Death of Spinal Neurons[J]. Proceedings of the National Academy of Sciences of the United States of America. 1994, 91(10)：4155-4159.

[3] Tassorelli C, Greco RD, Sandrini M, Sandrini G, Nappi G. Nitroglycerin induces hyperalgesia in rats-a time-course study[J]. European Journal of Pharmacology. 2003, 464(2-3)：159-162.

[4] Reid CA, Bekkers JM, Clements JD. Presynaptic Ca^{2+} channels： a functional patchwork[J]. Trends in Neurosciences. 2003, 26(12)：683-687.

[5] Liu QY, Karpinski E, ., Rao MR, Pang PK. Tetrandrine： a novel Calcium channel antagonist inhibits type I Calcium channels in neuroblastoma cells[J]. Neuropharmacology. 1991, 30(12)：1325-1331.

[6] Stotz SC, Hamid J, Spaetgens RL, Jarvis SE, Zamponi GW. Fast Inactivation of Voltage-dependent Calcium Channels A HINGED-LID MECHANISM? [J].Journal of Biological Chemistry. 2000, 275(32)：24575-24582.

[7] Pikilidou MI, Yavropoulou MP, Scuteri A. Can Antihypertensive Medication Interfere with the Vicious Cycle Between Hypertension and Vascular Calcification? [J]. Cardiovascular Drugs & Therapy. 2014, 28(1)：61-71.

[8] Jun-Feng L, Hui-Lai L, Shi-Wang W, Rui-Feng W. Effects of acetylcholine on sling and clasp fibers of the human lower esophageal sphincter[J]. J Gastroenterol Hepatol. 2011, 26(8)：1309-1317.

[9] 蔡道. 硝苯啶治疗慢性阻塞性肺气肿20例[J]. 中国新药与临床杂志. 1992(4)：205-206.

[10] 谢良地, 欧阳秋芳, 王华军. 地尔硫 对自发性高血压大鼠左心室舒张功能的影响及其可能机制[J]. 国际心血管病杂志. 2007(04)：284-288.

[11] Dohi Y, ., Kojima M, ., Sato K, . Effect of intravenous Calcium antagonists on left ventricular diastolic function in hypertension： assessed by pulsed-Doppler

echocardiogram[J]. Journal of Hypertension. 1995, 13(5)：543-549.

[12] Yamakage M, Chen X, Tsujiguchi N, Kamada Y, Namiki A. Different inhibitory effects of volatile anesthetics on T- and L-type voltage-dependent Ca^{2+} channels in porcine tracheal and bronchial smooth muscles[J]. Anesthesiology. 2001, 94(4)：683.

[13] Edward PR. Molecular physiology of low-voltage-activated T-type Calcium channels[J]. Physiological Reviews. 2003, 83(1)：117-161.

[14] Talley EM, Cribbs LL, Lee JH, Daud A, Perez-Reyes E, Bayliss DA. Differential distribution of three members of a gene family encoding low voltage-activated (T-type) Calcium channels[J]. Journal of Neuroscience. 1999, 19(6)：1895-1911.

[15] Clozel JP, Ertel EA, Ertel SI. Discovery and main pharmacological properties of mibefradil (Ro 40-5967), the first selective T-type Calcium channel blocker[J]. J Hypertens Suppl. 1997, 15(5)：17-25.

[16] Mcdonough SI, Bean BP. Mibefradil Inhibition of T-Type Calcium Channels in Cerebellar Purkinje Neurons[J]. Molecular Pharmacology. 1998, 54(6)：1080-1087.

[17] Stotz SC, Wendy B, Mcrory JE, Lina C, Jarvis SE, Zamponi GW. Several structural domains contribute to the regulation of N-type Calcium channel inactivation by the beta 3 subunit[J]. Journal of Biological Chemistry. 2004, 279(5)：3793-3800.

[18] Castellino FJ, Prorok M. Conantokins： inhibitors of ion flow through the N-methyl-D-aspartate receptor channels. Current Drug Targets[J]. 2000, 1(3)：-.

[19] Olivera BM, Cruz LJ, Santos V, De, Lecheminant GW, Griffin D, Zeikus R, Mcintosh JM, Galyean R, Varga J, Gray WR. Neuronal Calcium channel antagonists. Discrimination between Calcium channel subtypes using omega-conotoxin from Conus magus venom[J]. Biochemistry. 1987, 26(8)：2086-2090.

[20] Terlau H, St ü hmer W. Structure and Function of Voltage-Gated Ion Channels[J]. Journal of Physiology. 1998, 508(3)：647 - 657.

[21] Peng K, Chen XD, Liang SP. The effect of Huwentoxin-I on Ca^{2+} channels in differentiated NG108-15 cells, a patch-clamp study[J]. Toxicon. 2001, 39(4)：491-498.

[22] Creutz CE, Pazoles CJ, Pollard HB. Identification and purification of an adrenal medullary protein (synexin) that causes Calcium-dependent aggregation of isolated chromaffin granules[J]. Journal of Biological Chemistry. 1978, 253(8)：

2858–2866.

[23] Geisow MJ, Walker JH, Boustead C, Taylor W. Annexins—New family of Ca^{2+}–regulated–phospholipid binding protein[J]. Biosci Rep. 1987,7(4)：289–298.

[24] Burgoyne RD, Geisow MJ. The annexin family of Calcium–binding proteins. Review article[J]. Cell Calcium. 1989,10(1)：1–10.

[25] Xiao–Feng XU, Wei–Hua LI, Huang ZR. Alterations in Ion Channel Physiology in Diabetic Cardiomyopathy[J]. Medical Recapitulate. 2006, 35(3)：601–610.

[26] Stafstrom, Carl E. SCN1A in SMEI, ICEGTC, and GEFS[+]：Alphabet Soup or Emerging Genotypic – Phenotypic Clarity? [J]. Epilepsy Currents. 2010, 3(6)：219–220.

[27] Mcdonough SI, Boland LM, Mintz IM, Bean BP. Interactions among toxins that inhibit N–type and P–type calcium channels[J]. Journal of General Physiology. 2002, 119(4)：313–328.

[28] 高军宪, 万琪. 类缺血后神经元内钙离子浓度变化及不同钙阻滞剂对其影响[J]. 中国组织工程研究. 2002, 6(8)：1120–1121.

[29] 刘勇红, 万琪, 张巍, 等. 西比灵对缺血性神经元胞质内钙离子和细胞活性的影响[J]. 医学争鸣. 2002(6)：521–523.

[30] 甄攀. 粉防己碱的研究进展[J]. 医学研究杂志. 2004,33(8)：79–82.

[31] 王辉, 罗顺德. 粉防己碱的药理学研究进展[J]. 中国药学杂志. 2000,35(12)：800–802.

（第三节）

[1] 金有豫. 钙,钙拮抗剂与钙激动剂[J]. 中国药学杂志. 1992, 27(1)：38–39.

[2] 李超彦.心肌细胞胞内钙信号研究：胞外钙、β–受体激动剂及阻滞剂的影响[D].汕头大学; 2008.

[3] 汤云贵, 郑永芳. 电压依赖性钙通道[J]. 生理科学进展. 1989(4)：328–334.

[4] 郝继英. 用于钙通道新的、灵敏的Ca^{2+}激动剂[J]. 国外医学：药学分册. 1989.

[5] 李立君, 刘传绩. 刺尾鱼毒素对大鼠神经肌接头突触传递的影响[J]. 中国应用生理学杂志. 2001, 17(2)：133–136.

[6] Estacion M, Nguyen HB, Gargus JJ. Calcium is permeable through a maitotoxin–activated nonselective cation channel in mouse L cells[J]. American Journal of Physiology. 1996, 270(4 Pt 1)：C1145.

[7] Mukherjee A, Haghani Z, Brady J, Bush L, Mcbride W, Buja LM, Willerson JT. Differences in myocardial alpha- and beta-adrenergic receptor numbers in different species[J]. American Journal of Physiology. 1983, 245(6)：957-961.

[8] 石成璋, 李锡明, 刘云, 等. 小鼠尾动脉条应用于α肾上腺素受体激动剂、拮抗剂和钙拮抗剂的研究[J]. 药学学报. 1990(3).

[9] 周俊飞, 姜陆洋, 蔡捷, 等. α₂肾上腺素受体亚型对神经病理性疼痛大鼠镇痛作用的电生理研究[J]. 中国疼痛医学杂志. 2014, 20(11)：778-783.

[10] 刘懿, 俞彰, 凌诒萍, 等. 激动剂对肾上腺髓质细胞分泌的作用[J]. 全国电子显微学会议; 2001.

[11] 李和旺, 耿秋明. α_1-肾上腺素受体亚型介导细胞内游离Ca^{2+}增高的信号转导途径[J]. 生理学报. 1998, 50(3)：349-354.

[12] 唐琼. 间羟胺对大鼠心室肌细胞动作电位及L-型钙电流的影响[J]. 湖北科技学院学报(医学版). 2010, 24(6)：464-465.

[13] 夏锋, 何振平, 李昆, 等. 去氧肾上腺素对肝细胞内游离钙分布的影响[J]. 第三军医大学学报. 2001, 23(3)：346-318.

[14] 异丙酚对大鼠缺氧性肺血管收缩反应的影响[J]. 中华麻醉学杂志. 2004, 24(12)：909-912.

[15] 喻田, 余志豪. 手术后硬膜外腔镇痛的进展[J]. 国际麻醉学与复苏杂志. 1995(6)：375-377.

[16] 柳娟. 如何在提高PCA镇痛效应的同时减少其副作用[J]. 国际麻醉学与复苏杂志. 1999, 7(2)：89-91.

[17] 黄绍光. β肾上腺素能受体激动剂的分子作用机制[J]. 实用临床医药杂志. 2002, 6(4)：273-275.

[18] 薛全福, 王振纲. T-型钙通道和心血管及神经系统疾病[J]. 中国药理学通报. 2010, 26(9)：1250-1253.

[19] 王凤云, 金爱春. 酚妥拉明、多巴酚丁胺和硫酸镁治疗肺心病难治性心衰46例分析[J]. 牡丹江医学院学报. 2002, 23(3)：21-22.

[20] 薛伟宁, 王元, 李志方, 等. L-钙离子通道参与大鼠黑质致密部多巴胺能神经元暴发式放电模式产生和维持的机制[J]. 中华神经科杂志. 2015, 48(1)：50-54.

[21] Kamat PK, Kalani A, Rai S, Swarnkar S, Tota S, Nath C, Tyagi N. Mechanism of Oxidative Stress and Synapse Dysfunction in the Pathogenesis of Alzheimer's Disease： Understanding the Therapeutics Strategies[J]. Molecular Neurobiology. 2016, 53(1)：648-661.

[22] Mosharov EV, Anders B, David S. Presynaptic effects of levodopa and

their possible role in dyskinesia. Mov Disord. 2015, 30(1)：45–53.

[23] Moritz A, Ryan TA. Synaptic vesicle retrieval time is a cell–wide rather than individual–synapse property[J]. Nature Neuroscience. 2011, 14(7)：824–826.

[24] 侯平, 杨丽, 刘宁, 等. 麻黄碱、β–细辛醚和去甲乌药碱对大鼠心肌细胞钙离子浓度和细胞膜钙通道的影响[J]. 中国医科大学学报. 2013,42(3)：201–203.

[25] Panayiotidis MI, Bortner CD, Cidlowski JA. On the mechanism of ionic regulation of apoptosis： would the Na$^+$/K$^+$–ATPase please stand up? [J].Acta Physiologica. 2010, 187(1–2)：205–215.

[26] Helene HK, Jenny F, Anna E, M?Rten FS, Lars B, Rolf L, Joachim G. Ex vivo activity of cardiac glycosides in acute leukaemia[J]. Plos One. 2011, 6(1)：e15718.

[27] Zhong–Wei X, Feng–Mei W, Mo–Jie G, Xiao–Yi C, Wen–Liang H, Rui–Cheng X. Targeting the Na$^+$/K$^+$–ATPase alpha1 subunit of hepatoma HepG2 cell line to induce apoptosis and cell cycle arresting[J]. Biological & Pharmaceutical Bulletin. 2010,33(5)：743–751.

[28] 刘军刚, 李丽君. 临床药师独立查房参与地高辛中毒患者的治疗. 中国医院用药评价与分析[J]. 2013, 13(2)：184–186.

[29] 牛红霞, 华伟, 张澍. 控制房颤心室率方法的研究进展. 中国实用内科杂志[J]. 2005, 25(12)：1136–1137.

[30] 赵恒利. 左西孟旦药物代谢动力学基础研究[D]. 山东大学; 2006.

[31] 胡涛, 尹文, 宋祖军, 等. 硫酸镁在快速房颤患者中的治疗作用[J]. 中国急救医学. 2007, 27(5)：407–409.

[32] Krupin T, Rosenberg LF, Sandridge AL, Bock CJ, Berman A, Ruderman JM. Effects of topical k–strophanthin on aqueous humor and corneal dynamics[J]. Journal of Glaucoma. 1995, 4(5)：327–333.

[33] Xue R, Han N, Ye C, Wang L, Yang J, Wang Y, Yin J. The cytotoxic activities of cardiac glycosides from Streptocaulon juventas and the structure – activity relationships[J]. Fitoterapia. 2014, 98：228–233.

[34] Couraud S, Dell'Aniello S, Bouganim N, Azoulay L. Cardiac glycosides and the risk of breast cancer in women with chronic heart failure and supraventricular arrhythmia[J]. Breast Cancer Research & Treatment. 2014, 146(3)：619–626.

[35] Slingerland M, Cerella C, Guchelaar HJ, Diederich M, Gelderblom H. Cardiac glycosides in cancer therapy： from preclinical investigations towards clinical trials[J]. Investigational New Drugs. 2013, 31(4)：1087–1094.

[36] Petr B, Michal M, Vojtech A, Ivo P, Rene K. From Na$^+$/K$^+$-ATPase and cardiac glycosides to cytotoxicity and cancer treatment[J]. Anti-Cancer Agents in Medicinal Chemistry (Formerly Current Medicinal Chemistry – Anti-Cancer Agents). 2013, 13(7).

[37] Rui X, Na H, Hiroaki S, Ikuo S, Chun Y, Jun Y. Cytotoxic cardiac glycosides from the roots of Streptocaulon juventas[J]. Planta Medica. 2013, 29(02): 157-162.

[38] 何榕, 杜昕, 刘书旺, 等. 心房颤动患者抗心律失常药物使用及安全性分析[J]. 中华心血管病杂志. 2016,44(11): 935-939.

[39] 涂雪松. 心房颤动相关性缺血性卒中临床研究现状[J]. 中国现代神经疾病杂志. 2015, 15(1): 14-19.

[40] Fatemeh R, Firoozeh M, Gholamreza S, Masoomeh S, Kamran T, Awat F, Tahereh P. A theory-based exercise intervention in patients with heart failure: A protocol for randomized, controlled trial[J]. Journal of Research in Medical Sciences. 2013, 18(8): 659-667.

[41] 李俊, 冯爱君. 米力农治疗小儿先天性心脏病合并重症肺炎及心力衰竭临床观察[J]. 中国误诊学杂志. 2011, 11(3): 539-540.

[42] 范新荣, 曾晓荣, 蔡琳. 心房颤动药物治疗的新靶点[J]. 心血管病学进展. 2015, 36(5): 584-589.

[43] 沈友素, 罗振中, 余树春. 艾司洛尔临床新用途的研究进展[J]. 实用医学杂志. 2014(14): 2336-2337.

[44] 唐可京, 吴俊景, 谢灿茂. 磷酸二酯酶抑制药治疗充血性心力衰竭的认识[J]. 新医学. 1998, 29(8): 443-444.

[45] Honerjäger P. Pharmacology of positive inotropic phosphodiesterase III inhibitors[J]. European Heart Journal. 1989, 10 Suppl C(suppl C): 25.

[46] Wood MA, Hess ML. Long-term oral therapy of congestive heart failure with phosphodiesterase inhibitors[J]. American Journal of the Medical Sciences. 1989, 297(2): 105-113.

[47] Colucci WS. Cardiovascular effects of milrinone[J]. American Heart Journal. 1991, 121(6): 1945-1947.

[48] 陈金明, 麻世跡. 抗心衰新药依诺昔酮的研究进展[J]. 国际心血管病杂志. 1992(1): 15-18.

[49] 王凤学. 正性变力性药物在休克治疗中的应用[J]. 辽宁医学杂志. 1995.

[50] Orime Y, Shiono M, Hata H, Yagi S, Tsukamoto S, Kimura SI, Ohmiya

S, Sezai A, Yamada H, Obana M. Effects of concomitant usage of milrinone and catecholamine for weaning from cardiopulmonary bypass[J]. Japanese Journal of Thoracic & Cardiovascular Surgery. 1998, 46(9)：803–809.

[51] 黄德嘉, 文山, 尹秋熙, 等. 米力农对慢性充血性心力衰竭血液动力学即刻效应的多中心临床研究[J]. 中华内科杂志. 1995(9)：599–602.

[52] Angel ZH, Jorge FM, Rafael EA. Calcium–regulated transcriptional pathways in the normal and pathologic heart[J]. Iubmb Life. 2011, 63(10)：847–855.

[53] 王伟, 郭玉喜, 吴刚. 氨力农注射剂的剂型稳定性研究[J]. 山东医药工业. 2002, 21(3)：1–2.

[54] 黄震华. 新型抗心力衰竭药物钙离子敏感药[J]. 中国新药与临床杂志. 2002, 21(11)：683–685.

[55] Blinks JR, Endoh M, . Modification of myofibrillar responsiveness to Ca^+ as an inotropic mechanism[J]. Circulation. 1986, 73(2)：85–98.

[56] Schramm M, Thomas G, Towart R, Franckowiak G. Novel dihydropyridines with positive inotropic action through activation of Ca^{2+} channels[J]. Nature. 1983, 303(5917)：535–537.

[57] Haikala H, Kaivola J, Nissinen E, Wall P, Levijoki J, Lind é n IB. Cardiac troponin C as a target protein for a novel Calcium sensitizing drug, levosimendan[J]. Journal of Molecular & Cellular Cardiology. 1995, 27(9)：1859–1866.

[58] Edes I, ., Kiss E, ., Kitada Y, ., Powers FM, Papp JG, Kranias EG, Solaro RJ. Effects of Levosimendan, a cardiotonic agent targeted to troponin C, on cardiac function and on phosphorylation and Ca^{2+} sensitivity of cardiac myofibrils and sarcoplasmic reticulum in guinea pig heart[J]. Circulation Research. 1995, 77(1)：107.

[59] Grabarek Z, ., Mabuchi Y, ., Gergely J, . Properties of troponin C acetylated at lysine residues[J]. Biochemistry. 1995, 34(37)：11872–11881.

[60] 梅建民, 胡德耀, 陈惠孙, 等. 钙增敏剂MCI–154对内毒素休克大鼠左心室肌原纤维ATP酶活性的影响[J]. 第三军医大学学报. 2000, 22(6)：557–560.

[61] Solaro JR, Eyk JV. Altered Interactions Among Thin Filament Proteins Modulate Cardiac Function[J]. Journal of molecular and cellular cardiology. 1996, (28) 8:1829–1831.

[62] Kitada Y. Mci–154, a Cardiac Ca^{2+} Sensitizer, Reverses the Depression in Maximal Ca^{2+} –Activated Force by Inorganic Phosphate and Acidic pH in Skinned Fiber of Guinea Pig Heart[J]. Cardiovascular Drugs & Therapy. 1997,11(5)：611–

618.

[63] 李茹冰, 万华印, 邓凤君, 等. 心血管创新药盐酸椒苯酮胺[J]. 中国药理学会药学监护专业委员会第一届第四次学术研讨会论文摘要汇编; 2008.

（第四节）

[1] 范晓波.宣导泻肺饮对心肌细胞L型Ca～（²⁺）通道电流影响及机制研究[D].湖北中医学院, 2007.

[2] Xu S Z, Zhang Y, Ren J Y, et al .Effects of berberine of L- and T-type Calcium channels in guinea pig ventricular myocytes [J]. Zhongguo yao li xue bao, 1997, 18（6）: 515.

[3] 陈林, 刘友平, 向楚兵, 等.芍药的分化及其应用的探讨[J].时珍国医国药, 2010, 21（4）: 963-964.

[4] 陈龙, 马骋, 蔡宝昌, 等.乌头碱对大鼠心肌细胞钙通道阻滞作用的单通道分析[J].药学学报, 1995（3）: 168-171.

[5] 单宏丽, 徐长庆, 刘凤芝, 等.红花黄素对豚鼠单个心室肌细胞动作电位和钙电流的影响[J].中国药理学通报, 1999, 15（4）: 351-354.

[6] 杜智敏, 邱晓红, 李宝馨.冠心胶囊对大鼠心肌缺血的保护作用[J].中国药学杂志, 2000, 35（10）: 664-667.

[7] 方芳, 董敏, 朱红, 等.枳实提取液对豚鼠心室肌细胞L型钙电流的影响[J].湖南医科大学学报, 2003, 28（4）: 353-356.

[8] 郭东林, 周兆年, 曾繁典, 等.Dauricine inhibited L-type Calcium current in single cardiomyocyte of guinea pig [J].Acta Pharmacolo- gica Sinica, 1997, 18（5）: 419-421.

[9] 胡因铭, 陈奇, 张文然.炙甘草汤对大鼠实验性心肌缺血再灌注损伤的影响[J].中国实验方剂学杂志, 1995（1）: 18-21.

[10] 黄从新, 丁仲如, 李庚山, 等.青藤碱对豚鼠心室肌细胞膜钾离子通道的阻滞作用[J].中国心脏起搏与心电生理杂志, 1997（1）: 36-38.

[11] 李亭亭, 张宏艳.人参皂甙Re对高儿茶酚胺大鼠心肌损伤的保护作用[J].中华实用儿科临床杂志, 2010, 25（19）: 1511-1513.

[12] 李政木, 王萧.炙甘草汤抗心律失常的实验研究[J].福建中医药, 1998（6）: 80-81.

[13] 栗德林, 栗明, 翟铁军.芪玄益心胶囊对糖尿病大鼠缺血心室肌细胞动作电位及瞬时外向钾电流的影响[J].天津中医药, 2006, 23（4）: 327-331.

[14] 连晓媛, 陈奇, 毕明.炙甘草汤对心肌缺血再灌注损伤的保护作用[J].中药药理与临床, 1994（5）: 6-8.

[15] 刘爱华，张志雄.银杏酮酯对缺血豚鼠心室肌细胞I Ca-L和游离钙的影响[J].中国药理学通报，2010，26（3）：329-333.

[16] 刘影，单宏丽，孙宏丽，等.大黄素对豚鼠单个心室肌细胞胞浆游离钙浓度及L-型钙电流的影响[J].药学学报，2004，39（1）：5-8.

[17] 潘克英，胡继鹰，章敏.炙甘草汤对快速性心律失常拮抗作用的实验研究[J].长春中医药大学学报，2000（2）：47-48.

[18] 冉玉琴，李宁，王蓉蓉，等.丹酚酸B对大鼠心室肌细胞瞬时外向钾电流和L型钙电流的阻滞作用[J].中国心脏起搏与心电生理杂志，2010，24（4）：344-348.

[19] 沈玲，陈奇，刘妍.炙甘草汤对离体心肌生理特性的影响[J].中药药理与临床，1994（6）：1-3.

[20] 孙祝美，李华，吕嵘，等.益母草水苏碱对大鼠心肌细胞肥大的肌浆网钙摄取及SERCA活性的影响[J].中国实验方剂学杂志，2010，16（7）：118-122.

[21] 李彤，孙明，周宏研.通脉汤含药血清对缺氧心肌细胞游离钙及L-型钙通道的作用[J].中国病理生理杂志，2004，20（3）：391-394.

[22] 王宝，刘建勋，孟红旭，等.Blocking Effect of Salvianolic Acid A on Calcium Channels in Isolated Rat Ventricular Myocytes [J]. Chinese Journal of Integrative Medicine，2012，18（5）：366-370.

[23] 王丽娟，王勇，邱丽萍，等.灯盏花素对豚鼠单一心室肌细胞I Ca的抑制作用[J].中国现代应用药学，2000，17（4）：272-274.

[24] 王晞，王鑫，唐艳红，等.稳心颗粒对大鼠心室肌细胞L型钙电流的影响[J].岭南心血管病杂志，2011，17（1）：60-63.

[25] 王中峰，万子兵.粉防己碱对缺氧所致大鼠皮层神经元钙通道功能变化[J].中国药理学与毒理学杂志，2000，14（1）：58-61.

[26] 王中锋，薛春生，周岐新.汉防己碱对大鼠皮层神经元钙通道的阻滞作用[J].重庆医科大学学报，2000，25（1）：18-19.

[27] 王佐好，韩晨光，赵娟，等.丹参复方液对大鼠肥大心肌L型钙电流的影响[J].武警后勤学院学报（医学版），2009，18（10）：849-852.

[28] 武杨，武庚，文景爱.稳心颗粒对早搏病人症状及心电图改善的临床观察[J].中国实验方剂学杂志，2009，15（8）：92-93.

[29] 闫福曼，周乐全，康亚丽，等.参附注射液对心肌细胞膜L-型钙通道的影响[J].中药药理与临床，2009（1）：8-9.

[30] 杨世杰，陈霞，李红，等.西洋参茎叶皂甙单体Rb3对大鼠血流动力学及单钙通道活动的影响[J].中国药理学通报，1995（01）：39-43.

[31] 杨远友，刘宁，邱明丰，等.用45Ca同位素示踪技术研究瓜蒌皮具钙拮抗作用的活性成分[J].核技术，2002，25（5）：345-348.

[32] 仰礼真，姚望，祁小燕，等.甘草次酸对豚鼠心室肌单个细胞L-型钙通道的影响[J].中药新药与临床药理，2002，13（3）：161-163.

[33] 仰礼真，张翼，李进禧，等.银杏苦内酯B对豚鼠心室肌细胞动作电位及L-型钙通道的影响[J].中国药理学通报，2000，16（2）：195-198.

[34] 曾涛，牛小伟，瞿安连，等.粉防己碱对分离的豚鼠心室肌单细胞动作电位及钙通道电流的影响[J].中国药理学与毒理学杂志，1995（3）：196-198.

[35] 张斌，金士翱.三七皂甙单体Rb1对心肌细胞膜钙离子通道的影响[J].中国药理学通报，1998（1）：33-35.

[36] 张铭慧，尹永强，何海燕，等.薯蓣皂苷对大鼠心室肌细胞钙离子通道的影响[J].中药药理与临床，2011（1）：23-26.

[37] 赵颖，李庚山，张永珍，等.莲心碱对豚鼠心室肌细胞钙离子通道的阻滞作用（摘要）[J].中国心脏起搏与心电生理杂志，1997（4）：171-171.

[38] 周承志.炙甘草汤含药血清对兔离体心肌细胞电生理的影响[D].湖北中医学院，2005.

[39] 朱若凯，陈奇，毕明.炙甘草汤及有效成分配伍对猫缺血再灌心脏触发活动及心肌损伤影响[J].中国实验方剂学杂志，2001，7（6）：27-29.

[40] 庄宁宁，李自成，张爱东，等.氧化苦参碱对豚鼠心室肌细胞膜L-型钙通道的影响[J].中国心脏起搏与心电生理杂志，2004，18（3）：209-211.

[41] 于晨.人参皂苷对心血管系统药理作用的研究[J].天津药学，2010，22（4）：45-47.